# 隽美岐黄

主编 闫 昕 马会霞 朱 亮

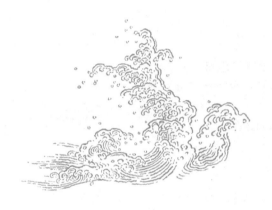

全国百佳图书出版单位
中国中医药出版社
·北 京·

**图书在版编目（CIP）数据**

隽美岐黄 / 闫昕，马会霞，朱亮主编 . -- 北京：
中国中医药出版社，2025.3
ISBN 978-7-5132-9280-1

Ⅰ. R-092

中国国家版本馆 CIP 数据核字第 2025CU8007 号

中国中医药出版社出版

北京经济技术开发区科创十三街 31 号院二区 8 号楼
邮政编码　100176
传真　010-64405721
廊坊市佳艺印务有限公司印刷
各地新华书店经销

开本 710×1000　1/16　印张 17.5　字数 276 千字
2025 年 3 月第 1 版　2025 年 3 月第 1 次印刷
书号　ISBN 978 - 7 - 5132 - 9280 - 1

定价　80.00 元
网址　www.cptcm.com

服 务 热 线　010-64405510
购 书 热 线　010-89535836
维 权 打 假　010-64405753

微信服务号　zgzyycbs
微商城网址　https://kdt.im/LIdUGr
官 方 微 博　http://e.weibo.com/cptcm
天猫旗舰店网址　https://zgzyycbs.tmall.com

如有印装质量问题请与本社出版部联系（010-64405510）

# 前　言

　　中医药学包含着中华民族几千年的健康养生理念及其实践经验，凝聚着中国人民和中华民族的博大智慧。党的十八大以来，习近平总书记高度重视中医药的传承创新发展，指出"中医药学是中国古代科学的瑰宝，也是打开中华文明宝库的钥匙""中医药是中华民族的瑰宝，一定要保护好、发掘好、发展好、传承好"。党的二十届三中全会明确要求，要完善中医药传承创新发展机制。中医药深深根植于中华优秀传统文化的沃土之中，凝聚了千百年来中国人民的智慧，守护着中华民族的繁衍生息与健康福祉。2020年，新型冠状病毒来势汹汹，中医药抗毒方案为全球防控贡献了中国智慧与力量。如今，中医药已经赢得了世界各国人民的广泛认可与青睐，成为中国对外交流的一张亮丽名片。展望未来，精湛的岐黄之术必将继续为人类健康事业作出重要贡献。

　　为积极推进中医专业人才培养，加强美育教育，塑造美好心灵，激励更多中医人才热爱并坚守中医事业，同时进一步传播中医药文化，弘扬中医药精髓，提升全民健康素养，我们特此编写此书。本书以全国中医药行业高等教育"十四五"规划教材为蓝本，图文并茂，对中医药历史源流、基本概念、理论精义、关键技术等作详细介绍，并融入美育元素，在深入浅出阐述中医药文化精髓的同时展现专业之美，力求通俗易懂、趣味盎然，多角度展现中医思维与专

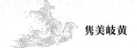

业特色之美，从而提高国民健康意识，增强公众身体素质，减轻社会医疗负担，促进家庭和谐幸福，为中医药专业人才培养及中医药文化的传承创新发展贡献力量。

本书适用于中医药院校新生专业教育，也可作为全民健康读本。在编写过程中，得到了华北理工大学中医学院中医学系全体教师的大力支持。本书第一章由马会霞编写，第二章由邱昌龙、齐峰编写，第三章由闫昕、朱亮编写，第四章由郑彩慧、朱亮编写，第五章由王萌编写，第六章由杨晓溪编写，第七章由张碧溦编写。全部书稿由闫昕进行统稿。愿此书付梓广植杏林，如此，不负先贤济世救人之志！

《隽美岐黄》编委会
2024 年 12 月

# 目 录

# 第一章

# 道法自然

**导读**

　　本章展示了宏大深邃的中医基础理论之美。中医学是中华民族的健康之道。道从何来？一言概之，道法自然。本章主要介绍了中医学中天人合一、阴阳五行等基础理论。中国古代哲学认为世界是一个和合的整体，由一元之气构成，受阴阳、五行法则支配。人是自然的产物，依靠自然而生存，人与自然息息相通，一切人和事均应顺乎自然规律，达到人与自然的和谐统一。本章通过解读"天人合一"哲学内涵美、"天人合一"中医内涵美、"天人合一"象数之美和人与天地合德之美，使读者初步了解中医基础理论的精髓，感受民族智慧，强化辨证思维，树立中医文化自信和传承意识。

# 第一节　天人合一

## 一、"天人合一"整体观

《黄帝内经》（以下简称《内经》）之所以记载了今天用仪器与实验室设备无法认识的阴阳、五行、藏象、经络等概念，原因在于中华先贤掌握了独特的认识方法——从宇宙层次认知生命与健康，以此解答疾病的防与治问题。中医基于"天人合一"的认识境界，始终从"天人关系"入手，通过宇宙条件认识人的生命与健康，从而独创了解读生命与健康的宇宙密码。

《内经》认为，人虽为独立个体，但不能孤立存在，人与万物"通天下一气"的天人医学思想主要表现在以下几个方面。

### （一）把人放在宇宙中来认识

《内经》认识方法的精髓在于"夫道者，上知天文，下知地理，中知人事，可以长久"及"善言天者，必应于人"。《内经》从来不单独论人、论病，而是在天地大环境下立论。天人合一的认知层次，始于八卦的三爻。三爻分别象征天、地、人——上天、下地、中间人，三才之说的哲理即源于此。《内经》论天必论人、论人必论天，亦源于此理。《灵枢·邪客》曰："黄帝问于伯高曰：'愿闻人之肢节，以应天地奈何？'伯高答曰：'天圆地方，人头圆、足方以应之；天有日月，人有两目……此人与天地相应者也。'"

### （二）把人放在四时中来认识

中医学认为，人不单是生物学上的人，还是会随时间而变化的存在，四时气候对人体有着不同的影响。《内经》指出，四时脉象各有不同，如春浮、夏洪、秋毛、冬石，并描述了春夏多汗少尿、秋冬多尿少汗的津液代谢节律性变

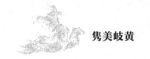
化，这是把人置于时间维度中进行认知的体现。

四时与五脏有对应关系，《素问·六节藏象论》指出，春应肝、夏应心、秋应肺、冬应肾、长夏应脾，故春养肝、夏养心、秋养肺、冬养肾、长夏养脾，这是从四时与五脏的对应关系来认识脏与象的关系及其保养方法。

### （三）把人放在五方中来认识

人不仅受时间过程影响，还受空间位置影响。空间为东、西、南、北四方，故人分四方之人，体质各不同。如《素问·异法方宜论》记载："故东方之域……其民皆黑色疏理……西方者，金玉之域……其民华食而脂肥……北方者，天地所闭藏之域也……其民乐野处而乳食……南方者，天地所长养，阳之所盛处也……其民皆致理而赤色……中央者，其地平以湿……其民食杂而不劳。"根据不同地域人的不同特点，《内经》主张"故圣人杂合以治，各得其所宜，故治所以异而病皆愈者，得病之情，知治之大体也。"

### （四）把人放在六气中来认识

《周髀算经》依据太阳视运动，创建了六气学说。随着太阳直射点的移动，阳气与阴气在一年中呈周期性变化。太阳直射点从南回归线出发，向北回归线运动，6个月后到达北回归线，这6个月内阳气逐渐增强，由一阳变为六阳。太阳到达北回归线之后，又向南回归线运动，6个月后到达南回归线，这6个月内阴气逐渐增强，由一阴变为六阴。《内经》将六气与五行相联系，分别命名为厥阴风木、少阴君火、太阴湿土、少阳相火、阳明燥金与太阳寒水。六气、六经与五脏六腑之间形成了清晰的对应关系。

六气－六经－五行－脏腑，天气与脏腑之气收受通应。天气常为正，天气非常为邪，伤及五脏则风邪伤肝、火邪伤心、湿邪伤脾、燥邪伤肺、寒邪伤肾。六气中每一气的偏颇，都会引发相应的疾病。把人放在六气中来认识，实际上是将人体气的运动状态与太阳的运动紧密联系在一起。天气如何，则人气应之，这是"善言天者，必有验于人"的天文学思想在医学中的体现。

### （五）天地万物中的人

中医学认为，人与自然界万物存在普遍联系，上及天文，下至动植物，维护好生态平衡是健康之本。古天文学指出，北斗星斗柄的指向变化与四季更替紧密相关。北斗星的斗柄指东时，大地上是春天，小草生长；北斗星的斗柄指南时，大地上是夏天，小草茂盛；北斗星的斗柄指西时，大地上是秋天，小草开始结籽，而后枯黄；北斗星的斗柄指北时，大地上是冬天，小草干枯死亡。同理，人在四季有肝应春、心应夏、肺应秋、肾应冬的节律变化。只有顺应宇宙运行规律，保持与宇宙同步，才能维持健康。

## 二、"天人合一"哲学内涵美

中国哲学的主题是"天与人"，即"天道与人道"。"天人合一"，天人相应，天人一性，天人一体，天人一理，对待天人问题的不同观点催生了中国哲学的众多学派。

中国哲学的目的是锻炼人的理论思维能力，提高人的精神境界和心灵觉悟。儒、道、佛三家，皆是通过倡导生命的自觉修养，追求最终达到"天人合一"、圆融太和的精神境界。

"天人合一"的核心理念在于人与自然合一。如《老子》曰："人法地，地法天，天法道，道法自然。"这里所说的"自然"，并非人们通常所认为的高山、草原、森林、河流等自然形态，这些仅是自然演化的外在表现，而非自然至纯至净的本质。自然的形式千变万化、有生有灭，自然的本质则超越了变化与生灭。人的精神与自然同一性，是高于一切形式的存在。儒家"天人合一"思想强调人与自然的和谐共生，认为人类应当遵循天命，顺应自然规律，以实现社会的稳定和繁荣。道家的"天人合一"思想则更加注重人与自然的内在统一，主张"道法自然"，强调对大自然的热爱和对事物存在多样性的尊重，认为人类应尊重自然、顺应自然规律，以实现与自然的和谐共处。

## 三、"天人合一"中医内涵美

"天人合一"的医学内涵，主要是指人作为"小宇宙"是如何与天地这个"大宇宙"相应的，主要体现在同源、同构、同道三个层次的大化之美。

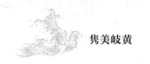
## （一）人与自然同源

《内经》认为，人由天地阴阳之气的交互作用而生成。《素问·宝命全形论》载："夫人生于地，悬命于天，天地合气，命之曰人。"这明确指出了人与天地自然同源于气。《灵枢·本神》亦载："天之在我者德也，地之在我者气也，德流气薄而生者也。"进一步强调了自然界的物质基础是人类赖以生存的基石。《素问·六节藏象论》曰："天食人以五气，地食人以五味。"均体现了人与自然同源的大化之美。

## （二）人与自然同构

人体与自然有相同的阴阳时空结构。《素问·金匮真言论》曰："平旦至日中，天之阳，阳中之阳也；日中至黄昏……故人亦应之。"阴阳五行作为中介，使得人与自然相通相应。《灵枢·通天》曰："天地之间，六合之内，不离于五，人亦应之，非徒一阴一阳而已也。"人体气的运行被形象地比喻为水的流动和日月天体运动，《灵枢·脉度》曰："气之不得无行也，如水之流，如日月之行不休……终而复始。"再如，与"天地之至数"相参，形成诊脉的三部九候方法，《素问·三部九候论》曰："天地之至数，始于一，终于九焉……故人有三部，部有三候，以决死生，以处百病，以调虚实。"这充分体现了人与自然同构的大化之美。

## （三）人与自然同道

人与自然在变化规律上也是相一致的。脉象随四时的更替而发生浮沉变化，《素问·脉要精微论》曰："四时之变，脉与之上下，以春应中规，夏应中矩，秋应中衡，冬应中权。"顺应四时变化而调养形神，《素问·四气调神大论》曰："春夏养阳，秋冬养阴。"治疗疾病考虑自然界阴阳之消长及五行之运转，《素问·五常政大论》曰："故治病者，必明天道地理，阴阳更胜，气之先后，人之寿夭，生化之期，乃可以知人之形气矣。"疾病随昼夜阴阳消长而进退，《灵枢·顺气一日分为四时》曰："朝则人气始生，病气衰，故旦慧；日中人气长，长则胜邪，故安；夕则人气始衰，邪气始生，故加；夜半人气入藏，邪气独居于身，故甚也。"这些都深刻体现了人与自然同道的大化之美。

## 四、"天人合一"象数之美

《素问·金匮真言论》与《素问·阴阳应象大论》等篇中的五行归类，是基于事物内在的运动方式、状态或显象的同一性而进行的。如《素问·金匮真言论》所述的"东方青色，入通于肝，开窍于目……其应四时，上为岁星……其臭臊"，是将在天的方位、季节、气候、星宿、生成数，在地的品类、五谷、五畜、五音、五色、五味、五臭，以及在人的五脏、五声、五志、病变、病位等进行五行归类，这样就可以通过类别之间"象"的普遍联系，来识别同类运动方式的共同特征及其相互作用规律。这是"同气相求"的体现，而非简单的物质结构等量齐观。

《内经》中的藏象理论则以五元序列来表现。自然界以四时阴阳为中概括五方、五气、五味等自然因素的类属、调控关系；人体以五脏阴阳为中心概括六腑、奇恒之腑，以及五体、五官、五志、五病等形体、生理、病理各因素的类属、调控关系。"五脏应四时"，自然界的四时阴阳与人体的五脏阴阳相收受、通应，共同遵循阴阳的对立统一、五行生克制化的法则（图1-1）。

| 自然界 | | | | | | 五行 | 人体 | | | | | |
|---|---|---|---|---|---|---|---|---|---|---|---|---|
| 五味 | 五色 | 五化 | 五气 | 五方 | 五季 | | 五脏 | 五腑 | 五官 | 五体 | 五志 | 五液 |
| 酸 | 青 | 生 | 风 | 东 | 春 | 木 | 肝 | 胆 | 目 | 筋 | 怒 | 泪 |
| 苦 | 赤 | 长 | 暑 | 南 | 夏 | 火 | 心 | 小肠 | 舌 | 脉 | 喜 | 汗 |
| 甘 | 黄 | 化 | 湿 | 中 | 长夏 | 土 | 脾 | 胃 | 口 | 肌 | 思 | 涎 |
| 辛 | 白 | 收 | 燥 | 西 | 秋 | 金 | 肺 | 大肠 | 鼻 | 皮 | 悲 | 涕 |
| 咸 | 黑 | 藏 | 寒 | 北 | 冬 | 水 | 肾 | 膀胱 | 耳 | 骨 | 恐 | 唾 |

图1-1　事物属性的五行归类表

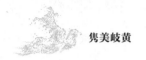

因此，人天同数是《内经》把时间的周期性和空间的秩序性有机结合观念的体现。它强调人体自然节律是与天文、气象密切相关的生理、病理节律，故有气运节律、昼夜节律、月节律和周年节律等。其基本推论是以一周年（四季）为一个完整的周期，四季有时、有位，有五行生克，因此，以一年分四时，则肝主春、心主夏、肺主秋、肾主冬……月节律则与该月相和所应之脏在一年之中的"当旺"季节相关；其昼夜节律也是将一日按四时分段，指人体五脏之气在一天之中随昼夜节律而依次转移，则肝主晨，心主日中，肺主日入，肾主夜半。

实质上，"人身小宇宙"在《内经》中绝非空谈，《内经》认为人体与宇宙之间存在着某种数理上的一致性。如《内经》所论述，人体呼吸与太阳的运行紧密联系，它将呼吸与天地相通、气脉随寒暑昼夜运转的规律，与太阳的周日运行规律联系相类比。又如《灵枢·五十营》将人体气血运行与日行二十八宿直接挂钩，认为太阳一昼夜环行二十八宿 1 周，人体气血在体内运行五十周，如此太阳每行一宿（此指二十八宿均匀分布，实际上二十八宿不是等长的），血气行身约 1.8 周。人一呼一吸为一息，每息气行六寸，270 息后气行十六丈二尺，即完成气血在体内运行一周。由此再进一步推算，人一昼夜（五十周）呼吸 13500 息。《素问·平人气象论》曰："人一呼脉再动，一吸脉亦再动，呼吸定息脉五动，闰以太息，命曰平人。平人者，不病也。"即平常人一息脉跳动 5 次，一次脉的跳动气行一寸二分。如此用气运行的长度表示脉搏的频率，进而反映了一种时间周期的概念。这种以大气贯通一切为基点，形成的人体与宇宙之间的相互模拟关系，在《内经》理论中比比皆是，强调了"天人合一"的内在本质。

## 五、人与天地合德之美

"天人合一"的境界层次体现了人与天地合德之美。《内经》养生境界分为四类：真人、至人、圣人、贤人。

### （一）真人

真人（道生）之身，隐见莫测，其为小也，入于无间。其为大也，遍于空境，其变化也，出入天地，内外莫见，迹顺至真，以表道成之证凡如此者，故能提挈天地，把握阴阳也。真人心合于气，气合于神，神合于无，故呼吸精气，独立守神，肌肤若冰雪，绰约如处子。体同于道，寿与道同，故能无有终时，而寿尽天地也。

《庄子·逍遥游》中记载着关于"藐姑射山"上的"神人"的描述，曰"藐姑射之山，有神人居焉，肌肤若冰雪，绰约若处子；不食五谷，吸风饮露；乘云气，御飞龙，而游乎四海之外"。意思是在遥远的藐姑射山上，住着一位神人，皮肤洁白像冰雪，体态柔美如少女，不食人间五谷，仅以清风为饮、甘露为食，乘云气驾飞龙，自由自在地遨游于四海之外。此处的"神人"即是后文所述的"真人"。"真人"一词最早见于《庄子·大宗师》，指能够洞悉并把握宇宙与人生本真本原，达到真正觉悟与觉醒境界的人。

"真人"是道家的最高人格形象，类似于儒家所说的圣人，佛家所说的觉者（佛）。显然，《内经》深受先秦道家思想的影响。按照《素问·上古天真论》中"天真"的论述，"真人"即是能够保持"天真"状态的人。真人者，体洞虚无，与道合真，同于自然，无所不能，无所不知，无所不通。

"呼吸精气，独立守神"成为后世练功的重要方法。练功前首先要进行"三调"，即调身、调息、调神。其中，"独立"即为调身，可采用站桩方式；"呼吸精气"则对应调息，意指吸纳天地之精气，融入体内呼吸之中。

呼吸之法主要可分为顺呼吸与逆呼吸两种。以顺呼吸为例，其方法如下：全身放松，舌尖轻轻抵住上腭。先用鼻子吸气、呼气，然后将注意力完全集中于腹部，即我们通常所说的"肚子"，自然呼吸，无须刻意用力。吸气时，腹部会自然鼓起；呼气时，腹部则会缓缓收缩。始终将意念与注意力集中于腹部，意念随其起伏而波动，细细体会这一过程。顺呼吸时，只需专注于呼吸与腹部的变化，便能逐渐抛却杂念，使心灵归于平静。

## （二）至人

至人（淳德全道，至于德）以此淳朴之德，全彼妙用之道。至人动静，必适中于四时生长收藏之令，参同于阴阳寒暑升降之宜。心远世纷，身离俗染，

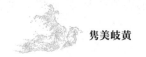

故能积精而复全神。

到了中古时代，中古比上古近一些，有了至人。"至人"一词同样出自《庄子》。《庄子·天下》曰："不离于真，谓之至人。"其境界在某种程度上与"真人"相仿。他们德行淳朴，保全大道，与天地阴阳相和谐，与春夏秋冬四时相协调。"去世离俗"指离开世俗，到深山老林中去隐修，这在当今对大多数人而言或许不切实际，然而，"大隐隐于市"，只要能在思想上离开世俗、超凡脱俗，保持宁静虚无的心态，亦可达至同样境界。通过积累精气保全神气，使精神遨游于天地之间，视觉与听觉仿佛能及于八方之极，这样的人往往能够延年益寿，身体健壮，达到与真人相近的效果。

### （三）圣人

圣人（全性之道，合于德）与天地合德，与日月合明，与四时合其序，与鬼神合其吉凶。所以处天地之淳和，顺八风之正理者，欲养其正，避彼虚邪。圣人志深于道，故适于嗜欲，心全广爱，故不有恚嗔，是以常德不离，殁身不殆。圣人法道之清静，举世行止虽常在时俗之间，然其见为则与时俗有异。外不劳形，内无思想，故形体不敝；精神保全，神守不离，故年登百数。此盖全性之所致尔。

此处的"圣人"与儒家所言的圣人概念有所不同。儒家"圣人"乃是其最高人格形象，而此处所述之"圣人"，则为道家所追求之第三境界的人格典范。他能够生活在天地和谐之境，顺从八风变化的规律，使自己的嗜好适应世俗习惯，没有恼怒怨恨之心，行为也遵循世俗的一般准则，穿着和常人一样，举止不会引起世俗之人嫉妒，在外不让繁忙世事劳心伤身，在内没有患得患失的思想纷扰，以恬淡乐观为志，以悠扬自得为乐。由此，其形体不衰老，精神不散失，亦可享百岁之寿。

### （四）贤人

贤人（从上古合同于道）自强不息，精了百端，不虑而通，发谋必当，志同于天地，心烛于洞幽，故云法则天地，象似日月也。定内外星官座位之所于天，三百六十五度远近之分次也。以六甲等法，逆顺数而推步吉凶之征兆。分别四时者，谓分其气序也。上古知道之人，法于阴阳，和于术数，食饮有节，起居有常，不妄作劳，年度百岁而去，故可使益寿而有极时也。

贤人可以效法天地大道，遵循日月运行之规律，辨别星辰位置，顺从阴阳法则，明了四时变化之序，追随远古真人的养生之道，他们的寿命虽可以延长，但却有一定的极限。

## 六、"天人合一"生活示例

相地如相人，在古代，人们经常把大地比作人体来考虑各种因素。如《玄女青囊海角经》曰："支龙形势，如人之状，然其身一动，则手足自应；将主一出，则群兵必随……本身之龙要长远，身体必要端正为上，手足必以相合为佳，长幼必以逊顺为贵，主宾必以迎接为奇。"在这种人、地类同思想的基础上，风水中常依据人体的结构将龙脉之真穴分为三种类型，一在头部，二在脐部，三在会阴部，其具体位置是：上聚之穴，如孩儿头，孩子初生囟门未满，微有窝者，即山顶穴也；中聚之穴，如人之脐，两手即龙虎砂也；下聚之穴，如人之阴囊，两足即龙虎砂也。在清代《六圃沈新先生地学》一书中，即收录有一幅以人体之"窍"为原型的风水穴位图，最能形象逼真地体现这种人、地同类的理念。

"天人合一""万物一体"的思想贯穿整个文化传承，古人很早就发现太阳、月亮和二十八宿及木、火、土、金、水五大行星的运行规律，以及它们同地球昼夜节令变化和灾情之间的关系。在古人看来，天地的运动与人的生长直接相关。《履园丛话》记载："人身似一小天地，阴阳五行，四时八节，一身之中皆能运用。"天地是个大宇宙，人体是个小宇宙，人体与宇宙同构。天地分为阴阳，人体亦分阴阳；天地有五星、五岳，人体则有五官、五脏。天分成十天干，人则有十指与之对应。地分为十二地支，人体则对应有十二经筋、十二经别、十二皮部……人体整个经络系统随着时间——年、月、日、时辰的推移，经历着气血的周期性流注、盛衰开合，人体需顺应时辰月令的变化，这一切都暗示着人类的出现绝非偶然，而是宇宙生命演化过程中的必然结果。人体

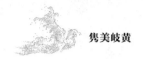

与宇宙之间存在着深刻的联系，人体之气与宇宙之气是相互交流的。《说卦传》曰："天地定位，山泽通气，雷风相薄，水火不相射。"《庄子·内篇·齐物论》云："天地与我并生，而万物与我为一。"元气在宇宙天地间回荡，气在人体中聚合，人实际上被视为自然生态链的一环，与大自然相比，人是渺小的。人生存中的任何活动都应遵循自然规律，追求与天地自然的和谐相处。人的活动也应致力促进自然的和谐，实现人与自然的和谐共处。

古代用"气"来解释自然环境，在探讨人与天地自然环境的关系时，只要遵循气的运动变化规律，即是按照自然的秩序，追求与天地和自然万物和谐共处，就会获得平安与快乐，从而达到趋吉避凶的目的。居住选址的基本意义在于为人类寻找适宜的居住地，而蕴藏着天地间生气之地域，便是人类生长繁衍的理想居所。概括地说，就是如何寻生气之凝聚点，如何迎气、纳气、聚气。通过对宇宙天地之气的迎合、引导和顺应，使人体之气与之和谐，从而有助于改善居住环境，保障人类的身心健康及后世的昌盛。

# 第二节　阴阳相对统一

## 一、阴阳属性对称之美

在大自然环境中，人类不断接触到日月交替、白天黑夜、晴朗阴雨等对立相生的现象，自然而然地形成了"阴"和"阳"两个观念。阴阳观念的最初原型可以追溯到月和日。《击壤歌》曰："日出而作，日入而息；凿井而饮，耕田而食，帝力何有于我哉？"反映出上古人对"日"的观念十分鲜明。《管子》曰"日掌阳，月掌阴"，表达了日阳月阴的观念。这种具体的、特殊的阴阳观念延伸发展下来，逐渐成为对两种普遍自然现象的归类。作为认识论的结晶，它反映了古人对自然现象审美意识的起源。

《诗经》中言及"阴"者八处，言"阳"者十四处，言"阴阳"者一处，大多描述的是自然界向日和背日的现象。《大雅》中的"居歧之阳"、《大明》中的"在洽之阳"就是指山的南面和水的北面。《公刘》中的"既象乃冈，相其阴阳"，虽将"阴阳"二字连用，但也意指在山冈上通过测量日影以观察地形的向背，而并未蕴含高深的哲理或神秘的色彩。从阴阳概念的产生来看，它是人类对自然现象的一种直觉的、朴素的审美反映。

自西周至战国，阴阳思想主要沿着一条古老而朴素的唯物主义路线逐步走向理论化与系统化。老子云："道生一，一生二，二生三，三生万物，万物负阴而抱阳，冲气以为和。"阴阳既是两种物质（气），又是一个事物内部相互对立的两个方面。《老子注释》解读："一"指原始混沌之气；"二"指阴阳两气；"三"指阴阳两气的结合。世间万物均为阴阳两气的对立统一体，这两气在相互冲动（或适中时）中形成了统一（"冲气"一词，在马王堆汉墓出土的《老子》中作"中气"，故"冲动"可理解为两气达到适中的状态）。从认识物质存在之现象，到认识物质构成之种类、属性，再到认识物质的运动变化及其相互关系，人们的认识逐渐由片面走向全面，由具体转向抽象，最终形成了中国哲学思想中的阴阳观念。若从美学的角度来讲，阴阳思想实则起源于对原始物质（气）所具有的对称美的认识，随后，人们运用这一观念去审视万物的运动美、变化美。

## 二、阴阳消长转化恒动之美

对于阴阳两类物质运动变化的认识，伏羲氏作八卦，周文王演六十四卦（载于《易经》），孔子作《十翼》（《易传》）。八卦的基础是由"--"和"—"两种相互对立又相互统一的物质符号所组成的。这两种符号相互组合，形成了乾、坤、震、艮、离、坎、巽、兑八种卦象（图1-2），分别代表天、地、雷、山、火、水、风、泽八种自然现象，这八种自然现象共同构成了对宇宙万物的象征性表达。八卦的核心在于阴阳，其基本思想是通过阴阳符号来揭示和推演世界万物的生成、变化及消亡。因此，八卦可以被视为人类对自然界物质运动进行审美思考的初步萌芽。

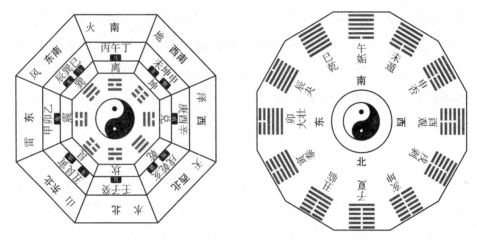

图1-2　太极八卦图与十二消息卦

在《周易》里，阴阳又是"太极"的分裂，认为世界的本原是一个混沌的整体，即"太极"，又叫"太一"，代表宇宙整体的"一"，它不是物质世界之外的存在，而是物质世界本身。"易有太极，是生两仪，两仪生四象，四象生八卦。"阴阳贯穿每个事物之中，万物的产生与变化都与阴阳的分裂变化分不开。事物对立对偶的观点非常普遍，如吉凶、祸福、大小、出入、往来、上下、泰否、益损……无论是自然现象还是社会现象，都是阴阳对偶观念贯彻到底的表现。这种表述，赋予了阴阳学说对称、和谐的美学内涵。

《周易》用阴阳变化表达宇宙自然、社会的祸福规律。"乾、坤"从天地作为起始，阴阳被视为天地之道。《周易·系辞传》有云："易与天地准，故能弥纶天地之道。仰以观于天文，俯以察于地理，是故知幽明之故。原始反终，故知死生之说。""乾坤，其易之缊邪？乾坤成列，而易立乎其中矣。乾坤毁，则无以见易；易不可见，则乾坤或几乎息矣。"

《周易》对阴阳运动变化规律进行了一些推测和概括，如"日往则月来，月往则日来，日月相推而明生焉。""安而不忘危，存而不忘亡，治而不忘乱。"这些描述体现了对立物（面）的相互作用与转化的规律。"日中则仄，月盈则食，天地盈虚，与时消息。""穷则变，变则通，通则久。"这是对物极必反规律的描述。《内经》中"重阴必阳，重阳必阴""寒极生热，热极生寒"则是这种哲学观念的进一步发挥。

《周易》卦爻辞中有一些论述反映了事物自身发展的辩证过程。每卦代表一个具体事物，六爻则代表事物发展的全过程。一般说来，初爻与上爻代表着事物发展的"始"和"终"。以乾、坤两卦为例，乾卦的初爻是"潜龙勿用"（阳在下也），上爻是"亢龙有悔"（盈不可久也）；坤卦的初爻是"履霜坚冰至"（阴始凝也），上爻是"龙战于野，其血玄黄"（其道穷也）。由初而上，这一过程展现了事物内部矛盾运动的自然法则。

古代中医学是在易学思想指导下的一门实用科学，中医理论不仅直接汲取了易学中的精华，而且在医学领域对易学思想进行了极为详尽的阐释与拓展。它不仅在生理、病理等方面全面体现了易学中物质第一性、阴阳对立统一等核心理念，更重要的是，中医巧妙地运用了易学中关于变化与动态的思想，为后世描绘了一幅精妙绝伦的人体功能图谱。

以上关于阴阳运动变化的思想，《内经》等著作进一步从天、地、人各方面进行了深化。如《素问·天元纪大论》曰："欲知天地之阴阳者，应天之气，动而不息，故五岁而右迁；应地之气，静而守位，故六期而环会。动静相召，上下相临，阴阳相错，而变由生也。"又如《素问·六微旨大论》曰："成败倚伏生乎动，动而不已，则变作矣。帝曰：有期乎？岐伯曰：不生不化，静之期也。"中医理论中大量有关气血、精神、津液的化生、转化、循环的论述，基本上都是以运动为标准的，揭示了人体功能活动的整体恒动美。

运动产生变化，《易经》称之为"交感"和"既济"，《内经》对此也有发挥，如《素问·天元纪大论》曰："在天为气，在地成形，形气相感而化生万物矣。然天地者，万物之上下也；左右者，阴阳之道路也；水火者，阴阳之征兆也；金木者，生成之终始也。气有多少，形有盛衰，上下相召，而损益彰矣。"《素问·六微旨大论》曰："升已而降，降者谓天；降已而升，升者谓地。天气下降，气流于地；地气上升，气腾于天。故高下相召，升降相因，而变作矣。"《灵枢·本神》曰："天之在我者德也，地之在我者气也，德流气薄而生者也。"

若不能上下交感，则孤阳上亢；地气不升，"阳气者闭塞，地气者冒明"，以致云雾不精，白露不下，出现气候的反常。对于人体生命活动，则会形成

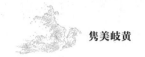
张景岳所说的"独阳不生，独阴不成，若上下不交，则阴阳乖而生道息"的现象。

恢复人体"交感""既济"的正常状态，自古以来就是中医审美的最高标准，也是中医临床治疗的准则。张仲景在治虚劳时用小建中汤，后人评价是"补阳则伤阴，补阴则碍阳，如此则求之中土"，这种评价是比较客观的。"建中"者，健脾胃也；脾胃是上下交感的枢纽，从枢纽入手，不能不说是一种高明的手段。而对于心火亢盛、肾水不升的心肾不交证的治疗，更是一种对"未济"状态的扭转，其著名方剂"交泰丸"，连名称都是取自《易经》"万物交则泰"的文句。可见，《易经》的美学思想，直接可以从中医临床中得到反映。

## 三、阴阳理论生活示例

古代建筑美注重阴阳相成，风水学中阴阳相成、阴阳合德的观念，在中国古代建筑中得到了充分体现。总体上，较为正规的官式建筑与公共建筑，主要包括皇宫、庙宇、皇陵、官衙和城门等，一般都设计得严谨、高大，相对表现出阳刚的特征；而民居建筑，则往往布局灵活、谦和自然，相对流露出阴柔的特征。

从地域特色来看，北方建筑阳刚之气较重，南方建筑阴柔之美较浓。如江南农村住宅，多朴素自然、白墙青瓦、依山傍水，与幽林、曲溪自然融合，显得亲切、秀丽而又含蓄。同一个建筑物或建筑群，同样存在阳刚、阴柔之美的对比。以北京紫禁城为例，总体上展现出阳刚之美，但具体到建筑布局，如三大殿与左右配殿相比，前为阳刚，后为阴柔；三大殿与御花园比较，又前为阳刚，后为阴柔。北京故宫以乾清门为界，划分的"前朝后寝"的功能区域，正是阴阳平衡理念的生动体现。外朝为阳，因此三大殿气势恢宏，呈阳刚之美，其建筑基数也多为阳数，即奇数，如三大殿、五重门、九开间面阔、五开间进深、三层台基等；内廷为阴，因此布局精巧，体现阴柔之美，其建筑基数也多为阴数，即偶数，如东西合为六宫，左右合为十所，乾清、坤宁两大殿之间增设交泰殿，突出阴阳交泰、乾坤相通的理念。从其左右分区看，也是一条中轴线将整个故宫分为东阳西阴两半（中国古代建筑多以南向为尊，故左侧为东主阳，右侧为西主阴）。太子为阳，因此供其起居学习的文华殿、南三所等均建在东侧，历史上有"东宫太子"的称呼，正是这一理念的体现；后妃为阴，她们居住的寿安宫、慈宁宫等则均建在西侧。

一般认为，建筑为实属阳，庭院为虚属阴；室外为阳，室内为阴；石土为阳，林木为阴；山为阳，水为阴；南为阳，北为阴；高为阳，低为阴；受阳光直射空间为阳，阴面空间为阴；地上为阳，地下为阴。阴阳相生、阴阳和谐的观念，在中国古建筑中体现得淋漓尽致，无所不在。

在建筑选址方面，一般认为背山面水为佳。山为阳，水为阴。背山面水的场地给建筑提供了阴阳相生的环境。相对来说，庭院场地为阳，树木花草为阴。古代园林设计中，常借鉴太极图，以地面为阳，水面为阴，呈现阴阳交合、阴阳平衡的状态。古人认为方位有主从，可分阴阳，南北相比，北为尊。古代首都一般建在北方，所谓面南称帝。明朝之初虽定都南京，但随后便迁都至北京。这一决策背后蕴含了复杂的政治、经济及文化考量，其中也不乏阴阳与尊卑思想的影响。阴阳与尊卑思想，结合日照的特点，使得坐北朝南成为古建筑的普遍要求。

古人认为，奇数为阳，偶数为阴，古建筑一般都遵循这样的阴阳数理。如紫禁城内城的城门配置，南设三门，南为奇数，为阳；北设二门，北为偶数，为阴。又如中国古塔，认为天在上，所以建筑层数要配合天数，即奇数；地在下，所以平面形状要合地数，即偶数，塔的平面都是偶数边形，如四角、六角、八角、十二角等，以合地数。这样的设计不仅体现了古人对天地阴阳的敬畏与顺应，也展现了他们在建筑艺术上的独特创造力与智慧。

## 四、阴阳理论在中医学中的应用

阴阳理论既是中医学的指导思想，又是中医学理论的根基，渗透于中医理论体系的各个层面，指导了历代医家的医学思维和诊疗实践。

### （一）说明人体的组织结构

人体是一个有机整体，中医学根据阴阳对立统一的观点，把人体组织结构

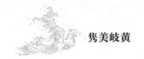

划分为相互对立又相互依存的若干部分。由于结构层次的不同，脏腑组织的阴阳属性也有区别。就大体部位而言，躯壳为阳，内脏为阴；上部为阳，下部为阴；体表为阳，体内为阴。就腹背而言，背部为阳，胸腹面为阴。就肢体的内外侧而言，四肢的外侧面为阳，内侧面为阴。就筋骨与皮肤而言，筋骨在深层为阴，皮肤居表为阳。就脏腑而言，六腑传化物而不藏，故为阳；五脏化生和贮藏精气而不泻，故为阴。就五脏而言，心、肺位于身体的上部胸腔之中，故为阳；肝、脾、肾位于身体的膈下腹腔，故为阴。具体到每一脏腑，又有心阴、心阳，肝阴、肝阳，胃阴、胃阳，肾阴、肾阳等。可见，人体结构中的上下、内外、表里、前后各部分之间，以及体内的脏腑之间，都存在着对立、互根的密切关系，均可以用阴阳理论加以分析和认识。

### （二）解释人体的生理活动

人体的生理活动，可以广泛地运用阴阳理论加以说明。就人体的寤寐节律而言，白昼时，人体内属阳的兴奋机制占据主导地位，制约了属阴的抑制机制，使人处于醒寤的兴奋状态；而进入黑夜，情况则相反，体内属阴的抑制机制占据主导地位，制约了属阳的兴奋机制，从而引导人进入睡眠状态。显然，人的睡眠与清醒活动正是机体内部阴阳对立统一运动的具体体现。

体内物质的代谢过程，主要是以阴阳互根互用的消长平衡方式进行。人体生命活动所需的各种精微物质（属阴）的生成与补充，是伴随着内脏能量（属阳）不断消耗而实现的；但属阴的精微物质产生后，又在相关内脏器官中转换为种种不同的能量，在能量产生的同时，精微物质随之消耗。前者属于阴长阳消的过程，后者则是阳长阴消的过程。生命活动就在这种阴阳彼此不断的消长过程中维持着动态平衡。

在属阴的物质中，气和血又可再分阴阳。属阳的气又具有生血、行血、摄血的功能；而属阴的血又具有载气、藏气、化生气的作用。可见，气血之间又体现着阴阳关系的多个层面。

此外，诸如营卫关系、气与津液关系、脏腑关系、经络关系也是如此。

### （三）解释人体的病理变化

疾病是致病因素作用于人体而引起体内阴阳平衡失调、脏腑组织损伤，以及功能障碍的过程。阴阳理论不但可以对病理过程进行分析，还可以对引起病理过程的邪正双方加以说明。

病邪可以分为阴邪和阳邪两大类。就六淫邪气而言，风、暑、热邪为阳邪，寒与湿邪为阴邪。人体的正气又有阴精与阳气之别。在邪正斗争过程中，阳邪伤人，常易伤阴；阴邪侵袭，常先伤阳。在邪正斗争的胜负过程中，机体阴阳失调会产生偏盛、偏衰、互损、转化、格拒、亡失等多种病理变化。这是中医学认识和分析疾病基本病理的理论依据。

阴阳偏盛是指阴或阳的一方偏亢过盛，对另一方制约太过所导致的变化，包括阴偏盛和阳偏盛两种病理变化。阳偏盛，是指在阳邪作用下，机体呈现出功能亢奋、产热过剩的病机，临床表现为一系列实热征象的病证，即"阳胜则热"。"阳胜则阴病"，意味着阳胜的状态下对阴的制约过度，使阴呈现出功能减弱的病理状态，此即"阳长阴消"的过程。在疾病过程中，由于阳热太盛，伤耗阴液，则会引起阴液相对不足。阴偏盛，是指感受阴邪，人体功能受到阻滞而障碍，呈现出阴偏盛的病机，临床表现为一系列实寒征象的病证，即"阴胜则寒"。"阴胜则阳病"，表示阴胜状态下对阳的抑制过度，使阳呈现出功能减退的病理状态，此即"阴长阳消"的过程。在疾病过程中，由于阴寒太盛，损伤阳气，则会引起阳气相对不足。

阴阳偏衰是指阴气或阳气都低于正常水平的病理状态。无论是阴或阳不足，无力制约对立的另一方，必然导致另一方相对偏亢，包括阳偏衰和阴偏衰两个方面。阳偏衰，是指体内的阳气虚损，推动和温煦等功能下降，以及阳对阴的制约能力减退，导致阴相对偏盛的病理状态，临床上常表现出虚性的寒证，故曰"阳虚则寒"。阴偏衰，是指体内的阴气亏虚，滋润及抑制作用减退，以及阴对阳的制约作用减退，导致阳相对偏亢，产热相对过剩的病理状态，临床上常表现出虚性的热证，故曰"阴虚则热"。

阴阳偏盛及阴阳偏衰是临床上寒热病证形成的基本病机，也是阴阳失调病

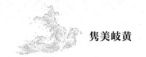

机最根本的病理状态。阴阳偏盛和阴阳偏衰的病机，是由阴阳的对立制约及阴阳彼此消长的关系失调所致。阴阳偏盛时，其矛盾的主要方面是阴或阳的绝对值增加，因而制约对方的力量太过，故所产生的寒证或热证均属于实证。阴阳偏衰，其矛盾的主要方面是阴或阳的绝对值减少，因而制约对方的力量减弱，使对方相对偏盛，故所产生的寒证或热证均属于虚性证候。

阴阳互损是指阴或阳任何一方虚损到一定程度而引起另一方逐渐不足的病理变化，包括阳损及阴和阴损及阳两方面的病机。阳损及阴，是指阳虚到一定程度时，无力促进阴的化生，使阴亦随之不足的病理过程，此即"无阳则阴无以化"，临证中患者常先有阳虚表现，继之又出现阴虚的症状。阴损及阳，是指阴虚到一定程度时，不能滋养于阳，使阳亦随之化生不足的病理过程，此即"无阴则阳无以生"，临证中患者常先有阴虚的症状，继之又出现阳虚的临床表现。阴阳互损的病理机制是以阴阳互根互用为前提的。由于阴和阳互为其根、互为其用，因此当阴或阳虚衰不足时，就会发生"阳消阴亦消"的"阳损及阴"及"阴消阳亦消"的"阴损及阳"的病理过程。需要注意的是，阴阳互损与阴阳偏衰不同，阴阳偏衰中的阴偏衰或者阳偏衰，是阴阳互损病理过程产生的前提，属于病理状态；而阴阳互损则是在阴偏衰或阳偏衰的病理状态基础上进一步发展的病理过程，这一病理过程所产生的结局则是阴阳两虚的病理状态。

阴阳转化是指相互对立的阴阳双方，在一定条件下可以向其各自相反的方向转化，即阳证可以转化为阴证，阴证也可以转化为阳证。例如，某患者因受凉感冒，症见恶寒、发热、头痛等，由于治不及时，两三日后上述症状消失，却又出现咳喘、胸闷、咯痰表现。前者病位在表，属阳证；后者病邪入里，属阴证。此即由阳证转化为阴证。再如，某患者患咳喘日久，且每于冬季加重，夜间发作极甚，怕冷，咯吐大量清稀痰。近日由于天气剧变，咳喘症状加剧，痰稠色黄，发热，体温39℃，面赤，口渴喜饮冷，舌红苔黄、脉滑数。此患者原来辨证为肺寒，属阴证，现证为肺热，属阳证。此即由阴证转化为阳证的过程。

此外，如表证与里证、虚证与实证的相互转化均属阴阳转化之理。用阴阳理论解释病理变化时，还有阴阳格拒和阴阳亡失等内容，将在"病机"章中介绍。

### （四）指导疾病的诊断

阴阳失调是疾病发生、发展、变化的根本原因，由此所产生的各种错综复杂的临床表现都可以用阴阳加以说明。因此，在诊察疾病时，用阴阳两分法归纳种种临床表现，可对病变的总体属性做出判断，从而把握疾病的关键所在。

疾病的诊断首先要用四诊的方法收集病史资料，然后用阴阳归类的方法，概括诸如色泽、声息、动静状态及脉象等的阴阳属性。①辨别色泽的阴阳：色泽鲜明者属阳，色泽晦暗者属阴。②辨别声息的阴阳：声音高亢洪亮、多言而躁动者，多属于实证、热证、阳证；声音低弱无力、少言而沉静者，多属于虚证、寒证、阴证。呼吸微弱者属阴；呼吸有力，声高气粗者属阳。③辨别脉象的阴阳：以脉位辨阴阳，寸脉为阳，尺脉为阴；据脉率辨阴阳，则数者为阳，迟者属阴；据脉力辨阴阳，则实脉为阳，虚脉属阴；以脉形辨阴阳，则浮、大、洪、滑属阳，沉、小、细、涩为阴。

在疾病的诊察过程中，对症状和体征的阴阳属性划分，能够大体上概括出疾病的基本属性。具体而言，从疾病的部位、性质等辨其阴阳属性，大凡表证、热证、实证者属于阳证；而里证、寒证、虚证者属阴证。只有在总体上把握了疾病的阴阳属性，才能沿着正确的思路对疾病进行更深层次的精细分析，从而更加精准地抓住疾病的本质。

### （五）指导疾病的防治

调理阴阳，使之保持或恢复相对平衡，达到"阴平阳秘"状态，是防病治病的根本原则，也是阴阳理论用于疾病防治的基本思路。养生的目的在于延年益寿和防病除疾，养生的根本原则是要遵循自然界的阴阳变化规律来调理人体的阴阳，使人体阴阳与自然界的阴阳变化协调一致。由于阴阳失调是疾病的基本病机，因而调理阴阳，补其不足，泻其有余，恢复阴阳的平衡协调，是治疗疾病的基本法则。

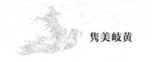

**1. 阴阳偏盛的治疗原则**

针对阴或阳偏盛所致的病证，要运用损其有余，即"实则泻之"的原则进行治疗。阳偏盛所致的实热证，宜用寒凉药物以清热抑制亢盛之阳，此即"热者寒之"的方法；阴偏盛所致的实寒证，可用温热药物以祛寒消除偏胜之阴，此即"寒者热之"。

**2. 阴阳偏衰的治疗原则**

针对阴偏衰或阳偏衰所致的病证，要运用补其不足，即"虚则补之"的原则进行治疗。阳虚不能制约阴而致的虚寒证，不能用辛温散寒的药物，应当用补阳的药物，扶助不足之阳而达到制约相对偏盛之阴的目的。阴虚不能制约阳而致的虚热证，不能用苦寒清热的药物，应当用滋阴之品，资助不足之阴，以达到抑制相对偏盛之阳的目的。

**3. 阴阳互损的治疗原则**

阴阳互损的病理过程可导致阴阳两虚的病理状态，故治宜阴阳双补，但是应分清主次先后。由阳损及阴所导致的阴阳两虚证以阳虚为主，治宜在补阳的基础上兼补其阴；由阴损及阳所导致的阴阳两虚证则以阴虚为主，治宜在补阴的基础上兼以补阳。

**（六）归纳药物的性能**

治疗疾病，不但要有准确无误的诊断和正确的治疗方法，而且还必须熟练地掌握药物的性能。中医学对药物的性能，主要从气、味和升降浮沉等方面加以分辨，而气、味、升降浮沉都可以用阴阳理论加以归纳和认识。

药性是指药物的寒、热、温、凉四种性质，又称为"四气"。其中寒、凉属阴，温、热属阳。凡能减轻或消除热证的药物，其性质属于凉性或寒性；凡能减轻或消除寒证的药物，其性质属于温性或热性。因此，临床上治疗热证时，宜选用寒性或凉性药物；治疗寒证时，则选用热性或温性药物。显然，药性理论是根据药物功效进行认识和归纳的。

药味是指药物的酸、苦、甘、辛、咸五味，有些药物还具有涩味、淡味，但习惯上称为"五味"。其中辛、甘、淡味属阳，酸、苦、咸、涩味属阴。药味理论的形成，一是源于对药物品尝的味觉感受，如甘草之甜、桔梗之辛、乌梅之酸、黄连之苦、昆布之咸、茯苓之淡、五味子之涩等；二是基于药物效用的分析而得。

药物的升、降、浮、沉是指药物进入人体后的作用趋向。所谓升，是指药物具有上升及作用于人体上部的功效趋向；降，指药物具有下行并作用于人体下部的功效趋向；浮，是指药物具有向表浅部位发散的功效趋向；沉，是指药物具有向内镇敛的功效趋向。凡具有升、浮作用的药物属阳，凡具有降、沉作用的药物属阴。

# 第三节　五行制宜

## 一、五行生克制化动态平衡之美

五行观念的萌芽可能稍晚于阴阳，但作为"五行"的物质内容（木、火、土、金、水）则比阴阳学说更为古老。在甲骨文中，木、水、火、土这些字是频繁出现的。人类对这些自然物质生活资料的认识，正是产生五行观念的前提。《尚书·大传》记载，武王伐纣，行进到商的郊邑时，某个晚上，士卒们欢呼道："孜孜不怠，水火者，百姓之所饮食也；金木者，百姓之所兴生也；土者，万物之所资生，是为人用。""五行"一词初见于《尚书·洪范》，曰："五行：一曰水，二曰火，三曰木，四曰金，五曰土。水曰润下，火曰炎上，木曰曲直，金曰从革，土爰稼穑。润下作咸，炎上作苦，曲直作酸，从革作辛，稼穑作甘。"

对于五行观念的产生，有人认为来源于"东南西北中"的五方说；也有人认为来源于天象，即指辰星（水）、太白（金）、荧惑（火）、岁星（木）、镇星（土）五星在天体上的运行。这种说法也没有确切的证据，因为把五星和五行结合起来是春秋以后乃至汉代的事（《汉书·律历志》）。比较可靠的说法是认为来源于五材说，即指金、木、水、火、土五种物质元素。西周末年的史伯

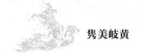

说:"以土与金、木、水、火杂,以成百物。"(《国语·郑语》)春秋时的子罕亦言:"天生五材,民并用之,废一不可。"(《左传·襄公二十七年》)

总的来说,五行观念起源于殷商之际这一观点是比较肯定的。它反映了古人试图通过探讨各种物质元素之间的关系,去把握世间万物的本质联系及各自特性,其中蕴含着古人对自然美的整体性特征的深入探索。

五行思想逐渐走向理论化、系统化。五行思想的最终理论化成型于战国末期,许多人认为阴阳家代表人物邹衍是五行说的集大成者。邹衍用当时流行的"五行说"来解释社会历史现象,用"五行相胜"的学说来阐述各个朝代的兴亡更替。人们从认识物质存在的现象出发,进而认识物质构成的种类、属性,再到深入理解物质的运动变化及其相互间的关系,这一过程逐渐由片面走向全面,由具体上升到抽象,最终形成了中国哲学思想中的五行思想。从美学的角度来看,五行思想起源于对物质构成元素结构美的探索,随后这种观念被进一步用于解释事物之间联系和制约(相生、相克)的和谐美、平衡美。

有学者对阴阳五行的美学内涵进行了深入研究,认为它们构成了"古代关于宇宙万物普遍适用的系统结构理论",并归纳出三个具有美学意义的特点:一是反映事物功能属性的范畴,它们特别注重研究事物之间的动态功能关系;二是认为一切事物之间及其内部均存在着统一的结构关系和共同的结构模式;三是强调事物结构关系的相对平衡对于事物正常生存和发展的至关重要性。

在中医理论中,五行被视为宇宙间共通的结构关系。天地宇宙之间的一切事物均禀受五行之气,其运动变化亦遵循五行之理,人亦不例外。《灵枢·通天》曰:"天地之间,六合之内,不离于五,人亦应之。"《素问·阴阳应象大论》描述详尽:"东方生风,风生木,木生酸,酸生肝,肝生筋,筋生心,肝主目。其在天为玄,在人为道,在地为化。化生五味,道生智,玄生神,神在天为风,在地为木,在体为筋,在脏为肝,在色为苍,在音为角,在声为呼,在变动为握,在窍为目,在味为酸,在志为怒。怒伤肝,悲胜怒;风伤筋,燥胜风;酸伤筋,辛胜酸。南方生热,热生火,火生苦,苦生心,心生血,血生脾,心主舌。其在天为热,在地为火,在体为脉,在脏为心,在色为赤,在音为徵,在声为笑,在变动为忧,在窍为舌,在味为苦,在志为喜。喜伤心,恐胜喜；热伤气，寒胜热；苦伤气，咸胜苦。中央生湿，湿生土，土生甘，甘生脾，脾生肉，肉生肺，脾主口。其在天为湿，在地为土，在体为肉，在脏为脾，在色为黄，在音为宫，在声为歌，在变动为哕，在窍为口，在味为甘，在志为思。思伤脾，怒胜思；湿伤肉，风胜湿；甘伤肉，酸胜甘。西方生燥，燥生金，金生辛，辛生肺，肺生皮毛，皮毛生肾，肺主鼻。其在天为燥，在地为金，在体为皮毛，在脏为肺，在色为白，在音为商，在声为哭，在变动为咳，在窍为鼻，在味为辛，在志为忧。忧伤肺，喜胜忧；热伤皮毛，寒胜热；辛伤皮毛，苦胜辛。北方生寒，寒生水，水生咸，咸生肾，肾生骨髓，髓生肝，肾主耳。其在天为寒，在地为水，在体为骨，在脏为肾，在色为黑，在音为羽，在声为呻，在变动为栗，在窍为耳，在味为咸，在志为恐。恐伤肾，思胜恐；寒伤血，燥胜寒；咸伤血，甘胜咸。"

《内经》涉及多篇五行生克制化的论述，如"木得金而伐，火得水而灭，土得木而达，金得火而缺，水得土而绝。万物尽然，不可胜竭""亢则害，承乃制，制则生化，外列盛衰，害则败乱，生化大病"（图1-3）。

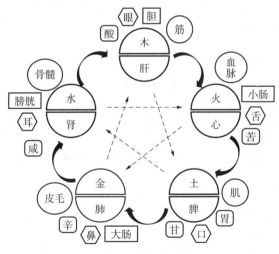

图1-3　五脏五行生克图

在发病观的认识上，邪气致病所发生的变化与主时方位等有关。来气与主时之方位相合，则病情轻微；来气与主时之方位不相合，则病情严重。

关于六气的有余不足乘侮规律，《素问·五运行大论》记载："帝曰：病生

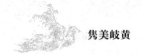

之变何如？岐伯曰：气相得则微，不相得则甚。帝曰：主岁何如？岐伯曰：气有余，则制己所胜而侮所不胜；其不及，则己所不胜侮而乘之，己所胜轻而侮之。侮反受邪，侮而受邪，寡于畏也。"

五行的生克制化规律，揭示了五行之间是相互资生、相互制约和相互转化的，生与克是相反相成的，五行之间存在着生克、乘侮、制化、胜复等关系，它们能够解释自然界事物间复杂多变的现象及其相互关系。因此，《内经》认为五行的生克制化和阴阳的基本规律一样，都是"万物尽然，不可胜竭"的真理体现，同时也肯定了五行生克关系具有普遍性，这些规律与法则体现了五行生克制化动态平衡之美。

以五行为核心的宇宙模式图，涵盖了五音六律、日月星辰变化、农事、祭祀、牲畜等大量内容。总的来说，它是从自然现象中概括出来的，其美学意义在于强调将人体科学与自然事物进行紧密联系；其方法论基础是类比方法，通过直观的感觉形成理论，试图揭示自然界之间、人与自然之间、情感与事物之间的异质同构关系。按五行理论的要求，作为治病救人的医者，在学习医学理论的同时，必须上知天文、历数、气象，下通地理、生物，中知人事、情感等多学科的知识。所以，五行学说同样体现了"天人合一"的美学原理。

中医的五行学说所反映的整体化美学观念，认为人体是自然界和谐统一的表现，人体生理功能呈现出和谐的规律，因此是美的。人与自然万物一样，皆由天地纲缊所化生，故与自然界万事万物具有共同的结构模式，遵循共同的规律进行运动。这实质上就是《素问·咳论》所说"人与天地相参"理论的基础。以天人相应的理论为审美出发点，我们会认识到，人的美感、人体活动中美的规律不仅是自然的一部分，还与自然界的运动规律有机地结合在一起。这种自然科学与美学相统一的观点具有整体化的特点：一是人体生命活动与自然界万物有着相同的结构模式，服从统一的法则，因此，人的五脏六腑、四肢百骸、五官九窍乃至七情六欲等都应在一定的结构关系中得以体现，才能显示出整体的结构美，这种结构模式就是五行；二是五行系统是对自然界和谐统一关系的模拟，人体科学与中医学的一切美感都根源于自然界的和谐，因此，以五行为基础的人体美是自然美的表现，中医的五行学说则是对自然美的反映，展现出一种独特的艺术之美；三是五行学说反映了事物功能动态的概念，是一个永恒的有规律的运动过程，以五行生克乘侮为理论基础的中医理论，表现了人体生命活动的和谐节奏，从而赋予了中医理论鲜明的动态运动美的特点。

阴阳五行学说的产生，对中医的审美观念产生了决定性的影响。在中医的审美情感中，一直非常注重整体恒动美、整体结构美、整体平衡美……这些审美理念与阴阳五行学说的核心思想紧密相关。

## 二、五脏（六腑）多样性统一之美

中国文化和科学传统以时间为主，空间为辅，时间统摄空间；以时间为本位，认识主体与客体相融合，观物取象，采用意象思维、静观方法，形成意象概念、阴阳五行推理的知识体系。象科学是中国的传统科学。《庄子·齐物论》曰："天地与我并生，而万物与我为一。"这是中国"天人合一"和"主客相融"认知观念和方法的经典表述。

"以时为正"为其特征之一。《尚书·尧典》曰："协和万邦，黎民于变时雍。"此言合于时正则正确无误。《周易》曰："天下随时，随时之义大矣哉！""夫大人者，与天地合其德，与日月合其明，与四时合其序，与鬼神合其吉凶。先天而天弗违，后天而奉天时。"王弼注："夫卦者，时也；爻者，适时之变者也。""是故，卦以存时，爻以示变。"《周易》以卦爻研究世界，演示天地之变。《吕氏春秋》曰："智则知时化，知时化则知虚实盛衰之变，知先后远近取舍之数。""观物取象"为其特征之二。中国传统思维以象为认识的起点，是指事物在自然本始状态下的呈现，即事物的现象层面。将象作为认识层面的思维方式，我们称之为意象思维，它的目的是在自然完整的现象中寻找事物的本质和规律。意象思维的认识目标可归结为"尽神"，即力求达到对事物神韵的深刻理解和把握。

阴阳、五行与八卦是意象思维的认识模型，《素问·五运行大论》曰："天地阴阳者，不以数推，以象之谓也。"中医学是中国文化滋养下传统科技的重要分支，它运用象科学及其独特的认知方法来探索人体生命活动的机理和生命规律。人体及其生命活动无疑是世间最为复杂的现象之一，中医学巧妙地将阴

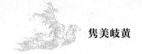
阳、五行、象思维等哲学观念引入医学理论体系之中，使得和谐、平衡、统一的思想贯穿其理论与实践的始终。

五脏概念是中医在由经验升华为理论的过程中所建构的学术体系的基础内容，其形成源自"象"科学认知方法。研究人的生命活动，主要不在于实体求原，即不单纯追溯生命的物质实体本质，而在于探究其生生不息的功能。因此，中医更注重生命的功能结构与关系模式、生命的过程及其盛衰周期与节律，同时也重视生命活动所处的生态环境。《素问·刺禁论》曰："肝生于左，肺藏于右，心部于表，肾治于里，脾为之使，胃为之市。"此即是从功能角度看待生命活动。《素问·灵兰秘典论》曰："心者，君主之官也……肺者，相傅之官……肝者，将军之官……脾胃者，仓廪之官……肾者，作强之官……主不明则十二官危。"这一描述也充分展现了脏腑功能的和谐统一之美。

《内经》将生气视为生命的根源，追求探索精、气、神之间的互化，以及阴阳五行大化系统中所蕴含的奥秘与智慧。五脏是精、气、神大化流行的中枢与核心。以"象"的方法所建立的是五脏的意象概念，而非西医学的抽象概念。因此，以观物取象之法，能够认知五脏的形质、位置，其推理体系围绕精气－阴阳－五行，从现象层面探索生命规律。这一体系的优势在于其自然整体观的视角，相较于还原科学方法的合成整体观，它更能贴近生命的真实面貌，展现出生命信息的随机性、特异性和丰富性，具有独特的价值。

人与万物之生机（气）和四时节律一致，天人精气盛衰同步，取五脏以和之，则肝为春生之脏主升、心为夏长之脏主浮、脾为长夏中化之脏主平、肺为秋收之脏主降、肾为冬藏之脏主沉。《素问·平人气象论》提到，春"脏真散于肝"，夏"脏真通于心"，长夏"脏真濡于脾"，秋"脏真高于肺"，冬"脏真下于肾"。再如《素问·四气调神大论》说，春三月，此谓发陈，逆之则伤肝；夏三月，此谓蕃秀，逆之则伤心；秋三月，此谓容平，逆之则伤肺；冬三月，此谓闭藏，逆之则伤肾。临床病症同样重视与四时阴阳的统一性，如《素问·咳论》："五脏各以其时受病，非其时，各传以与之。人与天地相参，故五脏各以治时感于寒则受病，微则为咳，甚则为泄为痛。"指咳嗽在非秋令肺受邪之时，五脏之邪各传于肺。张志聪注言："乘春则肝先受邪，乘夏则心先受邪，乘秋则肺先受邪，是五脏各以所主之时而受病，如非其秋时，则五脏之邪，各传与肺而为之咳也。"

总之，《内经》藏象学说的核心内容是"四时五脏阴阳观"，注重时藏阴阳理论，认为五脏调控系统对人体生命活动起到主要作用。这一学说从整体上把握人体生命，展现了内部结构协调统一的和谐美，以及系统功能动态平衡的动态美。

## 三、五行理论生活示例

在古代，土地是权力的象征，土多为黄色，故黄色成了帝王专用的色彩。《周礼·考工记》云："地谓之黄。"地即土，位中央，色黄。如北京中山公园内的社稷坛，建于明永乐十九年（1421 年），其上铺有五色土：中黄、东青、西白、南红、北黑（图 1-4），即有此寓意。《诗经》中也有如下的记载："普天之下，莫非王土。"因此，黄色在我国古代社会中常被视为尊贵之色。

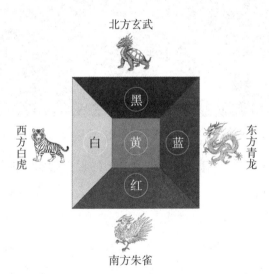

图 1-4　北京中山公园社稷坛五色示意图

古典建筑大门两边的柱子（楹柱）颜色，也是彰显房主人身份的标志。皇帝的房屋柱子用红色，诸侯用黑色，大夫用灰绿色，有文化的人或辞官归故里者，门柱只能用黈（黄色），等级极其分明。

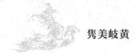

自春秋以后，"青琐丹楹"成为重要建筑物的着色标准。就是说，建筑物的小构件被涂青色、柱子被涂红色已成为重要建筑物的一种显著标志。到了明代，官方正式规定公主府第正门用"绿油钢环"，公侯府第用"金漆锡环"，一、二品官府第用"绿油锡环"，三至五品官府第用"黑油锡环"，而六至九品官府第用"黑油铁环"。到了清代，官方正式规定黄色琉璃仅供帝王（包括享受帝王尊号的神像）的宫殿、门、庑、陵墓和宗庙使用，其余王公府第只能用绿色琉璃，这种色彩的差异在北京古建筑中随处可见（图1-5）。

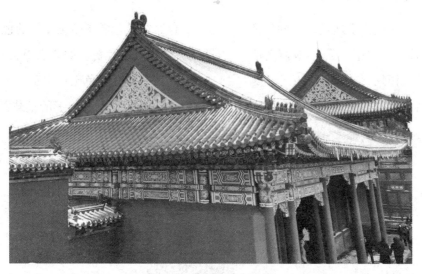

图1-5 黄色琉璃古建筑

古代关于方位（东、南、西、北、中）的说法蕴含多重意义，既代表五行，即金、木、水、火、土；又象征季节，东为春，南为夏，西为秋，北为冬；还表征属性，东属龙，西属虎，南属凤，北属龟。在中国古典小说和戏曲中，常可见到或听到这样的表述，即"左青龙、右白虎、前朱雀、后玄武"。其中，朱雀常被视为凤凰的化身。至于玄武说法各异，有的地方认为玄武即龟，寓意长寿，而四川芦山县发掘的汉墓王晖石棺，其北侧雕的却是"龟蛇纠缪"的图案，郭沫若先生对其给予了很高的评价，他认为其艺术价值可与法国雕塑家罗丹的著名作品"吻"及意大利文艺复兴时期米开朗基罗创作的关于天国生活的诸多雕塑相媲美。

中国古代关于"数"的概念，源于阴阳学说。《周易·系辞下传》云："阳卦奇、阴卦偶。"奇为单，偶为双；奇为阳，偶为阴。因此，《周易·系辞上传》曰："天一地二，天三地四，天五地六……"

人们喜阳恶阴，故房屋的开间常为一、三、五、七、九间，极少用偶数。修造阁楼或佛塔，其层数也以单数居多，以寓属阳。古人云"救人一命胜造七级浮屠"（浮屠是梵文译音，有的译作佛图，即塔之意），故塔的层数以七、九、十一、十三层居多。

到明清时代，数字又与吉凶祸福紧密相连。流传于民间建筑工匠中的《鲁班经》云："台阶的步数宜单不宜双，唯一步、三步、五步、七步、十一步吉，余凶。"故宫殿、庙宇的室内外踏步多为单数。

《周礼》对各国都城的规模也作了严格的限制，其级数差以九、七、五依次递减，以此彰显尊卑之别。这是因为上自王卿，下至大夫，"因名数不同，礼亦异数"，不得"僭越"，否则将被视为非礼，可能招致讨伐；越天子之罪者，甚至要遭灭九族之祸。

另据《周礼·考工记》记载："匠人营国，方九里，旁三门……"这一设计是依据《尚书》中"一年有四时（季），每时分三月"之意而定的。"旁三门"即方城的每边设三道门，寓一季有三月；方城的四面即代表春、夏、秋、冬四季；四面共十二道门是一年有十二个月的意思。

这种将年、季、月等数的概念用于建筑者，世界各国皆有，但在中国尤为显著。明清时建造的北京天坛祈年殿（图1-6），四周墙垣为方形，而祈年殿本身则为圆形平面，寓意"天圆地方"。屋顶用蓝色琉璃，象征着此殿与湛蓝天空相接，皇帝祈求"风调雨顺、国泰民安"的祈愿，仿佛"上天"更易听到。殿内柱子的排列和数目，都和天象紧密相连：中间四根通天柱，象征一年有春、夏、秋、冬四季；第二圈十二根金柱，代表一年中的十二个月；外圈十二根檐柱，则代表一日分子、丑、寅、卯等十二个时辰。金柱、檐柱共二十四根，寓意一年有二十四个节令；三圈柱子共二十八根，代表周天二十八宿。整幢祈年殿包括顶部八根童柱在内，共有三十六根柱子。宝顶下一根坚实的雷公柱，则寓意皇帝"一统天下"的权威。

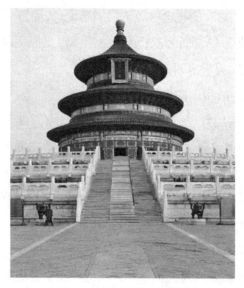

图1-6 北京天坛祈年殿

这种用"数"来表示某种意图的设计思想，一直延续到近代。20世纪30年代建成的南京中山陵纪念堂（图1-7），设计者吕彦直巧妙利用"数"来表达人们对孙中山先生的敬仰，这一设计赢得了广泛的赞赏。该陵坐落于钟山之腰，设计者将从山麓到纪念堂的高差分为12个台阶，共365级，寓意着对孙中山这样的历史伟人，每月每日都值得人们怀念。

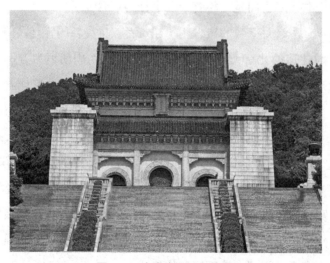

图1-7 南京中山陵纪念堂

　　古代建筑极为重视"气"的调和。《释名》云："阴，荫也，气在内奥荫。阳，扬也，气在外发扬。阴气从下，上与阳相忤逆，物皆附丽阳气以茂。"因此，人们普遍"喜阳恶阴"。《慎子》曰："天虽不忧人暗，辟户牖必取明"，意思是房屋要多开窗户，以争取较多的阳光。《吕氏春秋》云："室大多阴，台高多阳"，主张房间不要太大，台基应该高些，以免房间内过于阴冷。唐代诗人白居易在《草堂记》一文中，更明确地指出："敞南甍，纳阳日，虞祁寒也。"明确提出房屋应坐北朝南，以便争取阳光，驱除寒气。

　　阴阳必须协调，但阳光过盛也容易使人不安。唐代司马承祯在《天隐子·安处》中指出："何谓安处？曰：非华堂邃宇、重栿广榭之谓也。在乎南向而坐，东首而寝，阴阳适中，明暗相半。屋无高，高则阳盛明多；屋无卑，卑则阴盛而暗多。故明多则伤魄，暗多则伤魂。人之魂阳而魄阴，苟伤明暗则疾病生焉……吾所居室，四边皆窗户，遇风即阖，风息即开。吾所居座，前帘后屏，太明则下帘以和其内映；太暗则卷帘以通其外耀。内以安其心，外以安其目，心目皆安，则身安矣。"既讲述了建筑的朝向选择，又探讨了门窗的布置与管理方法，还介绍了利用卷帘和屏风调节阴阳的措施。

## 学习小结

　　本章从"天人合一"哲学内涵美、"天人合一"中医内涵美、"天人合一"象数之美和人与天地合德之美进行了介绍，旨在引导学生感悟中医理论及古代哲学之美，锻炼学生的理论思维能力，提升学生的精神境界和心灵觉悟。人与天地相参，体现在同源、同构、同道三个层次的大化之美、天人合一象数之美、人与天地合德之美。最后通过介绍阴阳、五行、藏象理论，深入挖掘阴阳属性对称之美、阴阳消长转化恒动之美、五行生克制化动态平衡之美、五脏（六腑）多样性统一之美，深刻诠释了古代圣贤们的大智慧。

### 思考题

　　1.从古代哲学的角度，如何看待中医理论的历史意义？

　　2.阴阳五行学说具体包括哪些内容？通过对本章阴阳五行理论之美的学

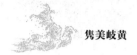

习，你获得了哪些启发？日常生活中，如何感悟这些美？

3. 五脏概念的特征有哪些？如何理解五脏概念推理的逻辑思维？是否真正感悟并尝试在生活中实践五脏所体现的统一之美？

## 关键词语

天人相应 correspondence between man and nature

阴阳五行 yin–yang and the five elements

阴平阳秘 balance between yin and yang

阴阳失调 yin–yang disharmony

脏腑 zang–fu organs

# 第二章

# 察辨之妙

**导读**

　　本章主要介绍中医基本诊断方法和辨证论治原则之美。望、闻、问、切四法是中医收集病情资料、诊察疾病的基本方法，造诣精深之时分别有"神、圣、工、巧"之称；辨证论治则是中医认识疾病和治疗疾病的基本原则。两者均是在长期的医疗实践中，逐步形成和发展起来的宝贵经验，蕴含着丰富的美学价值。本章通过阐释中医四诊方法和辨证论治原则，展现其蕴含的深厚审美心理、迷人的审美规律，体现中医在病情资料收集上的真实可靠、在治疗上的疗效显著、预后良好，以及技术和操作的精准与优美，即真善美的高度统一，帮助学生建立对中医专业的浓厚学习兴趣，增强观察分析能力，培养实践意识及追求卓越的大国工匠精神。

# 第一节　四诊合参

## 一、审察内外全面之美

中医的诊断方法深刻体现了中医作为生命学问的独特性，同时也是中医与西医之间最为显著的区分标志。在技术条件有限的古代社会，中医凭借其独特的诊断手段为古代中国人进行疾病的诊断与辨证，并在此基础上发展出了一套系统而详尽的诊断理论体系，被誉为"世界科技史上的奇迹"。中医对疾病的诊断并不依赖于听诊器、显微镜等现代观察工具，而是采用"望、闻、问、切"四诊合参的方法，其中尤以切脉最为精妙与神奇。

"望、闻、问、切"是指望诊、闻诊、问诊和切脉四种诊法。望，指观望患者的气色；闻，指听声音、嗅气味；问，指询问病情；切，指把脉。《古今医统》曰："望、闻、问、切四字，诚为医之纲领。"《难经·第六十一难》中对此有具体论述："经言望而知之谓之神，闻而知之谓之圣，问而知之谓之工，切脉而知之谓之巧。何谓也？然，望而知之者，望见其五色，以知其病。闻而知之者，闻其五音，以别其病。问而知之者，问其所欲五味，以知其病所起所在也。切脉而知之者，诊其寸口，视其虚实，以知其病，病在何脏腑也。经言以外知之曰圣，以内知之曰神，此之谓也。"这段论述将望、闻、问、切四种"知"病的诊法以"神""圣""工""巧"分等次；而望五色，闻五音，问五味，切五脏，则是对人的形神状态的全方位观察。

四诊合参，皆从人体的外部观摩，不破坏、侵入人的生命形体，却能洞察人的生命功能。医者无须借助工具，仅凭一双慧眼和一双妙手就能知病辨证，医术的高下完全取决于医者自身。

关于中医诊病的神奇，古今医方和明清笔记多有记载，而以四诊首创著称的神医扁鹊甚至被传闻有一双"内视"的慧眼，其仅以望诊即从齐桓公的气色中洞察到疾病的深浅，被后世广为传颂。张仲景赞叹："余每览越人入虢之诊，

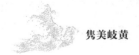

望齐侯之色，未尝不慨然叹其才秀也。"曾有中医大师将中医四诊风趣地比作"挑西瓜"，有经验的瓜农无须动刀，通过肉眼观察瓜皮上的色泽、纹路，以及用手指拍打西瓜听声音，感受瓜的震动，就能掌握瓜的成熟情况。这种判断的精准性，完全依赖于瓜农的"眼力"和"手感"，诚如《难经》所谓"以外知之曰圣，以内知之曰神"！

中医秉持着整体、系统的生命观念，不以冰冷的诊断工具来简单地衡量人，而是将患者视为真正的有生命的"人"，一方面尊重患者作为人的生命尊严，另一方面将人看作"人身小宇宙"，这种观察方式避免了生命的割裂，对生命保持了形神统一的全面观。《内经》中一再强调的凝神、待气，以及将诊病称为"至精至微"之事，都彰显了对生命的敬畏与尽心。而"神""圣""工""巧"的评价似乎将中医的诊断看成一场富有仪式感的艺术活动。"医者，仁也"，中国古人将良医称为"仁"医，将良医的医心与医术称为"仁心仁术"。儒家讲"仁者，爱人"，从中医伦理的角度来看，意在提醒医者须有仁爱之心，因医者所事乃"生命所系，性命相托"；而从中医诊病的方法来说，则形象地体现了"仁"字的本意，"从人从二"，两人并排，言人与人的关联。四诊合参，即以生命体察生命，正是将心比心、以心体心的过程。

## （一）望诊之美

望色诊病在中医发展史上曾占有极其重要的地位，是《内经》《难经》中率先倡导的诊断方法，其中望面色诊病更是其论述的核心内容之一。早在《周礼·天官》就有"以五气、五声、五色，眡其生死"的记载，说明当时已认识到根据人体"五色"等体表征象，可以判断患者的生死和预后情况。

在中医的"望、闻、问、切"四诊中望诊排在首位，而望色又受到极大的重视，可见其在中医诊断方法中的重要性。《灵枢·五色》曰："五色各见其部，察其浮沉，以知浅深；察其泽夭，以观成败；察其散抟，以知远近；视色上下，以知病处；积神于心，以知往今。"《素问·三部九候论》曰："五脏已败，其色必夭，夭必死矣。"《内经》认为，面部色诊的原理在于脏腑之精气与气血的运行通过经脉而荣养于外，通过色泽而显露于面部，故色泽为脏腑气血之外荣。《素问·脉要精微论》曰："夫精明五色者，气之华也"，认为气血之精华上行头面及外达肌肤，可以表现出不同色泽。《灵枢·邪气脏腑病形》云："十二经脉，三百六十五络，其血气皆上于面而走空窍。"心主血脉，其华在面，手足三阳经皆上行于头面，比如多气多血的足阳明胃经。面部皮肤薄嫩而外露，其色泽变化易于观察，所以面部色诊可以用来判断脏腑精气的盛衰与经脉气血的盈亏。因此，凡脏腑的虚实，气血的盛衰，皆可通过面部色泽的变化而得以反映于外。因此，望色在中医诊断中尤为重要，而观察面部则是其中的关键所在。

患病后患者会有相应的面色变化，不仅不同的病症会有不同的气色变化，而且因受病脏腑的不同，这些变化可反映在颜面的不同部位。如《灵枢·五色》说："五色之见也，各出其色部。"《素问·举痛论》亦说："五脏六腑，固尽有部。"所谓的色部，是指五脏六腑和形体肢节反映于面部的特定色诊部位。色部是古代医家基于"有诸内必形于外"的中医理论，在长期临床实践中总结归纳出来的。因此，《素问·阴阳应象大论》提到"善诊者，察色……审清浊而知部分"，《灵枢·五色》亦说："当明部分，万举万当。"

**1.《内经》面部色诊概述**

《内经》中关于色诊的基本理论为中医色诊学说的发展奠定了基础，这些理论成为后世及现今医家研究色诊的重要依据。《内经》中有关色诊的理论主要有以下方面。

（1）色诊的原理及意义 面部是所有经络和气血的上注之地，被认为是中医色诊的主要诊察部位，《灵枢·邪气脏腑病形》曰："十二经脉，三百六十五络，其血气皆上于面而走空窍。"面部的五色是正常人可以用眼睛看到的，《素问·五脏生成》曰："五色微诊，可以目察。"

（2）论述面部各区域分属脏腑 ①明堂分法。《灵枢·五色》云："明堂者鼻也。阙者眉间也，庭者颜也，蕃者颊侧也，蔽者耳门也……庭者，首面也；阙上者，咽喉也；阙中者，肺也；下极者，心也；直下者，肝也；肝左者，胆也；下者，脾也；方上者，胃也；中央者，大肠也；夹大肠者，肾也；当肾者，脐也；面王以上者，小肠也；面王以下者，膀胱子处也……五脏六腑肢节

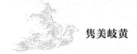

之部也，各有部分。"②五方分法。《素问·刺热论》云："肝热病者，左颊先赤；心热病者，颜先赤；脾热病者，鼻先赤；肺热病者，右颊先赤；肾热病者，颐先赤。"③五官分应五脏法。《灵枢·五阅五使》云："肺病者，喘息鼻张；肝病者，眦青；脾病者，唇黄；心病者，舌卷短，颧赤；肾病者，颧与颜黑。"面部各区域分属脏腑见图2-1。

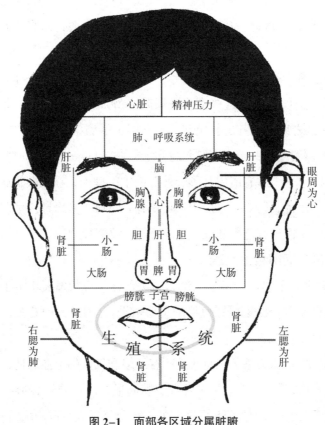

图 2-1　面部各区域分属脏腑

（3）以五行学说探讨五色与病变性质和脏腑病位的关系　《灵枢》云："见其色，知其病，名曰明。""以五色命脏，青为肝，赤为心，白为肺，黄为脾，黑为肾。""青黑为痛，黄赤为热，白为寒。"

（4）运用五行生克理论及五色善恶模型推测病变预后转归　《素问·五脏生成》曰："五脏之气，故色见青如草兹者死，黄如枳实者死，黑如炲者死，

040

赤如衃血者死，白如枯骨者死，此五色之见死也。青如翠羽者生，赤如鸡冠者生，黄如蟹腹者生，白如豕膏者生，黑如乌羽者生，此五色之见生也。"

**2.《内经》中望色十法**

《灵枢·五色》曰："五色各见其部，察其浮沉，以知浅深；察其泽夭，以观成败；察其散抟，以知远近；视色上下，以知病处；积神于心，以知往今。"此言精要地指出了中医望色的要领。清代医家汪宏在此基础上加以补充，提出"望色十法"，即浮、沉、清、浊、微、甚、散、抟、泽、夭，分别用以判断疾病的表、里、阴、阳、虚、实、新、久、吉、凶等属性、正气盛衰及病情轻重和预后转归。

在疾病进展过程中，邪正双方力量对比是病变发展变化的关键因素。通常情况下，正气的强弱盛衰，直接决定了病情的轻重和预后的吉凶。具体而言，正气强盛，抗邪有力时，病情往往较轻，预后良好；反之，若正气衰弱，无力抗邪，则病情会逐渐加重，预后也相对凶险。随着病情的演变，人体正气的盛衰状态会随之变化，这种变化往往会在患者的面部色泽上有所体现。因此，通过观察患者面部色泽的浮、沉、清、浊、微、甚、散、抟、泽、夭等微妙变化，我们可以对病情有一个较为全面的了解，进而把握疾病发展变化的基本规律，为临床诊断和治疗提供重要参考。

**3. 色脉合参之美**

色诊作为望诊的重要内容，与脉诊这一切诊的主体部分相辅相成，二者结合的色脉合参思辨方法，在《内经》中已被深入阐述，并成为中医诊断体系中极具特色的诊法之一。根据中医学整体观念和司外揣内的基本原理，人体内部某部分生理功能失常会表现于外，因此，色脉合参的诊法可以由表知里，为中医临床辨证提供重要信息，进而辅助医者做出明确的诊断，并制定相应的治疗方案。

第一，《内经》运用色脉合参的方法，使后人可由此推测疾病发生的原因。《灵枢·经脉》曰："胃中寒，手鱼之络多青矣；胃中有热，鱼际络赤。"若胃中有寒邪，手之鱼际络脉处多为青色；若为热邪，则常呈现为赤红色。大鱼际处肌肉丰厚，而脾主全身之肌肉，故鱼际络脉之色反映出脾胃的病变。因寒邪

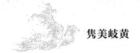

客胃或脾胃虚寒，阳气受损，气血运行被遏，故显现出青寒之色；若脾胃有热，热迫血行，气血翻涌，血运失常，于是脉络可见赤红之色。因此，通过对大鱼际处络脉之色的判断，即色脉合参，可以推测病因。

第二，《灵枢·经脉》曰："凡诊络脉，脉色青则寒且痛，赤则有热。"在诊络脉的时候，若其色暗发青，则往往疾病性质为寒，寒性凝滞收引，不通则痛；若为赤红色，多主火热之证，火性炎上，热迫血行，故而皮肤络脉表现出赤红色。此即《内经》运用色脉合参的诊法辨别病性之寒热。《内经》运用色脉合参判定疾病的本质属性，实与其推断病因有异曲同工之妙。由寒邪致病所反映出的色脉，其体现的病证往往也是寒性；热邪致病表现的色脉，反映出的病性即为热邪，二者统一呼应。

第三，运用色脉合参的诊法，《内经》对疾病部位进行了明确的辨析。《素问·五脏生成》曰："赤，脉之至也，喘而坚，诊曰有积气在中……白，脉之至也，喘而浮，上虚下实，惊，有积气在胸中……青，脉之至也，长而左右弹，有积气在心下……黄，脉之至也，大而虚，有积气在腹中……黑，脉之至也，上坚而大，有积气在小腹与阴……"该段通过阐述面色外现赤、白、青、黄、黑五色，脉象有相应不同的表现，可分别诊为邪气积聚于心胸之中、胸中、心下、腹中、小腹与前阴，如此则对病位有了精确的判断。此外，《素问·脉要精微论》曰："胃脉搏坚而长，其色赤，当病折髀……脾脉搏坚而长，其色黄，当病少气……肾脉搏坚而长，其色黄而赤者，当病折腰。"上述均出现了脉搏坚而长，皆主邪盛正虚。如何知病变部位在何处？当色脉合参，其外之色不同，则病变部位及其出现的其他病症亦不同。色赤为在胃，因阳明胃为多气多血之腑，且腑病多实，往往出现阳证、热证、实证，故色赤；色黄为在脾，黄为脾之本色，面部色黄乃脾气不运，当病少气；色黄而赤者在肾，是因脾胃失调影响到肾，导致肾出现了脾胃之色。由此可见，色脉合参对于明确病位意义非凡，可以帮助医者更能精确地制定诊疗方案。

第四，《内经》对疾病的诊断不仅局限在定性这一层面上，而且已经有了初步的定量思想。书中在判断病情轻重方面有相关论述，且后世已有一定的文献对此进行了阐释。其定量方法颇为丰富，其中便运用了色脉合参的方法。如

《素问·玉机真脏论》曰："色泽以浮，谓之易已；脉从四时，谓之可治；脉弱以滑，是有胃气，命曰易治……色夭不泽，谓之难已；脉实以坚，谓之益甚；脉逆四时，为不可治。"即运用色脉合参的诊法进行判断，指出气色光泽鲜明者，脉搏与四时相适应或脉来弱而流利者，为"易已""可治""易治"。这几个定量词语是对疾病不同程度的表述，因其精气未败，病尚表浅，正气未衰，化源不绝。若出现面色枯槁、没有光泽，脉来实而坚或脉与四时不相符等均属于邪盛正衰、胃气败绝之象时，则用"难已""难治""不可治"等词语表示治疗难度的定量，从而表明病情的轻重程度。

第五，可以指导治疗。如《素问·脉要精微论》曰："征其脉小色不夺者，新病也；征其脉不夺其色夺者，此久病也；征其脉与五色俱夺者，此久病也；征其脉与五色俱不夺者，新病也。"不同病变会影响色脉的变化，如脉虽小而气色正常或脉色都正常的，是为新病；如脉象正常而色已无华或脉色均异常的，是为久病。因脉主经脉，色主内脏，内脏发生了病变，往往病程较长，故为久病。内脏之病，病比较久，病位比较深。究其原因，气血的运行是脉象形成的生理基础，故机体稍有一些气血运行异常的状况，通过脉诊便能灵敏地察觉到。而气色则不如脉象敏感，只有在久病气血俱衰微时，面色才由泽向夭转化。故新病在色脉合参的情况下应遵从脉诊的诊察结果，久病则从色诊，如此可更好地把握疾病。运用《内经》色脉合参的方法判断疾病的新故，对于疾病治疗有重要的指导意义。

第六，中医学的动态疾病观认为，疾病是一个持续动态变化的过程，单纯依靠色诊或脉诊不足以全面审察病势。正如《医学源流论》所言："脉与症，分观之，则吉凶两不可凭；合观之……其吉凶乃可定矣。"故色脉合参对疾病的转归和预后进行判断，则更为准确，更有利于疾病的治疗。

正常情况下常色应常脉，如《灵枢·邪气脏腑病形》曰："色青者，其脉弦也；赤者，其脉钩也；黄者，其脉代也；白者，其脉毛；黑者，其脉石。"但若出现色脉不相符合的情况，见色而出现克其色所对应之脉，则往往预后不良，为逆证。如同篇进一步所论述的"见其色而不得其脉，反得其相胜之脉则死矣；得其相生之脉则病已矣"，正是以色脉的得失来判断疾病病势逆顺的例

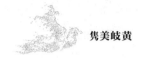

证。通过色脉合参来洞察预后，体现了《内经》的整体观、全局观、动态观，有助于把握疾病的动态变化，提高诊断的准确性。

总之，《内经》对色脉合参诊法的详尽描述，足以彰显其对色脉合参诊法的重视。色脉合参是非常重要而又极具中医特色的原创性方法，临床上通过审察色脉的征象及其变化，能够全面判断疾病的病因、病性、病位、轻重、新故、病势预后等，从而指导疾病治疗，对疾病的辨证与治疗具有重大指导意义。此为须臾不可忽视之理，医者在行医过程中要时刻谨记"能合脉色，可以万全"的古训，综合分析，辨别真伪，去伪存真，洞察本质，如此方可准确辨证，得心应手。

下面引用部分历代文献尤其后世医家在继承《内经》色脉合参理论基础之上有所发挥并加以细化的内容，仅供中医爱好者参考。

《丹溪心法·能合色脉可以万全》曰："苟不以相参，而断其病邪之逆顺，不可得也。为工者深烛厥理，故望其五色，以青、黄、赤、白、黑，以合于五脏之脉，穷其应与不应；切其五脉，急、大、缓、涩、沉，以合其五脏之色，顺与不顺。诚能察其精微之色，诊其微妙之脉，内外相参而治之，则万举万全之功，可坐而致矣。《素问》曰：能合色脉，可以万全，其意如此。原夫道之一气，判而为阴阳，散而为五行，而人之所禀皆备焉。夫五脉者，天之真，行血气，通阴阳，以荣于身；五色者，气之华，应五行，合四时，以彰于面。惟其察色按脉而不偏废，然后察病之机，断之以寒热，归之以脏腑，随证而疗之，而获全济之效者，本于能合色脉而已。假令肝色如翠羽之青，其脉微弦而急，所以为生；若浮涩而短，色见如草滋者，岂能生乎？心色如鸡冠之赤，其脉当浮大而散，所以为顺；若沉濡而滑，色见如血者，岂能顺乎？脾色如蟹腹之黄，其脉当中缓而大，所以为从；若微弦而急，色见如枳实者，岂能从乎？肺色如豕膏之白，其脉当浮涩而短，所以为吉；若浮大而散，色见如枯骨者，岂能吉乎？以致肾色见如乌羽之黑，其脉沉濡而滑，所以为生；或脉来缓而大，色见如炲者，死。死生之理，夫惟诊视相参。既以如此，则药证相对，厥疾弗瘳者，未之有也。抑尝论之，容色所见，左右上下，各有其部；脉息所动，寸关尺中，皆有其位。左颊者，肝之部，以合左手关位，肝胆之分，应于风木，为初之气；颜为心之部，以合于左手寸口，心与小肠之分，应于君火，为二之气；鼻为脾之部，合于右手关脉，脾胃之分，应于湿土，为四之气；右颊肺之部，合于右手寸口，肺与大肠之分，应于燥金，为五之气；颐为肾之部，以合于左手尺中，肾与膀胱之分，应于寒水，为终之气；至于相火，为三之气，应于右手，命门、三焦之分也。若夫阴阳五行，相生相胜之理，当以合之于色脉而推之也。是故《脉要精微论》曰：色合五行，脉合阴阳。《十三难》曰：色之与脉，当参相应。然而治病，万全之功，苟非合于色脉者，莫之能也。《五脏生成》云：心之合脉也，其荣色也。夫脉之大小、滑涩、沉浮，可以指别，五色微诊，可以目察，继之以能合色脉，可以万全。谓夫赤，脉之至也，喘而坚；白，脉之至也，喘而浮；青，脉之至也，长而左右弹；黄，脉之至也，大而虚；黑，脉之至也，上坚而大。此先言五色，次言五脉，欲后之学者，望而切之以相合也。”

《外科精义·论荣卫色脉参应之法》：“治病之始，五决为纪。盖五决者，五脏之色脉也。脉应于内，色应于外，其色之与脉，当相参应，故曰能合色脉，可以万全也。”

《医学入门·形色脉相应总诀》：“经言见其色而不得其脉，反得相胜之脉者即死。得相生之脉者病即自已。盖四时之邪，以从前来者为实邪，从后来者为虚邪。例看假令色红心病，热、痰火、癫狂、斑疹等证，其脉当浮大而散。色青肝病、胁痛、干呕、便血等证，其脉当弦而急。色黄脾病，湿热、肿胀、伤食、呕泄、关格等证，其脉当中缓而大。色白肺病，气喘、痰饮、痿悴、咳嗽等证，其脉当浮涩而短。色黑肾病，腰脚疝瘕、淋浊、漏精等证，其脉当沉濡而滑。其间多动则为虚为火，静则为寒为实，皆当与脉相应。又五积六聚，尤宜察色与脉证相应。故言赤脉白脉，合色脉而言之也。又五色应五脏，间有绿色，乃任督阴阳会也。”

《医学准绳六要·望法》：“《内经》曰：望而知之者，望见其五色，以知其病。肝青象木，肺白象金，心赤肾黑，脾土色黄，一或有病，色必变见于面庭矣。然肺主气，气虚则色白；肾属水，水涸则面黧。青为怒气伤肝，赤为心火炎上。痿黄者内伤脾胃，紫浊者外感客邪。惟卒黧黑，必郁悒而神伤；消瘦淡黄，乃久病而体愈。山根明亮，须知欲愈之疴；环口黧黑，休医，已绝之肾。"

《证治准绳·察色要略》："凡看伤寒，必先察其色。《内经》曰：声合五音，色合五行，声色符同，然后可以知五脏之病也。然肝色青，其声呼；肺色白，其声哭；心色赤，其声笑；脾色黄，其声歌；肾色黑，其色呻也。且夫四时之色，相生则吉，而相克则凶。如青赤见于春，赤黄见于夏，黄白见于长夏，白黑见于秋，黑青见于冬，此乃相生之色也。若肝病之色青而白，心病之色赤而黑，脾病之色黄而青，肺病之色白而赤，肾病之色黑而黄，此皆五行之相克，为难治矣。且以五脏之热，色见于面者，肝热则左颊先赤，肺热则右颊先赤，心热则颜先赤，脾热则鼻先赤，肾热则颐先赤也。至于面黑者，为阴寒；面青为风寒；青而黑，主风、主寒、主痛；黄而白，为湿、为热、为气不调；青而白，为风、为气滞、为寒、为痛也。大抵黑气见于面，多凶，为病最重；若黑气暗中明，准头、年寿亮而滋润者生，黑而枯夭者死也。此乃略举其要。《内经》以五色微诊，可以目察。《难经》曰：望而知之谓之神。故色不可不察也。凡看伤寒，必先察脉色，然后切脉审证参合，以决死生吉凶。夫色有青、黄、赤、白、黑，见于面部皮肤之上；气有如乱丝乱发之状，隐于皮里也。盖五脏有五色，六经有六色，皆见于面，以应五行。相生者吉，相克者凶。滋荣者生，枯夭者死。自准头、年寿、命宫、法令、人中皆有气色，其滋润而明亮者吉，暗而枯燥者凶也。又当分四时生克之理而通察之。兹略具五色伤寒之要者列于下，以便览焉。青色属木，主风、主寒、主痛，乃足厥阴肝经之色也。凡面青唇青者，阴极也……如夹阴伤寒，小腹痛，则面青也。《内经》曰：青如翠羽者生，青如草滋者死。青而黑，青而红相生者生；如青白而枯燥者相克乃死也。脾病见青气，多难治。赤色属火，主热，乃手少阴心经之色，在伤寒见之而有三阳一阴之分也。如足太阳属水，寒则本黑，热则红也。经曰：面色缘缘正赤者，阳气怫郁在表，汗不彻故也……经言阳明病面合赤色者，不可攻之……若阳明内实，恶热不恶寒，或蒸蒸发热，或日晡潮热，大便秘结，谵语面赤者，此实热在里，可攻之也。如表里俱热，口燥舌干，饮水，脉洪面赤，里未实者……如少阳经病，热在半表半里，面红脉弦者……经言少阴病下利清谷，里寒外热，面赤者……此阴寒内极，逼其浮火上行于面，故发赤色，非热也……若久病虚人午后面两颊颧赤者，此阴火也，不可作伤寒治之……《内经》曰：心热则颜先赤，脾热则鼻先赤，肝热则左颊先赤，肺热则右颊先赤，肾热则颐先赤。若赤而青，赤而黄，为相生，则吉。如赤而黑，为相克，则凶。经言赤如鸡冠者生，如衃血者死，盖准头、印堂有赤气枯夭者死，明润者生也。如肺病见赤气者，则难治。黄色属土，主湿，乃足太阴脾经之色。黄如橘子明者，热也；黄如熏黄而暗者，湿也。凡黄而白，黄而红，相生，则吉；若黄而青相克者，则凶也。《内经》曰：黄如蟹腹者生，黄如枳实者死。若准头、年寿、印堂有黄气明润者，病退而有喜兆也；若枯燥而夭者死。凡病欲愈，目眦黄也，长夏见黄白则吉，若黄青则凶也。白色属肺金，主气血不足也，乃手太阴肺经之色。肝病见之难治。《内经》曰：白如豕膏者生，白如枯骨者死。凡印堂、年寿白而枯夭者凶，白而光润者吉。若白而黑，白而黄，相生，吉也；若白而赤，相克，则凶矣。凡伤寒面白无神者，发汗过多，或脱血所致也。黑色属水，主寒，主痛，乃足少阴肾经之色也。凡黑而白，黑而青，相生，则吉；若黑而黄，相克，则凶。《内经》曰：黑如乌羽者生，黑如炲者死。若准头、年寿、印堂黑气枯夭者死，黑中明润者生也。黑气自鱼尾相牵入太阴者死，黑气自法令、人中入口者生。耳目口鼻黑气枯夭者死。凡面、准头、命宫明润者生，枯暗者死。若心病见黑气在头者死也。华佗曰：凡病人面色相等者吉，不相等者凶。如面青目白，面赤目青，面黄目青，面赤目白，面白目黑，面黑目白，面白目青，皆为不相等，故曰凶也。相等者，面目俱青、俱红之类也。"

《万氏秘传片玉心书·惊风》："急症惊风面赤青，目多直视不回睛。手足搐掣牙关紧，只怕昏昏再不醒……面色黄白神气弱，昏睡眼闭口不合。口鼻气冷手足冷，慢惊搐掣时时作。"

《万氏秘传片玉心书·吐泻》："吐泻之病面皮黄，有寒有热有食伤。面红热渴难调理，手足寒时急补阳。"

《万氏秘传片玉心书·小儿疟疾》："疟疾之色多黄黑，病至作寒又作热，早疟日来容易退，晚疟间日治宜急。"

《万氏秘传片玉心书·疳痨》："面色黄白是疳痨，肚大颈细头发焦，折乳

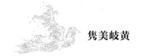

伤食大病后，只怕时时热来潮。"

《万氏秘传片玉心书·伤食》："伤食发热面赤红，恶心腹胀痛时攻，露身怕热不思食，症与伤寒大不同。"

《万氏秘传片玉心书·活幼指南赋》："欲观气色，先分部位，左颊兮青龙属肝，右颊兮白虎属肺。天庭高而离阳心火，地角低而坎阴肾水。鼻在面中，脾通土气。观乎色之所现，知其病之所起。凡观乎外，可知其内。红色现而热蒸，青色露而惊悸。如煤之黑兮，中恶之因。似橘之黄兮，脾虚之谓。白乃疳痨，紫为热极。青遮口角，扁鹊难医；黑掩太阳，卢医莫治。年寿赤光兮，多生脓血；山根青色兮，频见灾危。能察色以知由，岂按图而索骥。"

《万氏秘传片玉心书·观形察色总论》："凡看小儿疾病，先观形色，而切脉次之。盖面部气色，总见五位青色者，惊积不散，欲发风候；五位红色者，痰积壅盛，惊悸不宁；五位黄色者，食积癥伤，疳候痞瘕；五位白色者，肺气不实，滑泄吐痢；五位黑色者，脏腑欲绝，为疾危恶。面青眼青肝之病，面赤心之病，面白肺之病，面黄脾之病，面黑肾之病。"

《万氏秘传片玉心书·黄疸门》："凡小儿身皮目皆黄者，黄病。身痛背强，大小便涩，一身面目指爪俱皆黄，小便如屋漏尘水色，着物皆黄，渴者，难治，此黄疸也……如面黄腹大，吐食而渴者，脾疳也。"

《医门法律·望色论》："色之善者，青如翠羽，赤如鸡冠，黄如蟹腹，白如豕膏，黑如乌羽。色之恶者，青如草兹，赤如衃血，黄如枳实，黑如炲，白如枯骨。五脏有精华则色善，无精华则色恶，初非以青黑为大忌也。未病先见恶色，病必恶……寒多则凝涩，凝涩则青黑。热多则淖泽，淖泽则黄赤。《内经》谓此皆无病，何反怪之耶？然而察色之法，亦有其传。岐伯谓生于心，如以缟裹朱；生于肺，如以缟裹红；生于肝，如以缟裹绀；生于脾，如以缟裹黄；生于肾，如以缟裹紫。缟，素白也，加于朱、红、绀、黄、紫之上，其内色耀映于外，若隐若见，面色由肌内而透于外，何以异此？所以察色之妙，全在察神。血以养气，气以养神，病则交病。失睡之人，神有饥色。丧亡之子，神有呆色，气索自神失所养耳。"

《医门法律·合色脉论》："合色脉之法，圣神所首重，治病之权舆也。色者目之所见，脉者手之所持，而合之于非目非手之间，总以灵心为质。《内经》云：上古使僦贷季，理色脉而通神明，合之金木水火土、四时、八风、六合，不离其常。是则脉色之要，可通神明。直以之下合五行休王，上副四时往来，六合之间，八风鼓坼，不离常候。咸可推其变化而前知，况人身病机乎？又云：色之变化，以应四时之脉，此上帝之所贵，以合于神明也。所以远死而近生，是色之变化于精明之间者，合之四时之脉，辨其臧否，早已得生死之征兆，故能常远于死而近于生也。常远于死而近于生，宁不足贵乎？其谓善诊者，察色按脉，先别阴阳，审清浊而知部分，视喘息、听音声而知所苦，观权衡规矩，按尺寸，观浮沉滑涩，而知病所生。是出色脉以参合于视息听声，相时而求病所生之高下中外矣。"

《医门法律·申治病不察新故之律》："五脏已败，其色必夭，夭必死矣。夫色者，神之旗。脏者，神之舍。神去则脏败，脏败则色见夭恶。"

《身经通考·望色》："夫五色有光，明亮是也；五色有体，润泽是也。光者无形，为阳，阳主气；体者有象，为阴，阴主血。气血俱亡，其色沉晦枯槁，经所谓草兹、枳实、炲、衃血、枯骨五者是也。气血尚存，其色光明润泽，经所谓翠羽、鸡冠、蟹腹、豕膏、乌羽五者是也。此五色虽为可生，终为一脏之色独亢，亢则害，病也，非平也。盖平人五脏既和，其一脏之色必待其王而始荣于外，其荣于外也，禀胃气而出于皮毛之间，胃脏既和，其一脏之色必待其王而始荣于外，其荣于外也，禀胃气而出于皮毛之间，胃气色黄，皮毛色白，故云如缟裹。如缟裹者朦胧光泽，虽有形影，犹未灿然，内因气血无乖，阴阳不争，五脏无偏胜故也。苟或不然，五脏衰败，其见色也，昔之朦胧者一变而为独亢，昔之光明者一变而为沉浊，昔之润泽者一变而为枯槁，甚至沉浊枯槁合而为夭，是光体俱无，阴阳气血俱绝，不死又何待哉！"

《石室秘录·论气色》："有病必须察色，察色必须观面，而各有部位，不可不知。面之上两眉心，候肺也。如色红则火，色青则风，色黄则湿，色黑则痛，色白则寒也。两眼之中为明堂，乃心之部位。明堂之下，在鼻之中，乃肝之部位。肝位之两旁以候胆也。鼻之尖上以候脾，鼻尖两旁以候胃，两颧之上以候肾，肾位之上以候大肠，肝胆位下鼻之两旁以候小肠，肺位之上为额以候咽喉，额之上以候头面，心位之旁以候膻中，鼻之下人中为承浆以候膀胱。三焦无部位，上焦寄于肺，中焦寄于肝，下焦寄于膀胱，其余各部位俱照《灵枢》无差错也。五色之见，各出于本部，可照五色以断病，一如肺经法断之，无不神验。但其中有生有克，如青者而有黄色，则木克土矣；红者而有黑色，则水克火矣；黄者而有红色，则火生土矣；黑者而有白色，则金生水矣。克者死，生者生也。治之法，克者救其生，生者制其克，否则病不能即瘥。然其中有从内出外，有从外入内。从内出外者，病欲解而不欲藏；从外入内者，病欲深而不欲散。欲解者病轻，欲深者病重也。治之法，解者助其正，深者逐其邪，否则病不能遽衰。男女同看部位无有分别，《灵枢》误言也。但内外何以别之？色之沉而浊者为内，色之浮而泽者为外也。五色既见于部位，必细察其浮沉，以知其病之浅深焉；细审其枯润，以观其病之生死焉；细辨其聚散，以知其病之远近焉；细观其上下，以知其病之脏腑焉。其间之更妙者，在察五色之有神无神而已。色暗而神存，虽重病亦生；色明而神夺，虽无病亦死。然有神无神，从何辨之？辨之于色之黄明。倘色黄而有光彩，隐于皮毛之内，虽五色之分见，又何患乎。此观神之法，又不可不知之也。"

《医宗金鉴·四诊心法要诀》："五色相兼合化，不可胜数，而其大要，则相生之顺色有五，相克之逆色亦有五：青属木化，赤属火化，黄属土化，白属金化，黑属水化，此五行所化之常色也。木火同化，火土同化，土金同化，金水同化，水木同化，金木兼化，木土兼化，土水兼化，水火兼化，火金兼化，此五行所化之变色也。如青赤合化，红而兼青之色。如赤黄合化，红而兼黄之色。如黄白合化，黄而兼白，淡黄之色。如白黑合化，黑而兼白，淡黑之色。如黑青合化，黑而兼青，深碧之色。皆相生变色，为病之顺也。如白青兼化，青而兼白，浅碧之色。如赤白兼化，白而兼赤之红色。如青黄兼化，青而兼黄之绿色。如黑赤兼化，黑而兼赤之紫色。如黄黑兼化，黄而兼黑之黧色。皆相克变色，为病之逆也。医能识此，则可推五脏主病、兼病，吉凶变化之情矣。五脏之色，随五行之人而见，百岁不变，故为主色也。四时之色，随四时加临，推迁不常，故为客色也。春气通肝，其色当青；夏气通心，其色当赤；秋气通肺，其色当白；冬气通肾，其色当黑；长夏四季之气通脾，其色当黄，此四时常则之色也。主色者，人之脏气之所生也；客色者，岁气加临之所化也。夫岁气胜人气为顺，故曰客胜主为善；人气胜岁气为逆，故曰主胜客为恶。凡所谓胜者，当青反白，当赤反黑，当白反赤，当黑反黄，当黄反青之谓也。凡病人面青脉弦，面赤脉洪，面黄脉缓，面白脉浮，面黑脉沉，此为色脉相合，不病平人之候也。假如病人已见青色，不得弦脉，此为色脉相反，主为病之色脉也。若得浮脉，是得克色之脉，则主死也；得沉脉，是得生色之脉，则主生也。其余他色皆仿此。

脉夺者，脉微小也。色夺者，色不泽也。新病正受邪制，故脉夺也。邪受未久，故色不夺也。久病受邪已久，故色夺也。久病不进，故脉不夺也。若新病而色脉俱不夺，则正不衰而邪不盛也，故曰易已。久病色脉俱夺，则正已衰而邪方盛也，故曰难治。青、黄、赤、白、黑，显然彰于皮之外者五色也，隐然含于皮之中者五气也。内光灼灼若动，从纹路中映出，外泽如玉，不浮光油亮者，则为气色并至，相生无病之容状也。若外见五色，内无含映，则为有色无气。经曰：色至气不至者死。凡四时、五脏、五部、五官百病，见之皆死，故虽不病，命必倾也。若外色浅淡不泽，而内含光气映出，则为有气无色。经曰：气至色不至者生。凡四时、五脏、五部、五官百病，见之皆生，故虽病困而不凶也。如白罗裹雄黄，映出黄中透红之色，是脾之气色并至之容状也。如白罗裹浅红，映出浅红罩白之色，是肺之气色并至之容状也。如白罗裹朱砂，映出深红正赤之色，是心之气色并至之容状也。如白罗裹黑赤，映出黑中透赤，紫艳之色，是肾之气色并至之容状也。如白罗裹蓝赤，映出蓝中扬红，石青之色，是肝之气色并至之容状也。苍壁，碧玉也。蓝，蓝靛叶也。经曰：青欲如苍壁之色，即石青色，生青色也；不欲如蓝，即靛叶色，死青色也。血，死血也。赭，代赭石也。经曰：赤欲如白裹朱，即正赤色，生红色也；不欲如赭，即死血赭石之色，死红色也。重漆，光润紫也。炱，地上苍枯黑土也。经曰：黑欲如重漆，即光润紫色，生黑色也；不欲如炱，即枯黑土色，死黑色也。白羽，白鹅羽也。枯，枯骨也。盐，食盐也。经曰：白欲如鹅羽，即白而光泽如鹅羽之色，生白色也；不欲如枯盐，即枯骨、食盐之色，死白色也。经曰：黄欲如罗裹雄黄，即黄中透红之色，生黄色也；不欲如黄土，即枯黄土之

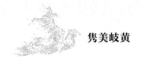

色，死黄色也。左颊，肝之部也。右颊，肺之部也。额上，心之部也。颏下，肾之部也。鼻者，脾之部也。本部见本色，浅淡不及、深浓太过者，皆病色也。假如鼻者，脾之部位，见黄本色，则为本经自病，正邪也；若见白色，则为子盗母气，虚邪也；若见赤色，则为母助子气，实邪也；若见青色，则为彼能克我，贼邪也；若见黑色，则为我能克彼，微邪也。所谓按法推类者，谓余脏准按此法而推其类也。黄赤为阳色，故为病亦阳，所以主风也、热也；青白黑为阴色，故为病亦阴，所以主寒也、痛也。若黑甚，在脉则麻痹，在筋则拘挛。㿠白者，浅淡白色也，主大吐衄、下血、脱血也；若无衄吐下血，则为心不生血，不荣于色也。微黑者，浅淡黑色也，主肾病水寒也。痿黄者，浅淡黄色也，主诸虚病也。两颧深红赤色者，主阴火上乘，虚损劳疾也。善色者，气色并至之好色也，其人于理当不病也；恶色者，沉深滞晦之色也，其人即不病，亦必主凶殃也。正病正色，为病多顺；病色交错，为病多逆。母乘子顺，子乘母逆；相克逆凶，相生顺吉。"

《望诊遵经·变色望法相参》："望诊之法，有天道之殊，有人事之变，故凡欲知病色，必先知常色；欲知常色，必先知常色之变；欲知常色之变，必先知常色变中之变。何则？饮酒者脉满络充，故目红息粗而色赤；肝浮胆横，故趾高气扬而色青。食入于阴，气长于阳，故饱食者，血华色而益泽；饥则气衰，甚则气少，故腹馁者，色泽减而少气；奔走于风雪中者，寒侵肌表，故色青而闭塞；奔走于暑日中者，热袭皮肤，故色赤而浮散；房劳者，精气下泄，故目下色青；用力者，血气上趋，故面上色赤；久卧伤气，面则壅滞；未睡伤血，色或浮赤；怒则肝气逆，故悸悸然目张毛起而面苍；愧则心气怯，故赧赧然颜惭汗出而面赤；思则气结于脾，故睑定而色黄以涩；喜则气发于外，故颐解而色红且散；悲则气消于内，故五脏皆摇，色泽减而噍以杀；忧则气并于中，故两眉双锁，色沉滞而气郁以塞；恐惧者，精神荡惮而不收，故色脱而面白；惊怖者，血气分离而乖乱，故气促而面青。此皆常色变中之变，固可因其气色未定而知之。然必待其气色已定而诊之，知其常色变中之变，可诊其病色变中之变矣。"

《望诊遵经·色以润泽为本》："光明润泽者，气也；青赤黄白黑者，色也；

有气不患无色，有色不可无气也。合言之，而气色之见不可离；分论之，而气色之辨不可混。何也？脉以胃气为本，色以润泽为本，法异而理同也。"

《形色外诊简摩·杂病面部五色应证》："面色夭然不泽，其脉空虚，为夺血。伤寒汗不出，大颧发赤，哕者死。颧见青气者死。黄兼青紫，脉芤者，瘀血在胃，或胁内有块。面上多白点，是虫积。面色青黄白不常，及有如蟹爪络，一黄一白者，主食积……面黄白及肿连眼胞者谷疸，其人必心下痞；面黑者女劳疸，一曰黑疸。明堂眼下青色，多欲劳伤，精神不爽，即夜未睡。"

《诊家直诀·外诊撮要》："凡察面色，以初见而乍视之为准，又须兼正面、侧面并视之。须知粗老与枯燥不同，明润与浮焰不同。大抵面色不怕浓浊，而怕夭薄；不怕满面，而怕一线。"

《四诊抉微·望诊·五色见于面审生死诀》："潘硕甫曰：夫气由脏发，色随气华……或有鲜明外露，或有光润内含者，气也。气至而后色彰，故曰欲、曰生……由此观之，则色与气，固不可须臾离也。然而外露者不如内含。内含则气藏，外露则气泄。"

《四诊抉微·望诊·合色脉诊病新久》："张三锡曰：五脏六腑之精华，上彰于明堂，而脏腑有偏胜盈虚，若色若脉，亦必随而应之，但当求其神，虽困无害。神者，色中光泽明亮是也。"

《望诊遵经·相气十法提纲》："大凡望诊，先分部位，后观气色。欲识五色之精微，当知十法之纲领。十法者，浮、沉、清、浊、微、甚、散、抟、泽、夭是也。何谓浮沉？色显于皮肤间者，谓之浮；隐于皮肤内者，谓之沉。浮者，病在表；沉者，病在里。初浮而后沉者，病自表而之里；初沉而后浮者，病自里而之表。此以浮沉分表里也。何谓清浊？清者清明，其色舒也；浊者浊暗，其色惨也。清者病在阳，浊者病在阴。自清而浊，阳病入阴；自浊而清，阴病转阳。此以清浊分阴阳也。何谓微甚？色浅淡者谓之微，色深浓者谓之甚。微者正气虚，甚者邪气实。自微而甚，则先虚而后实；自甚而微，则先实而后虚。此以微甚分虚实也。何谓散抟？散者疏离，其色开也；抟者壅滞，其色闭也。散者病近将解，抟者病久渐聚。先抟而后散者，病虽久而将解；先散而后抟者，病虽近而渐聚。此以散抟分久近也。何谓泽夭？气色滋润谓之泽，气色枯槁谓之夭。泽者主生，夭者主死。将夭而渐泽者，精神复盛；先泽而渐夭者，血气益衰。此以泽夭分成败也。盖十法者，辨其色之气也；五色者，辨其气之色也。气者色之变，色者气之常。气因色而其理始明，色因气而其义乃著。气也色也，分言之，则精微之道显；合观之，则病症之变彰。此气色之提纲也。"

**4.《内经》中有趣的眼部五轮诊法**

察目诊病，主要是通过察看眼睛各部位的病理变化来诊断相关疾病，辨别病位、病性，并推测疾病之预后。《素问·五脏生成》说："诸脉者皆属于目"，目为肝之窍，乃宗脉之所聚。《灵枢·大惑论》说："五脏六腑之精气，皆上注于目而为之精。"《灵枢·小针解》说："上工知相五色于目"。五轮诊法之五脏分布有一定规律，古人将目之不同部位分属于五脏，此说最早始于《灵枢·大惑论》，曰："精之窠为眼，骨之精为瞳子，筋之精为黑睛，血之精为络，其窠气之精为白睛，肌肉之精为约束……"后世医家据此进一步归纳如下：瞳仁属肾，称为水轮；黑睛属肝，称为风轮；两眦血络属心，称为血轮；白睛属肺，称为气轮；眼睑属脾，称为肉轮（图2-2）。这些理论对眼科临床和内科疾病的诊断均具有一定的指导意义。

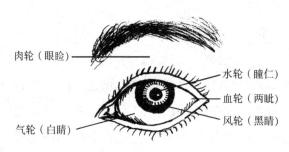

图2-2 眼部五轮诊法

**5. 小儿食指络脉诊法**

小儿食指络脉诊法是3岁以下婴幼儿常用的诊断方法，也是儿科的特色诊法之一（图2-3）。自宋代提出食指络脉诊法以来，历代医家均有阐述。滑寿在其著作《诊家枢要》"小儿脉"篇中明确指出："小儿三岁以下，看虎口三关纹色：紫，热；红，伤寒；青，惊风；白，疳病。惟黄色隐隐，或淡红隐隐，为常候也。至见黑色，则危矣。其他纹色，在风关为轻，气关渐重，命关尤重也。"至今我们在临床上仍基本沿用该部分内容。这不仅是通过观察小儿络脉颜色进行察色辨证的重要发展，也为我们将小儿食指络脉诊法的颜色观察与小儿疾病进行对应提供了依据。

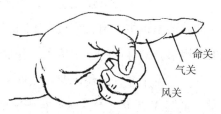

图 2-3　小儿食指络脉诊法

在小儿食指络脉形态的认识方面，最早是刘昉在《幼幼新书》中提出了 8 种指纹脉形，分别是"鱼刺形""悬针形""水字形""乙字形""曲虫形""环形""乱纹形""流珠形"，它们分别主候不同的疾病。元代曾世荣的《活幼口议》在前人的基础上，将小儿食指络脉形态发展为 13 种脉形，如"流珠形""环珠形""长珠形""来蛇形""去蛇卷形""弓反里形""弓反外形""枪形""鱼骨形""水字形""针形""透关射指面""透关射甲"，且附有脉形图，进一步扩大了小儿食指络脉的主病范围。清代吴谦等在《医宗金鉴·幼科杂病心法要诀》中，将小儿食指络脉的形态发展为 20 种，并各附其脉形图，使小儿食指络脉的主病类型得到进一步扩展，把小儿食指络脉诊法的发展推向一个新的高潮。

例如，《四诊抉微·审虎口三关法》曰："辨其纹色，紫者属热，红者属寒，青者惊风，白者疳病，黑者中恶，黄者脾之困也。若现于风关为轻，气关为重，过于命关，则难治矣。"《四诊抉微·辨虎口纹十三形》曰："第一，流珠形。只一点红色见风关，主饮食所伤，内热欲吐；或肠鸣自利，烦躁啼哭……第二，环珠形。其点差大，主脾虚停食，胸膈胀满，烦渴发热……第三，长珠形。其点圆长，主脾伤饮食积滞，肚腹作痛，寒热不食……第四，来蛇形。是长散出气关，一头大，一头尖，主脾胃湿热，中脘不利，干呕不食，此疳邪内作……第五，去蛇形。是大头向气关，主脾虚食积，吐泻烦渴，气短喘急，不食困睡……第六，反弓里形。主感冒实邪，嗳气出气，惊悸倦怠，四肢冷，小便赤，咳嗽呕涎……第七，弓反外形。主痰热，心神恍惚，夹惊夹食，风痫痰盛……第八，枪形直上。主风热，生痰发搐……第九，鱼骨形。纹分歧支，主惊痰发热……第十，水字形。三脉并形，主惊风、食积、胸膈烦躁，或夜啼痰盛，口噤搐搦，此脾胃虚弱，饮食积滞，而木克土也……第十一，长针形。过命关一二米许，主心肝热极生风，惊悸困倦，痰盛搐搦……第十二，透关射指形。命脉曲里，主惊风，痰热聚于胸膈，乃脾肺亏损，痰邪乘聚……第十三，透关射甲形。命脉向外，主惊风，肝木克脾土之败症……按虎口纹，其始止见于风关。先见于左，为伤风寒；先见于右，为伤乳食。得惊夹之，则上出于气关矣。此虽予无本之言，然亦有所试也。乃《水镜》有云：指纹曲里风盛，弯外食积。夫曲里弯外，则其纹已长，将透气关矣，其初起岂有之乎？将何以辨也？若夫色则以红淡为轻，深紫为重。亦有吐泻重困，而虎口无纹者，乃大虚也，不可以无纹而易之也。"

### 6. 望诊小故事

一天，扁鹊觐见齐桓公，站着看了一会儿，说道："您的皮肤纹理间有点小病，不医治恐怕会加重。"齐桓公说："我没有病。"扁鹊离开后，齐桓公对左右的人说："医者总喜欢给没病的人治病，以此来炫耀自己的医术。"过了十天，扁鹊又来觐见，他对齐桓公说："您的病已发展到肌肉里了，再不医治，会更加严重的。"齐桓公不予理睬，扁鹊只好又走了，齐桓公对此很不高兴。又过了十天，扁鹊再次觐见，他对齐桓公说："您的病已经深入肠胃，再不医治，将更加难以挽回。"齐桓公依然不予理睬，扁鹊只好再次离去，齐桓公再次表现出不悦。再过了十天，扁鹊在觐见时远远看了齐桓公一眼，转身就走。齐桓公特意派人去问他为何要走，扁鹊说："皮肤纹理间的病，用热水敷、用药热敷，可以治好；肌肉里的病，可以用针灸治好；肠胃的病，可以用汤剂治好；至于骨髓里的病，那是司命神管辖的事情了，医者是没有办法的。现在齐桓公的病已经深入骨髓，所以我不再为他医治了。"过了五天，齐桓公浑身剧痛，派人去寻找扁鹊，扁鹊已逃到秦国去了。于是，齐桓公因病重而无法得到医治，最终去世了。"扁鹊见齐桓公"的故事，生动描绘了古代神医为诸侯王诊断疾病的情景，展现了我国古代中医"望诊"的精髓。

### （二）闻诊之美

"听声验病"是中医辨证论治的独特方法，声音中的音调、音色、强度等信息可反映疾病的状况。《脉经》中详细记载了通过"声嘶""谵言""妄言""不能语"等言语异常表现来判断疾病的病机及预后的方法。张仲景将语言异常分为语态异常、音调异常、数量异常、内容异常、不能言5个类型，通过深入分析声音的特征，来判断病位的深浅及疾病的预后。

《内经》最早将声音与脏腑、季节、情志等结合，构成独特的中医辨证体系，并首次提出"五脏相音"理论，认为肝、心、脾、肺、肾各有其特定的振动频率，这些频率与角、徵、宫、商、羽五音阶的频率相应，以此判断病位、病性及神志情况。《灵枢·阴阳二十五人》中提出声音可作为区分阴阳二十五人的一个鉴别要点，医者可从不同声音的音色、音调中推断气血盛衰及疾病的易患性。《望诊遵经》中也提出应该将五脏声音与气色相参，对疾病进行诊断，根据声色的生克关系而判断预后。《中西医汇通医经精义》指出，闻声知病是一种更为精妙的诊断方法，认为"呼、笑、歌、哭、呻"分别是肝、心、脾、肺、肾的"五声"，而"骂詈、谵语、郑声、失音、气短"则分别为其变声。通过对患者言语异常的分析，可准确判断脏腑病位并进行施治。以上论述为中医闻声诊病法奠定了理论基础，亦为后世在临床中的应用提供了依据。

### （三）问诊之美

人体是一个有机整体，构成人体的脏腑、形体、官窍等各个组成部分，通过经络的广泛分布与精细沟通，形成了以五脏为中心的生理病理系统。因此，医者的问诊在抓主症的同时，又要兼顾次症。

问诊时，应认真、耐心倾听患者的叙述，抓住主诉，然后围绕主诉进行有目的、全面、细致的询问。例如，在了解到患者说最痛苦的症状是"胸口痛"时，应进一步询问其疼痛发作的诱因或加重因素、部位、性质、时间、频率、疼痛程度及既往诊治过程等。同时，不可忽视患者的伴随症状，如饮食状况、睡眠质量、大小便情况等，这些信息对于准确辨证至关重要。此外，还需注

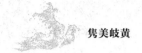

意到，有些症状或情况患者可能并未主动提及为痛苦或不适，如妇女的月经与带下情况、精神情绪状态、工作压力、人际关系问题，以及生活习惯如吸烟饮酒、偏好辛辣食物等。然而，这些方面对于全面把握病情、做出正确诊断具有重要意义，因此，医者应主动询问，确保获取完整的患者信息。

中医学认为，人与社会环境是统一的，相互联系的，特别是在当前这个信息爆炸的时代，人与人之间的信息交换频繁，影响着人体的各种生理、病理变化和心理活动。因此，政治、经济、文化、婚姻状况、人际关系等社会因素，不仅是中医问诊过程中需要考虑的重要因素，也是中医整体观念中必不可少的关键组成部分。

以"咳嗽"为例，应在复核主症的基础上，不但要问清症状之演变，症状之新久，咳嗽的时间、严重程度、缓解与加重因素，还应结合闻诊，仔细分析咳嗽的声音特点。除此之外，对于与肺系相关的伴随症状及其他可能影响病情的伴随症状，亦应作详细问诊。

为了使问诊过程更加全面和高效，针对问诊的方法与技巧，有研究提出了内科病史的结构化问诊方法。将需要问诊的内容划分为若干结构，每个结构内细分为若干要素，然后按结构要素内容进行问诊，能显著提高问诊的效率、病历完整性及准确性。

"边问边辨"，即问诊与辨证论治相结合，是中医理论体系中的一大鲜明特色。问诊的内容和过程实际上也体现了医者的辨证思维过程。因此，医者在问诊过程中，要注重对患者叙述的症状进行分析，特别是此次就诊的最主要的症状或体征，结合应用其他望、闻、切三诊信息和现代医学检查结果，不断追踪新的线索，做到边问边辨，问辨结合，减少问诊的盲目性。

例如，患者最痛苦的症状为"头痛"，应根据询问得到的诱因或加重因素（安静时或者夜间无明显诱因而发、活动、情志不遂、饮酒饱食、遇阴雨天、天气骤冷或骤感风寒）、部位（颠顶、两侧、额头、后枕部）、性质（刺痛、胀痛、隐痛、闷痛、空痛）、发病时间（持续性、阵发性）及其他伴随症状，分辨其涉及的脏腑及性质的寒热虚实。因为，发病部位不同，引经药物不同；性质不同，疾病的病机不同；时间与频率不同，疾病的虚实不同。因此，在问诊的同时，与辨证相结合，边问边辨，以便做出准确的诊断。

在《中医诊断学》问诊实验教学中，对现病史的采集训练，通常采用常见症状的问诊、模拟问诊、边问边辨的方法，让学生切身体会运用中医问诊的特色内容（问寒热、问疼痛性质、是否喜按、问汗等），来辨别疾病的寒热虚实，以使学生更加熟练地掌握中医问诊的内容及方法。

避免误诊是医者做出正确诊断的前提。一个症状往往对应着多种可能的病因与病机，这要求我们在分析某一症状的具体属性时，必须采用鉴别诊断的方法。问诊的过程其实也是鉴别诊断的过程。例如"口渴"，其产生机理有阴虚、实热、暑热伤津、燥伤阴津等。口渴的各种异常现象与疾病的病因病机密切相关，因此，要根据具体时间段的疾病性质，问清患者当时口渴的相关症状，来分析口渴的原因，从而做出正确的诊断，避免医者漏诊误诊。

技巧性的问诊犹如构建一座设计精良的桥梁，能够确保医患之间的沟通畅通无阻。医患之间的有效沟通，不仅能够全面且准确地获取患者的信息，提升医者的临床诊疗能力，还有助于增强患者的满意度和治疗的依从性。要实现这种高效的沟通，不仅需要深厚的中医专业知识和丰富的实践经验作为基础，还依赖于问诊者自身的素养及精湛的问诊技巧。

美国名医特鲁多曾言："有时去治愈，常常去帮助，总是去安慰。"这句话深刻揭示了医者的职责所在。医者固然可以将医学仪器的检查结果作为诊断和制订治疗计划的依据，但绝不能对患者的身心困扰视而不见。在问诊过程中，营造一种自由、真诚且平等的和谐氛围至关重要，它能让患者放松心情，毫无保留地陈述病情，从而确保收集到的病史资料既可靠又准确。为了建立这种融洽的氛围，医者不仅要设身处地地理解患者的疾苦，还需耐心倾听患者关于身体症状及内心感受的详细描述，让患者感受到温暖与关怀，从而主动且详尽地讲述病情。加强医患之间的语言交流，无疑能显著提升患者的满意度。在问诊时，选择独立或隔离的空间尤为重要。这样的环境既能保护患者的隐私，又能使医者全神贯注地询问病情，同时让患者更加开放地分享自己的病情。反观之，若医者在问诊或讨论病情时不顾及周围环境，患者可能会因顾虑而有所保留，不利于全面收集病情资料。因此，医者应想患者所想，与患者感同身受，

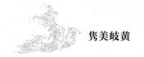 

这样才能更有效地推进问诊过程。

此外，需重视口语与医学术语之间的灵活转换。这种转换的准确性和规范性，是实现有效沟通、精确获取患者病情信息的关键。鉴于长期临床工作的习惯，许多医学术语已融入医者的日常口语中，如询问"心悸"时，患者可能误解为"心急"或"心机"。因此，在问诊过程中，既要积极运用专业知识深入了解患者病情，又要细心体察患者的感受和心理状态变化。一旦发现患者理解有误，应立即给予清晰的解释。应采用简洁明了、患者易于理解和接受的口语化表达，确保患者能准确回应，并充分理解患者的真实意图，随后进行核实。确认无误后，应以规范的专业术语准确记录，为后续的检查、辨证、辨病及鉴别诊断提供有力支持。

非言语沟通，是通过人体语言，包括躯体动作、面部表情、语气强调、仪表服饰及空间距离等，进行信息交流的沟通方式。人与人之间避免沟通是不可能的，即便个体保持沉默或静止，也在无形中传递着信息。有心理学家指出，信息传递的总效果中，仅7%源自言语内容，38%由语调语速决定，而高达55%则取决于表情动作。尤为重要的是，当非言语信号与言语信息不一致时，人们更倾向于相信非言语信号，这凸显了非言语沟通的重要性。古希腊名医希波克拉底便曾强调医者着装应整洁、得体，因为优雅的举止和规范的行为不仅能展现个人修养与智慧，还能赢得患者的尊敬与信任，为沟通创造温馨和谐的氛围。

中医诊断疾病时，自患者踏入病室那一刻起，其神色、形态及肢体动作便成为医者诊断的重要参考，包括患者的语调、面部表情、姿势及动作细节。交流过程中，医者需敏锐捕捉患者口头或视觉上的微妙线索，即患者明确表达的内容与未言明的情感。例如，伴有焦虑的患者多眉头紧锁、一副痛苦纠结状面容，伴有抑郁的患者多情绪低落、垂目低眉、行动稍迟缓等。这些线索是患者内心情感与思维状态的直接反映。医者需敏锐识别，并在倾听的同时，适时给予言语及非言语的反馈，以提升诊疗效果。

医者的言语在问诊中发挥着重要的作用。随着检查仪器的广泛使用，医者对仪器的依赖可能削弱了医患间的直接交流。医务人员应结合中医文化核心价值观，丰富人文社会科学知识，提升言语形体艺术，强化言语沟通与表达能力等，在保证医术精湛的同时，也应发扬医学的人文精神，巧妙地使用一些方法和技巧，不断提升自己的人文素养，为构建和谐的医患关系贡献自己的力量。

### （四）关于四诊的客观化问题

望、闻、问、切四诊，作为中医在古代科学尚不发达时期创立的诊断疾病的基本方法，其掌握的熟练程度直接关乎疾病的诊疗效果，进而影响辨证结果的准确性和疗效的差异性。针对此，有人提出疑问，认为中医四诊未借助现代工具，且易受医者沟通艺术、患者情绪、就诊环境等多种因素影响，所获取的病情资料主观性强，缺乏客观的量化标准，这势必导致辨证的多样性和治疗方案的差异。换言之，即便是不同医家同时诊治同一患者，也可能因四诊资料的主观性而在理、法、方、药上有所差异。因此，提出了四诊客观化的概念，即倡导中医四诊与现代医学仪器检查相结合，以促进诊疗的规范化及临床学术的交流。

随着科学技术的飞速发展，大量先进的诊断仪器应运而生，为中医诊断疾病提供了强有力的现代化辅助手段。类比如下：X 光透视及内窥镜检查可视作"望诊"的现代延伸；听诊器的应用则是对"闻诊"的补充；心电图则类似于"切诊"中脉诊的深入；而各类理化检查则可纳入广义的"问诊"范畴，以全面收集患者的病情信息。若忽视这些先进的诊断方法，则可能将"胃癌"误诊为"胃痛"，错失治疗良机。故我们应以历史发展的眼光看待问题，既肯定中医药在古代中国对维护民族健康与繁衍昌盛的不可磨灭贡献，也应在科技进步的今天，积极接纳新事物，研究新问题，以推动中医事业的蓬勃发展。

同时，我们需保持理性与清醒，合理运用现代科学检查手段服务于中医的辨证论治，避免盲目迷信或机械套用。例如，面对血脂升高的检查结果，中医应先进行辨证论治，明确其背后的病机，再施以针对性治疗。若由阴虚所致，则需滋阴；由火热所致，则应泻火；由痰湿所致，则予化痰；由瘀血所致，则活血化瘀……切忌仅凭血脂高就一概而论为痰湿，忽视了个体差异与辨证施治的原则，否则难以获得满意的疗效。

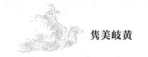

## 二、四诊合参综合之美

中医学整体观念认为，人体是一个有机的整体，各脏腑组织在功能上相互协调，共同完成各项生理活动，在病理上则相互影响；人与自然也是一个统一体，其生理、病理均要受到自然界的影响。这种系统的、联系的整体观也始终贯穿中医诊断的各个环节。整体察病的诊察原则，四诊合参、综合判断的诊断方法，病证结合、互相补充的诊断结论，是整体观在中医诊断过程中的具体应用，也是中医诊断疾病的特色。

### （一）诊断原理——司外揣内，以表知里

中医诊断的原理是"司外揣内，以表知里"，其理论依据是整体观念。人体是一个以五脏为中心的有机整体，五脏六腑通过经络与四肢百骸、肌肤孔窍等组织器官互相沟通形成有机联系，故局部病变可影响全身，内脏病变也可从五官、四肢、体表等方面反映出来，正如古语所云"有诸内必形诸外""视其外应，以知其内脏，则知所病矣"。通过望、闻、问、切等手段，诊察疾病所显现于外的各种症状和体征，据此了解内脏病变，推测疾病的病因、病位、病机、病性，从而帮助医者做出正确的病证诊断，为疾病的论治提供依据。

### （二）诊断原则——审察内外，整体察病

"审察内外，整体察病"作为中医诊断的重要原则，强调将局部病变视为患者整体生理机能失衡的一种外在表现。在诊病过程中，医者需细致观察患者的外在临床表现，同时深入分析其体内的异常变化，并充分考虑外界环境因素对病情的影响。这一原则深刻体现了中医诊察的整体观念，即疾病的发生是机体整体协调平衡被打破的结果，局部的病理变化是全身脏腑气血、阴阳失调的反映，而局部的病变又能反过来影响全身。因此，医者不能孤立地看待每一个症状和体征，而应将它们与整体的病理变化相联系，进行全面、系统的分析，以得出准确的诊断。

此外，中医还强调疾病是人与自然和谐统一状态被破坏的产物。当外界环

境发生剧烈变化或人体自身功能减弱，无法适应环境变化时，便可能导致脏腑经络功能失调而引发疾病。因此，在察病时，医者还需特别关注季节、地区、生活起居条件及社会环境等因素对患者病情的影响。

### （三）诊断方法——四诊合参，综合判断

中医诊断方法可以概括为"四诊合参，综合判断"。诊察病情时要四诊并作，全面收集临床资料，为下一步辨证提供充分的依据。望、闻、问、切四诊分别从不同的角度来检查和收集临床资料，其各有侧重，不能相互取代，也不能重此轻彼。只有相互补充，互相启发，才能全面、系统地收集临床资料。在辨证时，要将四诊资料综合分析，注重相互联系，整体考虑，辨证求本。

一般而言，各种诊法所收集的症状、体征，其临床意义是一致的。如颧红、盗汗、五心烦热、舌红少津、脉象细数，均反映了阴虚内热的病理状态。但在某些情况下，患者的临床表现复杂多样，寒热虚实错综复杂、真假难辨。对此，更需从整体观念出发，综合分析，知常达变，方能做出正确的判断。例如，细数脉一般属于阴虚内热证。但当患者突然大失血，或温病邪热炽盛而汗出太过时，可突然出现面色苍白、冷汗淋漓、四肢厥冷、脉细数等临床表现，此为阳气随津血外脱，其脉细数不是阴虚生内热，而是虚阳外越初期的表现；进一步发展而至亡阳，则见脉微欲绝。再如临床上某些复杂的病情，出现所谓"大实有羸状，至虚有盛候，热深厥亦深"等虚假症状时，皆是通过四诊合参，综合分析，去伪存真，从而确定证候的。

### （四）诊断结论——病证结合，互相补充

中医诊断最终必须得出对病和证的诊断，即辨病与辨证的结合与统一。既辨病又辨证，不仅是中医诊断的基本要求，也是诊断整体观的具体体现。

病是对疾病全过程的特点和规律的概括，是一个全局的整体概念，它反映疾病的基本矛盾，包括特定的病因、发病机理、发展过程、传变趋势等，是有规律可循、有治法可施、有预后可测的。诊断疾病应当把辨病放在十分重要的地位。通过辨病能掌握该病的病机演变及特殊发展规律，从而抓住辨证的纲

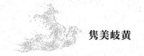

领，将辨证局限于某一疾病的特定范围之中，减少盲目性，起到提纲挈领的作用。如哮喘病以发作性喉间痰鸣、气喘为特征，其病程可分为发作期与缓解期两个阶段。发作期病理特点为外邪引动伏痰，痰气交阻于气道，气管狭窄。根据寒痰、热痰之不同，分为寒哮、热哮两种证型。发作平息后则为缓解期，根据肺、脾、肾功能失调的主次不同，可分为肺虚、脾虚、肾虚等不同证候。掌握了这些证候规律，一旦确诊为哮喘病，即可依据其发展变化规律，判断属上述何种证候后确定治疗原则（发作期以治标为主、缓解期以固本为主），并采取措施预防再次发作。

通常由于发病季节、病邪性质有别，以及人的体质、功能状态及对病邪的反应性等方面在不同个体及疾病的不同阶段存在差异，因此，在同一个疾病过程中也可能表现出不同的证候。由此可见，证是对疾病处于一定阶段的病因、病位、病机、病性、病势的概括，它反映了疾病现阶段的主要矛盾，是确定当前治疗方案的依据。同以哮喘病为例，针对其发作期病势证候之不同，则分别采用温肺散寒、化痰平喘及清热宣肺、化痰定喘之法治疗，这就抓住了疾病不同阶段的主要矛盾，虽同病异治，但殊途而同归。

可见，中医诊断中辨病与辨证的有机结合，既能整体把握疾病的一般规律，又能将错综复杂的疾病因素区分开来，具体分析并归纳为不同的证候，使辨病、辨证相互补充，充分体现了整体观念在中医诊断中的独特优势。

# 第二节 脉诊与美

## 一、脉诊与美的"以神会神"

脉诊是通过手指按压患者"寸口"部位的脉象，来感知并分析人体气血运行的情况。此种体验与中国艺术中弹奏古琴的情境颇为相通。"琴"，作为中国传统乐器的代表，承载着古人通过音乐艺术探索生命哲理的情怀，古有"士无故不撤琴瑟"之说，而琴的弹奏极具仪式感。演奏者需严格遵循指法规范，轻拨重按七弦，泛音、散音、按音三音交错，以喻"天、地、人"三籁。《赠无为军李道士》一诗中写道："无为道士三尺琴，中有万古无穷音。音如石上泻流水，泻之不竭由源深。弹虽在指声在意，听不以耳而以心。"古琴的演奏要求演奏者不仅技艺精湛，更需心无旁骛，以"心"驭指，使琴声成为内心情感的直接流露。清代名医石寿棠将脉诊称为"以神会神"，其所著《医原·望病须察神气论》言："盖人身之所守，莫重于五脏，而身之所主，尤莫重于一心。心也者，神气之所由生者也，顾不重哉……经曰：望而知之谓之神。既称之曰神，必能以我之神，会彼之神。"同古琴演奏一样，脉诊中医者需摒弃杂念，以纯净之心感知患者脉象，两者均体现了"以神会神"的高超境界。

石寿棠所提出的"以神会神"，是对脉诊艺术精髓的深刻概括。在此，"神"既指医者敏锐的生命感知力，也指患者体内气血运行的微妙变化。医者需以自身之"神"，即高度的专注力与生命智慧，去捕捉并领悟患者之"神"，即其内在的生命状态与疾病本质。

脉诊与美的"以神会神"，不仅是对中医诊断艺术的高度概括，更是对生命本质与宇宙真理的深刻探索。在这一过程中，医者以高超的技艺与深邃的智慧，完成了对患者生命的精准解读与深刻领悟。同时，这一过程也为我们揭示了中医文化的独特魅力与深远影响，即在医学实践中融入哲学思考、美学追求与人文关怀，使中医成为一门集科学、艺术、哲学于一体的伟大医学体系。

## 二、脉象与美的"生命之境"

切脉作为中医四诊之一，虽居"神、圣、工、巧"之末，却是中医诊断实践中至关重要的一项。《史记》曰："至今天下言脉者，由扁鹊也。"扁鹊为天下名医，其贡献之一便在于运用并发展了切脉之术，从而开辟了中医通过脉象辨证施治的独特路径。《淮南子·泰族训》有言："所以贵扁鹊者，非贵其随病而调药，贵其厌息脉血而知病之所从生也。"

切脉的原理来源于中医对于人身小宇宙"经络"的认识。"经络"是中医独特的生命形体观念，虽无解剖之实，却能反映中医从气化生命、阴阳辨证、天人宇宙关系、形神合一等对人体生命的综合认知。我们可以用"象喻"思维

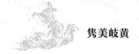 

将"经络"视为人身小宇宙内保持动态变化的生命气象，而"切脉"则是把握这一动态气象（"脉动"）的医学诊断实践。从早期的遍身诊脉法，经由三部九候诊法的演变，直至最终形成并广泛应用的寸口诊法，切脉技术始终致力于更加敏锐、便捷地捕捉"脉动"这一生命气象的动态变化。"是动则病"，成为切脉诊断疾病的根本前提。脉诊的过程，即是对"脉动"进行细致感受和精准辨别的艺术。脉有"象"可察，是为"脉象"。

脉象是切脉时医者所感知的患者"脉动"之象，作为生命活动的直接体现，具有高度的动态性和即时性。它虽无形无质，却能够实时反映患者体内气血的盛衰、脏腑功能的强弱及疾病的发展变化。同时，中医还认为脉象的变化应遵循自然界的四时规律，体现了人体内部生命活动与外部环境之间的和谐共生关系。"脉象"作为"脉"之气象、"脉动"之血气动态及"心象"之主观感知的综合体现，已经超越了传统"象"的单一表达范畴。中医通过"象"的思维方式，将复杂的生命现象简化为可感知、可理解的"象"模型，并运用阴阳五行等理论来阐释生命活动的本质和规律。

中医脉诊理论在发展过程中，还面临着脉象描述与归纳的诸多挑战。医者通过切脉诊病，需具备对脉象精准的判断和细致的辨析能力，而中医脉诊在传承时更需要对脉象进行详尽记录与系统整理。因此，从《内经》到《脉经》《难经》，直至后世的众多医书，都倾力于脉象的记录与归纳。从《内经》中提出的春弦、夏洪、秋毛、冬石的"四时平脉"，到《脉经》中系统总结的二十四脉象，再到现代中医诊病广泛采用的二十八脉象，脉象的种类繁多，各具特色。然而，无论脉象如何复杂多变，其记述方式始终依赖于文字这一载体。这也是中国文化的一个特点，所谓"心生言立，言立文明"，"意"为心声，而"文"为明言。

文与象本同源，中国汉字最初便是在象形的基础上，通过指事、会意、转注等构字方法，不断丰富了"象"的内涵及其所蕴含的意义。面对"文""言""意"之间的分离问题，中国古人也早已采用"立象以尽意"的方法加以解决。因此，中国古代文论亦可视作"象喻"思维的产物。同样，中医典籍中对脉象的描述也大量运用了"象喻"手法，如"浮脉轻取即得，犹如木片浮于水面"，以木片在水中浮动的场景生动比喻浮脉的轻浮特征；而革脉则直接以具体物象作比，形容为"如按鼓皮，芤弦相合脉寒虚"（《濒湖脉学·革脉》）。此类"象喻"手法在脉象的记录中俯拾即是，且后世医家在阐述时亦多沿用此法，创造出更为丰富多彩、生动形象的诗意表达。最终，脉象的归纳往往以朗朗上口、形象直观的歌诀形式广为流传。在脉象的描写中，运用"象喻"手法，历经多重"应象"的转化过程，巧妙地展现了心象的流变，这恰好体现了中国美学中"境"的生成精髓与独特方式，即通过具体物象的比喻与联想，营造出超越物象本身的意境与境界。

　　"境"一词引自佛教，以色、声、香、味、触、法六者，称为"六境"，意指虚妄幻象。这一源自禅宗，并随佛教从中亚传入中国的独特概念，如同众多外来词汇一般，融入了中国文化的深厚土壤，尤其在哲学与美学的领域内，历经了多层次的语义演变与本土文化的深度融合，最终成为中国美学，特别是诗学理论中不可或缺的核心理念。而它的出现，突破了传统诗学与审美文论在"象喻"表达空间和运用手法上的局限。诗歌的"境"，是通过诗性语言的"象喻"手法，实现对"心象"所蕴含的象喻空间的拓展与超越。唐代诗歌步入鼎盛时期，其对心灵情感的深刻表达，正是推动诗歌艺术迅速发展的关键因素，也为诗歌的意义空间带来了全新的突破与拓展。诗歌从早期的叙事、载道、状物、求真，逐渐演变为以吟咏性情、描摹心迹为主，笔端流淌的正是诗人内心世界的真实写照。中国古人秉持"天人合一"的哲学观念，将天地自然与人类视为一个和谐共生的生命宇宙，认为宇宙万物皆是天地阴阳相互作用而生的生命气象。诗人以一颗敏感而深邃的心，与世间万物交感共鸣，从而激发出诗意，再以精湛的文学技巧将心象转化为文字，这一过程便是"气象—物象—心象"层层递进、相互"象喻"的生动体现。而诗论以审美之心意会品味，再以文字的形式表达，正是以心应心之象。正如宋人严羽在《沧浪诗话·诗辨》中所说："诗者，吟咏情性也。盛唐诸人，惟在兴趣，羚羊挂角，无迹可求。故其妙处，透彻玲珑，不可凑泊"。

　　与脉象的复杂变化相类似，"境"在中国美学中的生成，是心灵通过"象"这一媒介，对生命体验进行的多重象征与回应，旨在拉近心与心的距离，解决

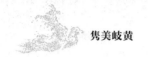

言意之隔。它采用"象喻"作为主要建构手段，同时以"象"的还原作为解读的重要途径，而其核心本质则在于表达"生命的律动"。

中医脉象中，众多脉象常成对出现，它们在相互参照中共同构筑意象，并相互阐释深层的医学意义。因此，中医脉象的对举现象，在某种层面上，可视为构建新型脉象认知模式的一种途径。

以"滑"脉与"涩"脉这一组对举脉象为例，我们探讨其如何通过"象喻"手法相互连接，拓展各自的意义空间。"滑"脉与"涩"脉在"流利"程度上形成鲜明对比。《脉经》曰："滑脉，往来前却，流利展转，替替然与数相似。"言"滑"脉之"滑"意为"流利"。对"流利"，孙思邈于《千金翼方》中以"如动珠子"形容"滑"脉的流动感，开启了"滑"与"珠子"之间的象喻关系。后世脉学著作多沿用此象喻，深化"滑"脉的意象表达。如《濒湖脉学》曰："滑脉，往来前却，流利展转，替替然如珠之应指。漉漉如欲脱。"（明·李时珍《本草纲目·濒湖脉学》）值得注意的是，李时珍用"如珠应指"这一表述来进一步阐释"滑"的流利特质，而"漉漉如欲脱"则为其增添了更为形象且生动的描绘。如《诊家正眼》中说："滑脉替替，往来流利；盘珠之形，荷露之义。"以"荷露"比喻"盘珠"，而"盘珠"则为"珠走玉盘"之象，将"滑"脉的意象与夏日荷露的清新流畅相联系，形成了一幅生动的画面。

作为与滑脉相反脉象的"涩脉"，其特性为不"滑"，也就是不"流利"。《脉经》描述"涩脉"为"细而迟，往来难，且散，或一止复来"。由于"涩"感难以直接描述，脉学多采用象喻手法。如《诊家正眼》言："涩脉蹇滞，轻刀刮竹；迟细而短，三象俱足。"李时珍则在《濒湖脉学》中总结："涩脉，细而迟，往来难，短且散，或一止复来，参伍不调。如轻刀刮竹，如雨沾沙，如病蚕食叶。"这些象喻生动描绘了"涩"脉的不滑、易散、慢而艰的特点。与"滑"脉的"荷露"意象相比，"涩"脉的象喻构建了一幅艰涩纤弱的生命画面，两者形成鲜明的对比。

这种对举的意境在文学作品中也有体现，如白居易《琵琶行》中的描述："嘈嘈切切错杂弹，大珠小珠落玉盘。间关莺语花底滑，幽咽泉流冰下难。冰泉冷涩弦凝绝，凝绝不通声暂歇。"其中，"滑"与"涩"通过琵琶声的变化，触动了诗人的情感，展现了截然不同的音乐与心境体验。"滑"如"盘珠"般流畅，"涩"则带有"幽咽"与"冰冷"之感，两者共同营造了丰富的音乐意境。刘熙载在《艺概·诗概》中将此类意境概括为"花鸟缠绵"与"弦泉幽咽"，进一步印证了"滑"与"涩"在不同艺术领域中的共通性与深刻性。

# 第三节 辨证论治

辨证论治是中医学最基本的特点之一，也是指导中医临床最根本的法则，其分为辨证和论治两个阶段。所谓辨证，是将四诊（望、闻、问、切）所收集的资料、症状和体征，通过分析、综合，辨清疾病的原因（如风寒、风热、瘀血、痰饮等）、性质（如寒、热等）、部位（如表、里、脏腑、经络等）和邪正关系（如虚、实等），最终概括并判断为某一特定的证候。证是反映疾病在某一特定阶段的病理变化实质，病是指疾病的全过程，证比病更具体，更贴切，更具有可操作性。至于症，是指疾病的具体临床表现，如发热、咳嗽、头痛、眩晕、腰酸和疲乏无力等，它仅是疾病的外在表现，对疾病的反映不如证深刻和准确，因而证比症更能反映疾病的实质。论治则是根据辨证的结果，确定相应的治疗方法。辨证是确定治疗方法的前提和依据，论治是辨证的目的，通过辨证论治的效果，可以验证辨证论治的正确性与否。辨证和论治是诊疗疾病过程中相互联系不可分割的两个方面。

## 一、辨证求因多样性统一之美

中医诊断与治疗疾病的过程，本质上就是一个辨证论治的过程。疾病的发生、发展错综复杂，即所谓的"玄冥幽微，变化难极"。临床治病，如果不辨寒热虚实，不分阴阳表里，不审脏腑经络，不察标本缓急；或随意开药，或依赖成品，或抄袭"秘方"，或仅凭习惯，守一方而待百病，执一法以应万变，如此生搬硬套、胶柱鼓瑟，显然违背了辨证论治的基本法则，难以成为真正的

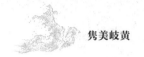

好中医。只有坚持辨证论治，临证时根据病变的部位、性质，邪正的虚实、盛衰，因证而立法，依法而选方，随方而遣药，严格遵循理、法、方、药的基本步骤，方能以不变应万变，临证时游刃有余，得心应手。

《素问·疏五过论》云："圣人之治病也，必知天地阴阳，四时经纪；五脏六府，雌雄表里；刺灸砭石，毒药所主；从容人事，以明经道；贵贱贫富，各异品理；问年少长，勇怯之理；审于分部，知病本始；八正九候，诊必副矣。"此段描述强调中医诊治疾病时，需全面考虑多个方面：一是掌握自然气候与人体健康的关系；二是明确针灸、药物与脏腑表里之所宜；三是了解患者的社会背景及年龄性情；四是审察气色脉象，追溯疾病之根源。《素问·脉要精微论》云："切脉动静，而视精明，察五色，观五脏有余不足，六腑强弱，形之盛衰，以此参伍，决死生之分。"经文指出，通过望神、察色、按脉，全面诊察，综合分析，方能准确辨证，做出恰当的医疗决策。可见，全面仔细地进行诊察是准确辨证的前提。诚如《医学阶梯》所说："察病要的，审症要真，两者切当，何愁症之不明，病之不愈也乎！"

## 二、八纲之美

中医辨证是在长期临床实践中形成的，方法有多种，主要有八纲辨证、病因辨证、气血精津辨证、脏腑辨证、卫气营血辨证、三焦辨证、六经辨证等。其中八纲辨证是各种辨证的总纲。

明代著名医家张景岳深谙前人提出八纲的重要意义，特著《景岳全书》"阴阳篇"与"六变辨"，对阴、阳、表、里、寒、热、虚、实进行了理论探讨与临床实践相结合的论述："凡诊病施治，必须先审阴阳，乃为医道之纲领，阴阳无谬，治焉有差？"又说："六变者，表、里、寒、热、虚、实也，是即医中之关键。明此六者，万病皆指诸掌矣。"即以阴阳为八纲之大纲，以表、里、寒、热、虚、实为阴阳具体应用之变化，明确了八纲内部的纲目关系，并对各个方面的辨证要点进行了详细分析。清代医家徐灵胎称之为"二纲六要"，后人亦称之"二纲六变"。张景岳首次对八纲作了全面而系统的论述，使八纲成为中医辨证中具有具体内涵的首要方法。

清代医家程钟龄积极倡导并深入发展了张景岳的八纲理论。他在《医学心悟》中将阴阳与其他六纲合为"寒热虚实表里阴阳辨",又云:"病有总要,寒、热、虚、实、表、里、阴、阳八字而已,病情既不外此,则辨证之法,亦不出此。"指出临床辨证实际上就是辨别八纲的过程。近贤祝味菊在《伤寒质难》中记载:"夫病变万端,大致不出八纲范围,明八纲,则施治有所遵循,此亦执简御繁之道也。""所谓八纲者,阴阳表里寒热虚实是也。"在此,他明确提出了"八纲"一词。此后,"八纲"的提法才在各类中医典籍中得以正式确立,并在中医教科书中设立专门篇章进行深入探讨。八纲作为分析疾病共性的重要辨证方法,其作为各种辨证纲领的地位得到了明确。

八纲辨证作为中医辨证的基本方法,是根据四诊取得的材料,进行综合分析,以探求疾病的性质、病变部位、病势的轻重、机体反应的强弱、正邪双方力量的对比等情况。此法将疾病归纳为阴、阳、表、里、寒、热、虚、实八类证候,是从各种辨证方法的个性中提炼出的共性,在疾病诊断过程中起到了执简驭繁、提纲挈领的重要作用。

疾病的表现尽管极其复杂,但基本能被纳入八纲辨证的框架之中。疾病总体上可分为阴证与阳证两大类;病位的深浅可分在表在里;阴阳的偏颇,阳盛或阴虚则为热证,阳虚或阴盛则为寒证;邪正的盛衰,邪气盛的叫实证,正气衰的叫虚证。因此,八纲辨证就是把千变万化的疾病,按照表与里、寒与热、虚与实、阴与阳这种朴素的两点论来加以分析,使病变中各个矛盾充分揭露出来,从而精确把握疾病的表里位置、寒热性质、虚实状态及阴阳归属,这正是八纲辨证所体现的基本精神。

## 三、脏腑辨证综合协调之美

脏腑辨证是根据脏腑的生理功能和病理特点,辨别脏腑病位及脏腑阴阳、气血、虚实、寒热等变化,为治疗提供依据的辨证方法。它是临床各科辨证的基础,为辨证体系中的重要组成部分,尤其适用于内伤杂病的辨证。

中医学的辨证方法虽然多种多样,各有特点,但究其根本,大多最终归结于脏腑的病变之上。证候的定位是组成辨证内容不可或缺的基本要素之一。例

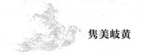
如，八纲辨证是辨证的总纲，但八纲辨证只是分析、归纳各种证候的类别、部位、性质、正邪盛衰等关系的纲领。若欲深入探究疾病的具体病理变化，则需进一步落实到脏腑上，用脏腑辨证的方法才能解决。脏腑辨证的主要内容包括脏病辨证、腑病辨证及脏腑兼病辨证等。

## 四、辨证论治之源的探讨

辨证论治这一中医特有的诊疗思维方法，其根源可追溯至深邃博大的《周易》哲学体系。作为中医理论体系的核心组成部分，辨证论治根植于古代经典，历经数千年积淀。春秋战国至东汉末年，是中医学发展较快、成就较大的一个历史时期。在此期间，《内经》《难经》《神农本草经》《伤寒杂病论》等古典医籍相继问世，它们不仅在基础医学领域进行了系统性的总结，还在临床医学上取得了突破性成就，为中医学理论体系的最终确立奠定了坚实基础。

《周易》是我国最早的一部集自然科学和社会科学精髓于一体的哲学著作，其理深，其意宏，是自然科学的胚基，宇宙观的萌芽，多种学科的渊薮。中医学典籍《内经》的成书年代较《周易》晚，故深受《周易》的影响。它吸收了《周易》的精华，并创造性地发展了《周易》的许多理论，是我国现存最早的完整而系统的中医经典著作。因此，《周易》可称为中医学的源头，故后人有"医者，《易》也"之说。历代医家都很重视《周易》对中医学的影响，如唐代医家孙思邈说："不知《易》，便不足以知医。"即明确指出医与《易》的密切关系和"知《易》"的重要性。有学者认为，"周"乃周普、周遍，即广大悉备，无所不包。"易"有三义：一曰简易，即把纷繁的世界简化，使人们易于认识；二曰变易，是指从变化的角度去把握不断变化的世界；三曰不易，是指客观规律是永恒的。《周易·系辞传》有曰："古者包羲氏之王天下也，仰则观象于天，俯则观法于地，观鸟兽之文，与地之宜，近取诸身，远取诸物，于是始作八卦。以通神明之德，以类万物之情。"明言《周易》的"八卦"是通过观物取象而创作的。观物取象就是从具体事物的象中概括出其共性，再以此说明万物的性理。中医辨证论治理念，其诞生过程与《周易》的哲学思想有着异曲同工之妙。辨证论治正是将观物取象的方法巧妙地运用于医疗实践之中，从而得以确立和发展的。辨证论治注重的是患者的临床表现，古人曰："有诸内，必形诸外。"故观其外在的"病之象"，可知其内。具体而言，中医在诊疗过程中，通过对患者临床表现及其他相关因素的综合分析，得出疾病某阶段的基本病机，然后再进行相应的治疗，以期达到"辨证施治"、药到病除的效果。

《内经》确立了中医学的独特理论体系，成为中医辨证论治的理论基础。该书运用阴阳、五行学说，阐明了因时、因地、因人制宜等辨证论治的原理，强调了"天人合一"及人体内部协调统一的整体观念，全面系统地论述了人的生理、病理、诊断、治疗及疾病预防等理论。它分为《素问》和《灵枢》两部分，《素问》所论包括脏腑、经络、病因、病机、病证、诊法、治疗原则及针灸等;《灵枢》着重介绍了经络理论和针法，同时也对脏腑功能、病因、病机等有所涉及。

《难经》是一部对《内经》理论作进一步充实和发挥的典籍。全书共八十一章，分别对脉法、经络流注、营卫三焦、气血盛衰、脏腑诸病、荥俞经穴、用针补泻等，进行了较为深入的阐述和发挥，对后世诊断、病理、经络、针灸等学术的发展起了积极的推动作用。该书虽对经脉理论论述较多，但最有代表性的是发挥了脉象在诊疗中的应用。特别是"独取寸口"的诊脉法，更是《难经》在中医诊断学上的重大创新，至今仍被广泛应用于中医临床实践中，作为辨证论治的重要手段之一。

《神农本草经》是我国现存最早的药物学专著，汇集了从远古至汉代以前的药物学知识，并根据药物的性能、功效差异，将其分为上、中、下三品。书中系统地记述了药物的四气五味、炮制方法、贮藏方式等基础理论；同时，还创立了方剂配伍的君臣佐使原则及七情和合等理论，为后世药物学的发展奠定了坚实的基础，也为中医的辨证论治提供了重要的"利器"——药。

《汉书·艺文志》中确有记载"经方十一家"，其中便包含了《汤液经法》。尽管这些方书大多已失传，但它们的存在证明了在汉代，方剂学已经得到了广泛的传播与应用。据考证，后世的许多方剂确实是从《汤液经法》这一经典中发展演变而来的。该书由殷商时期的伊尹所著，传至西汉太仓公淳于意，后又经由淳于意之手，传至东汉时期的长沙太守张仲景。张仲景不仅深入研究了《汤液经法》，更是在此基础上进行了卓越的发挥与创造，最终编撰出了《伤寒杂病论》这部不朽的医学巨著，被后世尊称为"方书之祖"。在《伤寒杂病论》中，张仲景运用"四诊"诊断疾病，以"八法"治疗疾病，将理、法、方、药有机地串联在一起，卓有成效地指导着中医千年的临床实践，是辨证论治的第一部专书。

## 附:《伤寒杂病论》病、证、症三位一体的病证结合论治模式的创立

症是病、证的具体表现，在一定程度上反映病、证的本质与传变方向。日本汉方医学家大冢敬节认为伤寒辨证分主症、客症，主症"好比常在其家的主人"，是比较固定的，客症"譬如客人之来去不一定"，是可有可无的。这就生动地说明伤寒方证所列举的症状虽然简单，但都是能抓住反映疾病本质的主症，而不是主客并列。辨证如此，辨病亦然。仲景治病，首要之务即善于抓主症，并以此作为辨病的依据。如《伤寒论》中六经病脉证提纲所列的症状，基本上是确诊六经病的主要依据。

明确疾病的诊断是辨病过程的首要任务。不同的疾病具有各异的病因、病机和治则治法，尤其是相似之病，虽表现相似，但病理实则大相径庭，治疗用药也因此截然不同。例如，《金匮要略》中明确指出:"夫呕家有痈脓，不可治呕，脓尽则愈。"这强调了内痈所致呕吐与普通呕吐在治疗上的根本区别，体现了疾病鉴别诊断的重要性。

又如伤寒所致太阳病，痉、湿、暍三种，易于混淆，三者病因病机不同，疾病性质有异，故治疗亦有区别。湿病初起，病因病机为风湿相搏，客于肌表。针对风湿病的这一病机特点，仲景制定了"发其汗，但微微似欲出汗者"的总体治疗原则和方法，如此才能使"风湿俱去"。故湿病而有表证，不可大发其汗，不用麻黄汤而用麻黄加术汤。至于伤寒表实宜麻黄汤，表虚宜桂枝汤，表湿宜麻黄加术汤;痉病表实宜葛根汤，表虚宜防己黄芪汤;暍病宜白虎加人参汤。这是由疾病的性质决定的，不可一概而论按太阳病统一施治。因

此,《金匮要略》往往将同类疾病或容易混淆而须加以鉴别的疾病,合并一篇讨论。

此外在诊断疾病时,仲景还强调辨新病和旧病,主张先治新病,后治旧病,或在治新病的同时兼顾旧病的治疗,体现了辨病论治中原则性与灵活性相结合的思辨方法。

不同疾病各具特性,辨识其病因病机,确立相应的治则治法,是把握治疗原则和方向的关键。如痰饮病,由肺、脾、肾功能失调,水液输布排泄障碍,停滞体内而为患。因饮为阴邪,得温乃化,故仲景提出了"病痰饮者,当以温药和之"的总原则。对于黄疸病的病因病机,仲景指出:"脾色必黄,瘀热以行。""脉沉,渴欲饮水,小便不利者,皆发黄。"认为多由湿热内蕴,气化失司,湿热熏蒸,溢于血分而发黄疸。因此黄疸病的治疗大法是"诸病黄家,但利其小便",通过清热利湿,通利小便,使湿热得泄。水气病乃水液内停、泛溢全身而致,据此仲景指出"诸有水者,腰以下肿,当利小便;腰以上肿,当发汗乃愈"两大治法,因势利导,祛水湿之邪外出。

病与症之间的关系错综复杂,疾病的证型更是繁杂多样。在辨病基础上进行的辨证论治就须知常达变。仲景通过辨主证、兼证、变证等方法,尽可能灵活地应对病证关系的复杂性,以提高诊疗水平。总之,仲景在抓主症基础上进行辨病、辨证,以确定主治方剂,随后还要对兼症、或然症作随症加减,使治疗过程更加细致入微,这既彰显了治疗的针对性和全面性,又体现了原则性与灵活性的高度统一。

## 学习小结

中医药是中华民族的瑰宝,几千年来,中华儿女依托博大精深的中医理论、源自大自然的草药及凝结前人智慧的用药方法,有效保障了人民的健康。尽管历经数千年沧桑,中医药依然历久弥新,展现出强大的生命力和独特的价值。正如中医名家所言:"中医理论属于文化的早熟品,而且早熟的跨度很大,以至于到了现代仍不落后,甚至还超前。"

中医在诊断与治疗疾病时,并非简单地就事论事、"头痛医头,脚痛医

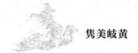 

脚"，也不只局限于患者的表面症状，而是注重从整体出发，通过"望、闻、问、切"四诊合参的综合方法，全面评估患者的身体状况，力求对病情作出最准确的诊断，进而制定出更加精准有效的治疗方案。从某种意义上说，中医的诊治方式可以被视为最古老的精准医疗实践。

## 思考题

1. 除了八纲辨证和脏腑辨证，你还了解中医哪些辨证方法？

2. 关于脉诊，你认为它的科学性或合理性在哪里？

3. 你能谈谈中医四诊与现代诊断方法有哪些差异吗？

## 关键词语

四诊 four diagnostic methods

辨证论治 treatment based on syndrome differentiation

望 inspection

闻 auscultation and olfaction

问 inquiry

切 pulse–taking and palpation

得神 presence of vitality

失神 loss of vitality

八纲 eight principles

# 第三章

# 本草有灵

导读

本章主要探讨中草药之美。本草有灵，从清晨到黄昏，从春暖到寒冬，从鲜花盛开到果子成熟，众多本草经过种植、采摘、收获、储存、炮制等工序，最终完成丸、散、膏、丹等不同形态的转化。这一过程，如同人生，经历孕育、降生、成长与磨砺，最终或心如止水，或轰轰烈烈，每一番经历都见证了岁月的光辉。

我们学习中药学的初衷远不止治疗疾病。中药与食物同源，融入生活，对于预防疾病、调养身心、养生保健均发挥着不可替代的作用。正所谓学习中药可以"上以疗君亲之疾，下以救贫贱之厄，中以保身长全"。当你通过不懈努力，掌握了中药的四气五味，能够运用食物及药物为家人、为自己、为患者缓解病痛时，那份由内而外的满足感，是其他任何成就都难以比拟的。

本章介绍中药的起源和中药学的发展，中药、中药学的基本概念，中药的产地、采收、命名、炮制及性能等中药学基本知识。通过学习，掌握中药的基本概念、中药的性能；了解中药产地、采收和命名的基本原则和炮制的基本方法；体会中草药命名的艺术美、形态的自然美、炮制工艺的精美及药性的灵动之美，引导学生热爱中医药文化，树立生态文明和保护环境的意识，培养出如本草般自强不息、坚韧不拔的品质，以及精益求精的大国工匠精神。

# 第一节　中药的起源和中药学的发展

中药的认识和使用以中医理论为基础，深刻体现了我国历史、文化、经济及自然资源等多方面的特色。中药涵盖了植物、动物和矿物等多种类别，种类繁多。鉴于其来源中植物性药材占据主导地位，且应用最为广泛，因此自古以来，中药便相沿成习地被称作"本草"。中药学，作为中医学不可或缺的一部分，是研究中药基本理论和各种中药的来源、采制、性能、功效、临床应用等知识的一门科学，也是中医药各类从业人员必备的专业基础知识。

## 一、原始阶段（先秦时期）

在原始时代，由于生存和生产的需要，我们的祖先在采食植物和狩猎的过程中，得以接触并逐渐了解一些植物和动物。这些接触不可避免地会引发某种药效反应，或导致中毒现象，甚至造成死亡。因此，古人逐渐学会了在觅食时有所辨别和选择。为了与疾病作斗争，上述经验促使古人对某些自然物的药效和毒性作用给予了特别关注。《淮南子·修务训》记载中华民族的祖先炎帝即神农氏"尝百草之滋味，水泉之甘苦，令民知所避就，当此之时，一日而遇七十毒"。神农氏教会百姓辨识草药，用神鞭打百草以显示其药性，因此被中华民族尊为"药祖"。

古人经过无数次有意识的试验与观察，逐步形成了最初的药物知识，并将其融入文化与故事之中。例如，《诗经》虽作为我国第一部诗歌总集，但其中提及的植物有的被后世用作药物，是现存文献中最早涉及药物的篇章之一。然而，由于时间久远，大多数提及的植物仅有名称而无详细的药效记载。《山海经》则是一部更为详尽地记载了药物的古籍，其中描述了120余种药物，涵盖了动物、植物、矿物等多种类型，并对药物的产地、性状及功效等内容都有较为详细的描述，是我国最早系统记述药物功效的文献之一，对后世中药学的发展产生了深远影响。其中提及的"龙骨"这味药物，在现代中医学中仍然被

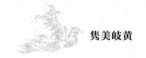

广泛使用。但需要注意的是，这些书籍虽含有药物知识，却并非专业的医药书籍，故而其临床实用价值不高。

人类最早用以充饥的食物，大多是植物类。在采集过程中，人类发现有的植物香甜可口，有的则苦涩难咽，有的甚至能导致呕吐、腹泻、昏迷，乃至死亡；而有些却能缓解病痛。经过无数人的反复尝试，千挑万选，积少成多，人类逐渐学会了辨别哪些植物是有益健康的，哪些是无用甚至有毒的。由此，植物药被逐渐发现并应用。随着渔猎生产和生活的开始，人类开始更多地接触到动物及其肉类、甲壳、骨骼、血液、脂肪和内脏等，动物药的使用也随之逐渐增多。到了原始社会后期，随着采矿和冶炼技术的兴起，人类又相继发现了矿物药。在这一历史阶段，人们还从野果与谷物自然发酵的现象中得到启示，逐步掌握了酒的酿造技术。至殷商时期，酿酒业已相当兴盛。酒，这一饮品，不仅满足了人们的口腹之欲，更重要的是，它还具有温通血脉、增强药力及作为溶媒等多种作用，因此，古人将酒誉为"百药之长"。

## 二、形成发展阶段（秦汉时期至宋代）

### （一）药学专著的出现

随着奴隶制社会发展为封建社会，专业的医者开始撰写医学及药学专著，西汉时期已有药学专著出现。我国现存最早的药学专著是《神农本草经》（简称《本经》），虽托"神农"之名，并非出于一时一人之手，最后成书不晚于东汉末年。其序例部分，言简意赅地总结了药物的四气五味、有毒无毒、配伍法度、服药方法、剂型选择等基本原则，初步奠定了药学理论的基础。各论载药365种，按药物有毒与无毒、养生延年与祛邪治病的不同，分为上、中、下三品，即后世所称的"三品分类法"。每药之下，依次介绍正名、性味、主治功用、生长环境，部分药物之后还有别名、产地等内容。《本经》系统地总结了汉以前的药学成就，对后世本草学的发展具有十分深远的影响。

### （二）本草学学科的形成

本草学学科的理论基础是《神农本草经》，该书详细记载了四气五味、性味归经、君臣佐使、七情和合等理论，以及药物的性味、产地与采制、炮制方法，并涉及用药原则、辨证用药的思想和服药方法等内容，为后世的中药学专著奠定了坚实的基础。

魏晋南北朝时期，医药学术领域迎来了新的发展。医家所使用的药物种类相较于《本经》有了成倍的增长，同时，他们对各种生药的形态、生态条件及其相关知识给予了高度关注。与此同时，炮制学作为新兴的分支学科应运而生。在这一背景下，梁代陶弘景所辑的《本草经集注》成为中药本草著作的杰出代表。该书约成书于500年，其序例部分不仅回顾了本草学的发展概况，还对《本经》的序例条文进行了深入注释与发挥，展现出较高的学术价值。针对当时药材市场中伪劣品泛滥的问题，陶弘景补充了大量关于采收、鉴别、炮制、制剂及用药取量的理论和操作原则，并增列了"诸病通用药""解百毒及金石等毒例""服药食忌例"等内容，极大地丰富了药学总论的知识体系。各论部分创新性地按照药物的自然属性进行分类，将730种药物细分为玉石、草木、虫兽、果、菜、米食及有名未用七大类，且在各类内部又巧妙地结合了三品分类法来安排药物顺序，使得整部著作条理清晰、体系完整。《本草经集注》不仅全面整理并补充了《本经》的内容，还深刻反映了魏晋南北朝时期药学领域的辉煌成就。

南朝刘宋时期的雷敩所著《炮炙论》也是一部具有里程碑意义的著作。该书系统地阐述了通过适宜的炮制技术可以提升药物疗效、减轻毒性或烈性的原理，并收录了300种药物的炮制方法，还特别强调了在炮制前需仔细鉴别药物以避免混淆的重要性。因此，《炮炙论》不仅被誉为我国第一部炮制专著，更标志着本草学领域内一个新分支学科的诞生。

### （三）官修本草的出现

隋唐时期，我国实现南北统一，经济文化日渐繁荣，交通与外贸也更为发达，医药学在这一时期取得了显著发展，诞生了我国历史上第一部药典性本草著作——《新修本草》（亦称《唐本草》）。该书由唐显庆四年（659年）朝廷正式颁行，其编纂过程充分依托了国家的行政力量，调动了广泛的人力物力资

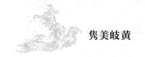

源，共收载药物 844 种。尤为值得一提的是，书中创新性地增加了药物图谱，并配以详尽的文字说明，这种图文并茂的呈现方式，开创了世界药学著作的先河，对后世药学的发展产生了深远影响。《新修本草》的问世时间比公元 1542 年欧洲问世的《纽伦堡药典》早了近九百年，为世界医学的发展作出了重要贡献。

其他由个人撰写的本草著作同样丰富多样，其中被后人尊称为"药王"的孙思邈所著的《备急千金要方》和《千金翼方》便是杰出代表。该书共收集药物 863 种，并记载了如羊靥（羊的甲状腺）和鹿靥用于治疗甲状腺病，以及酵母制剂六神曲等创新疗法，这些成就均在世界药学史上占据领先地位。书中特设的《食治篇》，详尽收集了 162 种食物及其疗法，是现存最早的关于饮食疗法的专著之一。唐朝时期，中药材与食物的界限尚不十分清晰，这一特点在孙思邈的《备急千金要方》及《千金翼方》中得到了充分体现，两书均记载了大量利用食物治疗疾病的实例，如赤小豆薏米粥、生姜羊肉汤等。随着中药学的不断发展，食疗、美容、养生等内容逐渐从中药学专著中剥离出来，并各自形成了独立而系统的学科体系。

### （四）国家药局的设立

隋唐时期，尚药局是负责皇室及王公大臣的宫廷卫生机构，内设多个医学官职。唐朝时改为奉药局，最初为综合性皇家医院，后逐渐开始参与其他国家任务。如唐朝显庆二年，奉旨修订陶弘景的《本草》并征集天下各郡县的药物做图出版，合成五十五卷，为中国古代政府颁布的首部药典。故而奉药局为国家药局的雏形。

到了宋代，由于经济、文化、科学技术的进步及商业交通的繁荣，尤其是雕版印刷术的广泛应用，为宋代本草学术的发展提供了有力支持。宋代建立后的百年间，朝廷多次组织大规模的官方本草编纂工作。973 ~ 974 年，《开宝本草》得以刊行；1060 年，《嘉祐补注本草》问世；1061 年，《本草图经》亦完成刊印。《本草图经》所附的 900 多幅药物图谱，是我国现存最早的版刻本草图谱。

国家药局的正式设立，是北宋时期的一项重大创新，也是我国乃至世界药学史上的一座里程碑。1076 年，京城开封设立了由国家直接经营的熟药所，随后逐渐发展成为修合药所（后改名为"医药和剂局"）及出卖药所（后改为"惠民局"）。药局的建立极大地推动了药材检验、成药生产的发展，带动了炮制技术和制剂水平的提升，并制定了统一的制剂规范，《太平惠民和剂局方》便是这一时期的标志性文献。

## 三、发展成熟提高阶段（金元时期至今）

金元时期名医辈出，医药学界的学术争鸣推动了药学理论的发展。这一时期的本草著作多出自医家之手，具有明显的临床药物学特征。由于历经战乱，金元时期医家多注重临床疗效，并在《内经》的基础上多有阐释和发挥，为本草学理论的发展奠定了坚实的理论基础。如张元素（1151—1234）在宋朝五行学说及药引理论的基础上，经过长期的临床实践，从药物功效中归纳整理了药物的药性及"引经报使药"的理论，认为不同药材归经于不同脏腑及部位，并编写了"十八反"的歌诀，广为流传，是后世很多医家临床治病的重要依据，并被《中药学》教材广泛收录。张从正（1156—1228）则擅长运用攻邪药，以汗、吐、下等法治疗疾病，积累了丰富的经验，并扩充了三法的运用范围，形成了以攻邪治病的独特风格，为后世中药学的发展提供了宝贵的临床案例，成为中医专业学生学习《中药学》不可或缺的内容。李东垣（1180—1251）擅长补土之法，在继承其师张元素药物归经理论的基础上，进一步强调了温服、凉服药物对脾胃功能的不同影响，深化了中医对药物服用方法的认知。朱丹溪（1281—1358）则特别重视相火的作用，并明确了黄柏清虚火的功效。他还创新性地发明了"人中黄""霞天膏"等通过不同炮制方式制成的中药，丰富了中药的制备方法和临床应用范围。

李时珍（1518—1593）以毕生精力，亲历实践，广收博采，实地考察，对本草学进行了全面的整理与总结，历时 27 年编成了《本草纲目》。全书共 52 卷，约 200 万字，收录药物 1892 种，附图 1100 余幅，附方 11000 多首，是集本草学之大成的历史巨著。它不仅总结了 16 世纪以前我国本草学的辉煌成就，

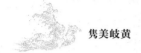

而且为明代以后本草学的研究与发展奠定了坚实的基础。本书在训诂、语言文字、历史、地理、植物学、动物学、矿物学、冶金学等多个领域亦有显著贡献，既可作为医药研究的工具书，也可作为探索动植物、矿物知识的参考书。正因为《本草纲目》具有如此重大的历史意义和科研价值，它在17世纪末便流传至海外，并先后被翻译成拉丁、日、法、德、英、俄、朝等多种文字，从而成为享誉世界的药学文献，对世界药物学、植物学、动物学、矿物学及冶金学等自然科学领域的发展产生了深远的影响。《本草纲目》的问世，也标志着我国中药学的发展步入了成熟阶段。

国家对中医的重视程度持续增强。在明朝时期，朝廷设立了尚药局，其中奉御一职被定为正六品，专门负责管理御用的药物。随后，御药局应运而生，与太医院相互协作，共同维护皇室及宫廷的医疗健康。全国各地的药库、典药局及地方医学教育机构，都与医药管理的核心机构——太医院，保持着直接或间接的紧密联系。凡涉及医药领域的事务，大多需经过太医院的统筹协调与安排后，方能得以实施。

清代，研究本草之风盛行，本草类著作数量众多，总计400余部，这些丰富的草药专著为综合本草学的发展注入了新的活力。辛亥革命之后，西方文化及其医药学体系在我国得到了更为广泛的传播，对我国社会结构及医药事业的进步产生了深远影响。然而，这一过程中也伴随着一股全盘否定传统文化的思潮兴起，中医药学的发展因此遭遇了不小的阻碍。尽管如此，在有志之士的不懈努力下，本草学凭借其深厚的底蕴和顽强的生命力，在继承传统与开拓创新两方面均取得了新的进展。随着中医学校的建立，一批旨在满足教学与临床实践需求的中药学讲义应运而生，这些讲义极大地丰富了各药物功效与主治的阐述，其中尤以浙江兰溪中医学校张寿颐的《本草正义》的论述和发挥最为精辟中肯。

药学辞典类大型工具书的问世，是民国时期本草学发展历程中的一个重要里程碑。其中，成就与影响最为显著者，首推陈存仁先生的《中国药学大辞典》（1935年出版）。该书共收录词目4300余条，广泛汇集古今中外的相关论述，资料丰富翔实，便于学者与从业者查阅参考，虽有不少错讹，仍不失为近代具有重要影响力的大型药学辞书。

中华人民共和国成立以来，政府高度重视中医药事业，制定并实施了一系列政策和措施以推动中医药事业的发展。《中华人民共和国药典》以法典的形式确定了中药在医药卫生事业中的地位，也为中药材及中药制剂质量的提高和标准的确定起了巨大的促进作用。

我国历史悠久，土地辽阔，蕴藏着极为丰富的药材资源。古代本草书籍所载中药种类已逾三千种，涵盖植物、动物及矿物，经现代整理与确认，总数已达 18800 余种。几千年来，中药在保障人民健康、促进民族繁衍昌盛等方面发挥了极其重要的作用。中药的发现、应用及中药学的发展，经历了漫长的历史过程，是中华民族在与疾病斗争中的经验积累，是人们通过无数次有意识的试用和观察所创造的智慧结晶与总结。近年来，随着中国经济的持续发展和科技水平的不断提升，中药学科也在不断进步，在剂型创新、理论研究、实验室研究、临床研究等多个领域均取得了显著成就，并开始在世界舞台上崭露头角。目前，中药已踏上国际化的征途，与世界各国展开了广泛的交流与合作，且不断完善，对全球的医疗、养生、保健领域产生了积极影响。

# 第二节　本草名之美

我国地域辽阔，自然条件极为复杂，使得中药资源极为丰富，中药的名称也因此变得相对复杂。但人们依据中药的产地、功用、形色气味等特性，为其赋予了具有形象性、感染力的简洁艺术命名。这些命名不仅丰富多彩，还能使人产生一种"闻其名而知其情"的美感。

## 一、以产地美其名

天然药材的生长和分布离不开特定的自然条件。在我国辽阔的大地上，无论是江河湖泽、山陵丘壑，还是平原沃野及海域，自然地理状况都极为复杂。水土、气候、日照、生物分布等生态环境因素在各地不尽相同，甚至存在显著

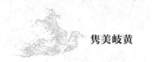

差异。因此，天然中药材的生产往往具有鲜明的地域性，且其产地与产量、质量之间有着密切的关系。

古代医药家通过长期的使用、观察和比较，发现中药材因产地不同，其品种和质量差异显著，从而逐渐形成了"道地药材"的概念。例如，黄连以四川所产的川连为上品，细辛则以东北产的北细辛为佳，贝母也因产地不同而性味、功效各异。川贝母主要产于四川，味苦、甘，性微寒，常用于虚劳咳嗽；而浙贝母则主要产于浙江，味苦，性寒，主要用于治疗外感咳嗽。中药的药名前常冠以地名，以指示其主要产地。《中药大辞典》中记载："乌药以浙江产量最大，品质较好，习惯以天台所产者品质最佳，故称天台乌药。"此外，蕲蛇因其原产于蕲州而得名。再如川黄连、川芎、川贝母等，均表明这些药材主要产于四川；杭白菊、杭白芍、浙贝母等，表明它们主产于浙江；广陈皮、广木香等则显示其产地为广东。还有四大怀药（菊花、牛膝、地黄、山药）、西当归、潞党参、云茯苓、关防风等，这些药材均以主要出产地命名，不仅驰名海内外，还因其独特的命名方式而增添了美的魅力，深受国内外药商的喜爱和青睐。

## 二、以功效性能美其名

不少中药以其功效命名，使人望文生义，知其大致功效，闻其名则知其效。例如，防风能够抵御外感风邪，治疗由各种风邪引起的头痛、身痛等症状；泽泻则擅长渗利水湿；益母草多用于治疗妇科疾病；淫羊藿用于治疗阳痿；续断能续筋接骨；决明子具有明目的功效；何首乌则能补肾填精、益髓黑发，使头发乌黑亮丽；肉苁蓉性补而不峻，药效从容和缓；王不留行走而不守，善通经络；沉香则因其性沉而主要用于降气平喘等。此外，诸如千年健、远志、血见愁等草药的命名，同样富有艺术性与寓意，让人一听便知其药用价值所在，这些命名均体现了中药以功效命名的独特审美色彩。

其中，许多中药名称背后都蕴含着动人的故事，如当归这味药材便是一例。相传古时有位名叫王福的青年，以采药为生。为了赡养年迈的母亲，新婚不久的他便决定冒险前往猛兽出没的老君山采药。临行前，他深情地对妻子说："我若三年未归，恐已葬身山林，你可择良人再嫁。"转眼间，三年已过，李氏因思念成疾，患上了妇科病。她以为丈夫已不在人世，无奈之下改嫁他人。然而，就在李氏改嫁后不久，王福竟奇迹般地归来，肩扛一担药材踏入家门。见妻子已另有所属，他悔恨不已，只能托人将药材转赠给前妻，以表心中歉疚。李氏见到这担药材，不禁泪如雨下。此后，每当思念前夫之时，她便取出一片药材，或生嚼，或泡茶，在苦涩中回味往昔的甜蜜。令人惊奇的是，一段时间后，她的面色渐渐恢复了红润，原先紊乱的月经也调理得正常了。于是，人们便记住了这种对妇科病有显著疗效的药材，并赋予了它"当归"之名。当归之名，不仅因其药效显著，更蕴含了这段感人至深的故事。明代著名医学家李时珍在《本草纲目》中便有记载："当归调血，为女科要药，有思夫之意，故得当归之名。"

## 三、以形色气味美其名

药材的形态千差万别，因此以形态特征命名者颇多。例如，人参因其形状酷似人形，故得名"人参"；牛膝的茎节膨大，类似牛的膝关节，故有此名；乌头则因其外形类似于乌鸦的头部而得名；金毛狗脊的根部形似狗的脊梁，且表面覆盖着类似狗毛的金色绒毛；罂粟壳、金樱子之名均源自它们形状上与罂（一种口小腹大的瓶子）的相似性。此外，还有佛手、龙眼、钩藤、鸡爪黄连、大腹皮等，均是因其独特的形态而得的美称。

许多中药拥有天然的颜色，据此命名的也不在少数。红色系列包括红花、丹参、赤芍等；黄色系列涵盖大黄、黄连、黄芩、黄柏等；青色系列则有青蒿、青黛、大青叶、青皮等；白色系列如白芷、白术、白及、白薇等；黑色系列包含黑芝麻、玄参、乌梅等；紫色系列则以紫草为代表，这些名称皆源于它们各自绚丽的色彩。

另有一些药物，其特殊的性味也成为命名的依据。如麝香香气远射；木香、沉香、丁香、藿香、降香等，气香宜人；甜味的有甘草；细辛味辛；苦参味苦；鱼腥草有类似鱼腥的气味；五味子更是奇特，其皮肉酸、甘，核味辛、苦、咸，五味俱全而得名。这些命名均体现了药物的气味与味道之美。

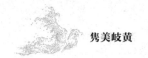

形、色、气味作为中药自然美的客观特征，不仅赋予了它们美轮美奂的名字，还激发了人们的审美情趣，促使人们更加乐于采集、鉴别和应用这些宝贵的自然资源。

## 四、以生长习性和入药部位美其名

中药乃大自然之精髓，蕴含自然之美。夏枯草，因夏至后花叶枯萎而得名；忍冬藤，则因其叶能凌寒不凋而得此雅称；冬虫夏草，乃冬季真菌寄生于虫草蛾幼虫体内，至夏日自虫体头部生出草梗状菌座而成，其名寓含了季节变换的奥秘；桑寄生，顾名思义，寄生于桑树等植物之上，名称直接体现了其生长习性。

以入药部位命名者，在中药中尤为普遍。多数中药仅选取植物或动物之特定部位入药，如植物药中，葛根、麻黄根以其根部入药；芦根、白茅根则取根茎部分；菊花、合欢花、旋覆花、款冬花等皆以花入药；桑叶、大青叶、苏叶等则采用叶片；苏梗、藿香梗、荷梗等系以植物的茎入药；桑枝、桂枝等则为植物之嫩枝；至于牛蒡子、苏子、莱菔子、莲子、枳实等，则属于果实或种子类药材。动物药方面，如龟甲、鳖甲、水牛角、羚羊角、鹿茸、熊胆粉、海狗肾、全蝎等，则分别以其甲壳、角、胆、生殖器官、虫体等特定组织器官命名。

同株植物，其不同药用部位，功效也各不相同。以麻黄为例，麻黄与麻黄根之功效截然相反，前者能发汗解表、宣肺平喘、利水消肿，后者则固表止汗。桂枝与肉桂，虽同出一源（肉桂树），性温，但也略有不同。肉桂为肉桂树之干燥树皮，功效侧重于补火助阳、散寒止痛、温通经脉、引火归原；而桂枝则为肉桂树之嫩枝，长于发汗解肌、温通经脉、助阳化气、平冲降逆，尤善温通经脉。再如桑树，桑叶功效在于疏散风热、清肺润燥、平抑肝阳、清肝明目，多用于解表；桑枝则主治风湿热痹、关节麻木，以祛风湿、利关节见长；桑白皮，即桑树根皮，功效为泻肺平喘、利水消肿。由此可见，同一植物不同部位，其药用功效可能大相径庭。因此，在本草学的应用实践中，如何精准选择药物及其入药部位，确为一个值得深入探讨的课题。

## 第三节 中药采收优选季节体现自然美

中药品质的高低，取决于其有效成分及其含量的多少，而这些又直接关联于采收过程的科学性而非单纯的审美实践。《千金翼方》指出："夫药采取，不知时节，不依阴干暴干，虽有药名，终无药实，故不依时采取与朽木不殊，虚费人工，卒无裨益。"由此可见，中药材的适时采收是确保药物质量的关键环节，也是影响药物性能和疗效的重要因素。陶弘景谓："其根物多以二月八月采者，谓春初津润始萌，未充枝叶，势力淳浓也。至秋枝叶干枯，津润归于下也。大抵春宁宜早，秋宁宜晚，花、实、茎、叶，各随其成熟尔。"这种采收理念，蕴含了对植物内在生长规律的深刻理解，体现了采收中药需遵循天时、地利的科学原则，而非单一审美条件。

现代中药研究表明，丹参的最佳采收期为有效成分含量最高的7月；黄连中小檗碱含量在第6年显著增加，且年内以7月含量为顶峰，故黄连的最佳采收期为第6年的7月；麻黄中的生物碱含量春季较低，8～9月达到高峰；薄荷开花末期薄荷脑含量最高；槐米则花期芦丁含量低，而花蕾期高。天麻因采收时间不同，分为"冬麻"与"春麻"，前者质坚体重，品质优良；后者质轻中空，品质稍逊。

此外，时辰的变迁亦与中药的化学成分含量紧密相连。如金银花以早晨9时采摘为佳，否则花蕾开放将影响其质量；曼陀罗中生物碱的含量则表现为早晨叶子高，晚上根部高。因此，药材的采收应精准把握有效成分含量最高的时刻。

中药学认为，在秋冬季节植物地上部分将枯萎，以及春初发芽前或初露苗时，中药材的根或根茎中贮存的营养物质最为丰富，有效成分含量较高，如党参、黄连等适宜在秋冬春初采收。春末夏初，中药材的皮类药用物质养分与液汁增多，皮部与干部易于分离，且伤口愈合较快，如厚朴、黄柏等多宜此时采收。叶类药物多在植物光合作用旺盛期，即开花前或果实成熟前采收，如艾

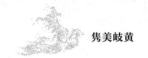

叶、臭梧桐叶等多选择夏季或秋初。花类药物应避免在花完全盛开后采收，以免花朵衰败影响药材的色泽、气味及有效成分含量，故宜在花开正盛时采收。果实类中药则多待其自然成熟或接近成熟时采收，如山楂、瓜蒌、栀子、决明子等。综上所述，中药采收对季节、时间的精心选择，正是对药用植物自然之美与药用价值的双重审美与实践。

# 第四节　中药炮制工艺之美

历代医药学家为保证疗效准确可靠，对药物提出了总的质量要求，其中包括中药加工炮制。《金匮玉函经》中记载："或须皮去肉……依方拣采冶制，极令净洁。"它提出了药用部分及净洁度的审美要求。制药首先要选择药用部分，除去非药用部分，清除杂质，这是保证药物质量和提高疗效的首要审美程序。提高临床用药的疗效，中药的加工炮制是一个重要环节，其审美意义在于以下方面。

## 一、中药炮制可平衡其偏性

通过炮、烧、炼、爆、烊、炙等工艺可平衡中药的偏性。"逢子必炒"即是将众多的种子类、部分果实类药物加热炒黄、炒爆、炒香等，以去除不良气味，增加香气，调整药性。如某些苦寒药易伤脾胃，采用炒焦法、炒炭法以制其苦寒偏性。再如白术用米泔水漂洗，可以除去油分及腥气，更易于服用。

## 二、中药炮制可调节其偏味

"制其太过，扶其不足"即是用不同的辅料炮制，达到矫味赋色的审美目的。传统称之为"甲之所损，乙之所得"。苦寒类药物，如大黄生者泻下力猛，炮制后则泻下作用缓和或消失，常选用酒洗、酒浸、酒炒、酒拌并多次蒸晒等炮制方法，以及用酒送服，在不同程度的受热条件和辅料的作用下，去影响其性与味，扬长避短，提高药效。

### 三、中药炮制可协调其趋向

《本草纲目》曰："升者引之以咸寒，则沉而直达下焦；沉者引之以酒，则浮而上至颠顶。"炮制或制其形，或制其质，或制其性，或制其味，以改变中药固有的性味，其美在能影响升与降、浮与沉和归经趋向的内涵变化，扩大药物用途，使其发挥最好的作用。如黄芩原走上焦，酒炒后上清头目之力增强；黄柏原清下焦湿热，酒制后作用上移，能清上焦之热。又如生姜发散风寒，和中止呕；干姜则暖脾胃，回阳救逆；煨姜主和中止呕；炒为姜炭则可温经止血，祛脐、小腹寒邪。辛温之姜经不同炮制而成为性质、作用不同的四种药品，适用于肺、心、脾、胃部疾病。再如生地黄味甘苦，性寒，归心、肝经，能凉血清热；制成熟地黄则性味甘温，主入肾经，能补肾阴而填精血。还有盐水炒知母，改变其清泄上中焦肺胃燥热而入下焦以滋阴降火。

### 四、中药炮制可美化饮片

饮片的切制不仅是改变了药物的外观，更是形式美与内容美的多样统一。许多中药饮片采用取类比象的方法，对片型进行了极其形象的描述，使得人们在观赏之后能感受到形象逼真、栩栩如生的美感。例如，盘香片是将卷筒形皮类药材横切成丝片，因其形状宛如盘香而得名，厚朴、肉桂等药材常制成此类片型。又如鱼鳞片，是将球形块茎类药材制成细小薄片，其形态酷似鱼鳞，延胡索、半夏等药材便属此类。再如鱼子片，形状如鱼子般细小，多用于切制那些不宜久煎的药材，如麻黄、荆芥等。此外，黄柏骨牌片、桂枝瓜子片、肉桂薄肚片、甘草柳叶片，以及蝴蝶片、弯月片、凤眼片等，都是对中药片型命名的形象而生动的比喻，既赏心悦目，又具备药用效果。因此，中药饮片的审美处理得当，不仅能够美化外观，还能有效解决汤剂中药物溶解速度不一的问题，如先溶、后溶、易溶、难溶等，使药物气味相宜，个性与共性协调，达到"药力共出"的均衡美。

饮片的形态美主要取决于中药材的自身特性及其炮制和医疗需求。传统中药饮片的色、香、味、形丰富多彩，可谓五彩缤纷，绚丽多姿，芳香宜人，美

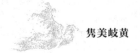

不胜收，营造出了"状如花瓣相衬，合成方剂耀眼"的美学意境。医药界流传着"陈皮一条线，枳壳赛纽绊；半夏不见边，木通飞上天；川芎蝴蝶片，附子不见边；半夏如菱镜，苏梗飞上天；麻黄鱼子样，桂枝不见边；槟榔一百零八片"的歌诀。这不仅展现了药工独特的工艺技能美，也是中药饮片加工别致形式美的真实写照。关于饮片的切制规范，又规定茯苓因含淀粉较多且质地松泡，故宜切块而不宜切片；川乌、郁金等药材易掉边破碎，为扩大片面，多采取斜切；皮类药材则宜切丝；蒸制的药材宜切块或成丁；细小的全草类药物则宜切段。

一般来说，厚片、薄片、圆片、直片等几何形态构成了饮片形式美的基础。具体审美时，需考虑多种因素。厚片多适用于含淀粉丰富的根茎及质地疏松的药材，因其薄切易碎，会破坏对称美，如茯苓、山药、天花粉、沙参等便属此类。薄片则适用于组织致密的长条类药材或块根及某些果实类药材，如桔梗、当归、芍药、防风、槟榔等。圆片多适宜于切长条形药料，如沙参、甘草、党参等。直片则适用于个体肥大、组织致密的药材，采用顺切直片的方法既省力，又能保持片形完整美观，内部组织明晰，更便于鉴别，如川乌、草乌、广木香、大黄等常采用此法。此外，薄片常用于发散剂，而厚片则更适用于滋补剂。通过精心切制，原药材既能保持其基本特征和组织结构，又能达到片而不粉、薄而不碎的效果，从而提高汤剂的药质煎出率和澄明度。总之，饮片应是形式美与内容美的高度结合，既要保证质量，又要有利于观赏。

# 第五节　中药性能之丰富灵动美

中医学认为，任何疾病的发生与发展过程，均是致病因素（邪气）作用于人体，引发机体内正邪斗争，进而导致阴阳气血偏盛偏衰或脏腑经络功能活动失常的结果。中药，乃是以中医理论为指导，旨在预防、治疗及诊断人体疾病，通过有目的地调节生理功能，并明确其适应证、功能主治及用法用量的物质。中药治病的基本作用，概括而言，即为扶正祛邪，消除病因，恢复脏腑经络的正常生理功能，纠正阴阳气血偏盛偏衰的病理状态，使之最大限度地恢复至正常状态，从而达到治愈疾病、恢复健康的目的。

中药的性能，是对中药作用基本性质和特征的高度概括，也是在中医药理论指导下认识和使用中药，以及阐明其药效机制的重要理论依据。中药的性能，亦称药性，涵盖了药物发挥疗效的物质基础及其在治疗过程中所展现出的作用。临证时，熟谙药性方能准确用药。研究药性形成的机制及其运用规律的理论，即称为药性理论，其基本内容涵盖四气五味、升降浮沉、归经及中药毒性等方面。

# 一、四气五味

## （一）四气

四气，即寒、热、温、凉四种不同的药性，亦称四性。它深刻反映了药物对人体阴阳盛衰、寒热变化的作用倾向，是阐述药物作用特性的主要理论依据之一。四气之中蕴含阴阳哲理，其中寒凉属阴，温热属阳。寒凉与温热作为对立的两种药性，而寒与凉、温与热之间则主要是程度上的差异，表现为"凉次于寒""温次于热"。部分本草文献对药物的四性还用"大热""大寒""微温""微寒"等术语加以细致描述，这是对中药四气程度差异的进一步细化，提示使用时需谨慎斟酌。然而，从根本上讲，四性的核心在于寒热两性的区分。

除四性外，还有一类平性药，这类药物的药性寒热界限不甚明显，药性平和，作用相对缓和，如党参、山药、甘草等。无论是古代文献的记载，还是现代临床实践的观察，都证实了平性的客观存在，因此"平"应纳入药性的分类中。然而，也有医家认为，虽称平性，但平性药亦有偏温、偏凉的不同倾向，如甘草性平，生用时偏向凉性，炙用后则偏向温性。这表明平性并未完全超脱于四性的范畴之外，而是相对的、非绝对的，因此仍统一称为四气（四性），而不另立五气（五性）。

药性的寒热温凉是基于药物作用于人体后产生的不同反应和疗效总结得出

的，它与所治疗疾病的寒热性质是相对的。因此，确定药性需以用药后的反应为依据，同时参考疾病的寒热性质。能够减轻或消除热证的药物，通常被归为寒性或凉性；反之，能够减轻或消除寒证的药物，则属于温性或热性。例如，患者若表现出高热烦渴、面红目赤、咽喉肿痛、脉洪数等阳热证症状，使用石膏、知母、栀子等药物治疗后症状缓解或消除，说明这些药物的药性是寒凉的；相反，若患者呈现四肢厥冷、面色㿠白、脘腹冷痛、脉微欲绝等阴寒证症状，经附子、肉桂、干姜等药物治疗后症状改善，则表明这些药物的药性是温热的。

### （二）五味

所谓五味，是指药物有辛、甘、酸、苦、咸不同的药味，因而具有不同的治疗作用。有些还具有淡味或涩味，但辛、甘、酸、苦、咸是最基本的五种药味，所以仍称为五味。五味与四气一样，也具有阴阳五行属性。具体而言，辛味属金，甘味属土，酸味属木，苦味属火，咸味属水。现根据前人的论述，结合临床实践，将五味的作用及主治病证分述如下。

**1. 辛**

"能散能行"，即具有发散、行气、行血的作用。一般来讲，解表药、行气药、活血药多具有辛味。因此，辛味药多用治表证及气血阻滞之证。如紫苏叶发散风寒、木香行气止痛、川芎活血化瘀等。

**2. 甘**

"能补、能和、能缓"，即具有补益、和中、调和药性和缓急止痛的作用。一般来讲，滋养补虚、消食和胃、调和药性及缓解疼痛的药物多具有甘味，多用于正气虚弱、食积不化、脘腹挛急疼痛及调和药性、中毒解救等方面。如人参大补元气、熟地黄滋补精血、神曲消食和胃、饴糖缓急止痛、甘草调和药性并解药食中毒等。

**3. 酸**

"能收、能涩"，具有收敛、固涩的作用。一般固表止汗、敛肺止咳、涩肠止泻、固精缩尿、固崩止带的药物多具有酸味，多用于自汗盗汗、肺虚久咳、久泻久痢、遗精滑精、遗尿尿频、崩带不止等滑脱不禁病证。如五味子固表止汗、乌梅敛肺止咳、五倍子涩肠止泻、山茱萸涩精止遗等。

**4. 苦**

"能泄、能燥、能坚"，即具有清泄火热、下气平喘、降逆止呕、通利大便、清热燥湿、泻火存阴等作用，多用于火热证、喘咳、呕恶、便秘、湿证、阴虚火旺等。如黄芩清热泻火、苦杏仁降气平喘、半夏降逆止呕、大黄泻热通便、黄连清热燥湿、知母泻火存阴等。

**5. 咸**

"能下、能软"，即具有泻下通便、软坚散结的作用。一般来讲，泻下通便及软化坚硬、消散结块的药物多具有咸味，多用于大便燥结、痰核、瘰疬、瘿瘤、痞块等。如芒硝泻热通便，海藻、牡蛎消散瘿瘤等。此外，《素问·宣明五气》有"咸走血"之说。肾属水，咸入肾，心属火而主血，咸走血之意即是以水克火之理。如大青叶、玄参、紫草、青黛味咸，均入血分，都具有清热凉血解毒之功。《素问·至真要大论》又云："五味入胃，各归所喜……咸先入肾。"故不少入肾经的咸味药，如紫河车、海狗肾、蛤蚧、龟甲、鳖甲等，都具有良好的补肾功效。同时为了引药入肾，增强疗效，不少药物如知母、黄柏、杜仲、巴戟天等要用盐水炮制也取此意。

**6. 淡**

"能渗、能利"，即具有利水渗湿的作用，多用于水肿、小便不利等，如薏苡仁、通草、茯苓、猪苓、泽泻等。由于《神农本草经》未提淡味，后世医家主张"淡附于甘"，故只言五味，不称六味。

**7. 涩**

与酸味药的作用相似，具有收敛、固涩的作用，多用于自汗盗汗、久泻久痢、遗尿尿频、遗精滑精、崩带不止等滑脱不禁证。如莲子固精止带，赤石脂、禹余粮涩肠止泻，海螵蛸收敛止血等。本草文献常以酸味代表涩味功效，或与酸味并列，标明药性。

## 二、升降浮沉

升降浮沉反映了药物对人体的作用趋向性，它是与疾病所表现的趋向性相

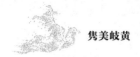

对而言的。气机升降出入是人体生命活动的基础。气机升降出入发生障碍，机体便处于疾病状态，产生不同的病势趋向，常表现为向上（如呕吐、咳喘）、向下（如泄利、脱肛）、向外（如自汗、盗汗）、向内（如表证不解，邪气内陷）。能够针对病情，逆其病势，改善或消除这些症状的药物，相对来说也就分别具有升降浮沉的作用趋向。

升与浮，沉与降，既有区别，又有交叉，难以截然分开。在实际应用中，升与浮、沉与降又常被同时考虑。一般而言，升浮药性温热，味属辛、甘、淡，质地多为轻清之品，分别具有疏散解表、宣毒透疹、宣肺止咳、温里散寒、温通经脉、行气开郁、开窍醒神、涌吐等作用；沉降药性寒凉，味属酸、苦、咸，质地多重浊坚实，分别具有清热泻火、泻下通便、利水渗湿、重镇安神、降逆平喘、固表止汗、涩肠止泻、涩精止遗、收敛止血等作用。

升降浮沉与四气五味一样，也是通过药物作用于机体所产生的疗效而概括出来的用药理论。药物升降浮沉与性味和药物质地轻重密切相关，并受到炮制和配伍的影响。

总之，应针对疾病发生部位在上在下、在表在里的不同，病势有上逆下陷的区别，根据药物升降浮沉的不同特性恰当选用药物，这也是指导临床用药必须遵循的重要原则。

## 三、归经

归经是指药物对机体某部分的选择性作用，即某药对某些脏腑经络有特殊的亲和作用，因而对这些部位的病变起着主要或特殊的治疗作用。药物的归经不同，其治疗作用也不同。归经指明了药物治病的适用范围，也就是说明了药效所在，包含了药物定性定位的概念。

由于经络能沟通人体内外表里，所以一旦机体发生病变，体表病变可以通过经络影响到内在脏腑；反之，内在脏腑病变也可以反映到体表。由于发病所在脏腑及经络循行部位不同，临床上所表现的症状则各不相同。由此可见，归经理论是通过脏腑辨证用药，从临床疗效观察中总结出来的用药理论。

掌握归经便于临床辨证用药，即根据疾病的临床表现，通过辨证审因，诊断出病变所在脏腑经络的部位，按照归经来选择适当药物进行治疗。如肺经病变，每见咳喘等症；肝经病变，每见胁痛、抽搐等症；心经病变，可见神昏、心悸等症。根据药物的疗效，并与病机和脏腑经络结合起来，可以说明某药对某些脏腑经络的病变起着主要治疗作用。如桔梗、杏仁能治胸闷、咳喘，归肺经；全蝎能止抽搐，归肝经；朱砂能安神，归心经等。

在应用药物时，归经必须与药物四气、五味、升降浮沉等性能结合起来。归同一经的药物，其作用有温、清、补、泻的不同。如肺病咳嗽，虽然黄芩、干姜、百合、葶苈子都归肺经，但在应用时有所区别：黄芩主要清肺热；干姜温肺寒；百合补肺虚；葶苈子泻肺实。可见，要将中药的多种性能结合起来，才能全面准确地认识药物，并指导其在临床中的应用。

## 四、毒性

历代本草书籍中，常在每一味中药的性味之下，明确标明其"有毒""无毒"。"有毒无毒"也是中药性能的重要标志之一，它是掌握药性必须注意的问题。古代对中药毒性的理解较为宽泛，常将毒药视为一切药物的总称，把药物的毒性看成药物的偏性，并认为毒性反映了药物毒副作用的大小。

中药的不良反应，指的是在常用治疗剂量下，出现的与治疗目的无关的不适反应，这些反应通常较为轻微，对机体危害不大，停药后多可自行消失。如临床上常见服用某些中药可引起恶心、呕吐、胃痛、腹泻或皮肤瘙痒等不适。此外，由于中药具有一药多效的特点，如常山既可解疟，又可催吐，若用治疟疾则催吐就被视为不良反应，这体现了中药不良反应的相对性。

药物的毒性反应则是指药物对机体产生的不良影响及损害，包括急性、亚急性、亚慢性、慢性毒性，以及特殊毒性如致癌、致突变、致畸胎、成瘾等。部分药物还可能引发过敏反应，症状轻者表现为瘙痒、皮疹、胸闷、气急等，重者则可能引发过敏性休克。这种反应的发生，除与药物本身有关外，还常与患者体质密切相关。

正确对待中药的毒性，是确保安全用药的关键。首先，需全面而客观地评价中药的毒性。目前已知的中药材已达 18800 余种，而报道中毒情况的仅 100

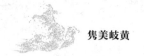
余种，且其中许多是临床使用较少的剧毒中药。这充分说明，大多数中药品种是安全的，这也是中药相较于西药化学合成药在安全性方面的显著优势。特别是在当今倡导回归自然、返璞归真的背景下，中药因其安全低毒的特性而备受世界瞩目。其次，正确对待中药毒性，还需重视本草文献的记载，并密切关注中药中毒的临床报道。

掌握中药毒性强弱对指导临床用药具有重要意义。①在应用毒药时要针对体质的强弱、疾病部位的深浅，恰当选择药物并确定剂量，中病即止，不可过服，以防过量和蓄积中毒。同时要注意配伍禁忌，并严格执行毒药的炮制工艺，以降低毒性；对某些毒药要采用适当的制剂形式给药。②根据中医"以毒攻毒"的原则，在保证用药安全的前提下，也可采用某些毒药治疗某些疾病。如用雄黄治疗疔疮恶肿，水银治疗疥癣梅毒，砒霜治疗白血病等，以便及时准确地诊断中毒原因，并采取相应的抢救治疗措施，对于做好中药中毒抢救工作具有十分重要的意义。

# 五、服药时间

人体五脏六腑的功能运作随着一天中十二时辰的更迭而有所变化，同样地，人体的阴阳之气也会经历盛衰的转换。中药的服用需顺应这一自然规律，方能最大化其疗效。因此，在用药时，我们会根据中药的具体功效来选择最适宜的时间进行服用。

发汗解表药适宜在午前服用，因为中午前为人体阳气最为旺盛之时，即阳中之阳，此时服用有利于发汗，从而增强药效。汗法通常用于治疗表证，特别是太阳病，通过发汗将邪气排出体外。在午前阳气最旺之际，人体的气血能量有向外发散的趋势，因此顺势利用汗法能有效将邪气排出。

益气升阳药同样宜于午前服用，因为此时阳气正处于升发向上的阶段。若疾病位于体表或上部，此时投以具有升浮特性的药物，将有助于阳气的提升和病邪的祛除。

利水渗湿药则适宜清晨服用。清晨时分，人体的胃已基本排空，此时服用气分利水之药更易于体内吸收。加之清晨阳气开始逐渐升发，能够走三焦通六腑，促进水湿之邪通过小便排出体外。因此，此时服药有助于机体气化水湿，从而增强药效。

安神药则适宜在睡前服用。睡前是阳气逐渐收敛入阴，人体逐渐进入睡眠状态的过程。因此，在睡前半小时用药可以帮助心阳更快地潜藏于阴，从而提高安神药的疗效，促进睡眠质量的提升。

上述四气五味、升降浮沉、归经理论及服药时间等，均不离阴阳之理。中药的运用，是在阴阳学说的深刻指导下，综合考虑人体内部的动态和谐状态以及病情的动态变化。通过利用药物特有的偏性，旨在启发、调动、并协助人体自身的调控机能，从而纠正病势之偏颇，使之恢复机体平衡，进而达到治愈疾病的目的。中药的运用，处处彰显出意象灵动与和谐之美。

# 第六节　生活中的本草

本草的功效并非一成不变，它受到多种因素的影响，包括采收时间、治疗目的、患者体质、季节变换、炮制方法的不同，以及剂量、服药时间、服药方法及配伍方式等。

采收时间至关重要。有句本草俗语讲到"三月茵陈四月蒿，五月六月当柴烧"，意指不同的本草应在特定的季节采收，否则将降低药物功效，甚至无法使用。又如，"知母、黄芩全年刨，唯独春秋质量高"，一般而言，根茎类药材应在深秋或初冬，趁茎叶枯萎后或初春发芽前采收；全草及叶类药材则应在生长茂盛或花开时采收，如佩兰、泽兰等；树皮类药材则宜在春夏之交生长旺盛时采收，如杜仲、桂皮等。

中药的炮制方法多样，包括炙、炒、酒制、醋制、烧炭等，不同方法会显著影响本草的功效。如大黄，生用可攻积导滞，酒制则活血凉血，熟大黄缓下止痛，大黄炭止血止泻，醋大黄则健脾止泻。再如生地黄与熟地黄，虽同源于地黄，但临床上功效迥异：生地黄清热凉血，性寒；熟地黄则补血滋阴、益精填髓，性温。

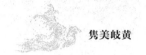

　　剂量对功效也有显著影响。如柴胡，小剂量时多用于升阳举陷，中剂量疏肝理气，大剂量则解表清热。麦芽亦然，小剂量通乳，大剂量则回乳。肉豆蔻作为调料亦入药，少量可刺激食欲及促进消化，但大量则抑制胃肠蠕动，发挥止泻作用。此类具有双向调节作用的本草，其功效与服用剂量紧密相关。

　　不同的服药时间对本草的功效也有一定影响。《神农本草经·序录》曰："病在胸膈以上者，先食后服药。病在心腹以下者，先服药而后食。病在四肢血脉者，宜空腹而在旦。病在骨髓者，宜饱满而在夜。"一般而言，病在胸膈以上者，如眩晕、头痛、目疾、咽痛等，宜饭后服药；病在胸膈以下者，如胃、肝、肾等脏疾患，宜饭前服用，以利药物吸收。但需注意，多数药物宜饭前服，而对胃肠有刺激性的药物及消食药宜饭后服。补益药多滋腻碍胃，宜空腹服；驱虫药、攻下药亦然；峻下逐水药则宜晨起空腹时服。无论饭前或饭后服药，都应与进食间隔约 1 小时，以保证药物与食物的消化吸收及药效发挥。

　　此外，不同剂型和服药方法也影响药效，如李东垣所言"汤者荡也，去大病用之""丸者缓也，不能速去之"，又如桂枝汤在服用时需"啜热稀粥一升余"。某些中药热服，有的中药冷服，都可能会影响中药的功效。再如通脉四逆汤回阳救逆作用较强，服药时使用猪胆汁可防止药病格拒而阴阳离决。

　　不同的搭配对中药药效的发挥也有重要影响。例如《神农本草经》中所提到的"七情"，即"单行""相须""相使""相畏""相杀""相恶""相反"，说明药物之间相互作用可以增效减毒，或产生新的毒性。麻黄、桂枝相须为用，增强发汗解表功效；大黄、芒硝联用可增强攻下泻热功效。生姜可以解半夏、鱼蟹之毒。同时"十八反""十九畏"中也标明了甘草反甘遂、京大戟、海藻、芫花等内容。

　　中药与食物同源，其运用经验至今影响着我们生活的方方面面。例如，生姜煮水治疗感冒，绿豆汤清热解暑，酸梅汤解渴生津，陈皮化痰健脾和胃，罗汉果止咳化痰，生姜当归羊肉汤温补气血，薏米红豆汤祛湿，番泻叶则常用于治疗便秘等。在市场上，我们也常能看到众多基于本草开发的日常用品，如风油精、花露水，以及具有保健功能的凉茶等。人们运用本草知识养生保健，调节生活中的小毛病，并据此发展出药膳、食疗、美容等丰富的学科体系。时至今日，本草已与我们的生活紧密相连。

日常交流中，我们频繁使用以中医本草为基础的俗语或成语，如"良药苦口利于病""狗皮膏药""不可救药""病入膏肓""换汤不换药""灵丹妙药""药到病除""对症下药""药石无功""如法炮制"等，不仅体现了中医本草与中国文化的深度融合，还常被用以形容某些特定的情境。同时，一些生活俗语也蕴含着中医的养生智慧，如"冬吃萝卜夏吃姜，不用医生开药方""冬伤于风，春必病温""一两陈皮一两金，百年陈皮胜黄金""一日食三枣，青春永不老"等。本草已超越了单纯的临床药物研究领域，它深刻地影响着我们的世界观、人生观等多个层面。

此外，文学作品中也经常出现本草的身影。《红楼梦》中不仅描述了简单的食疗本草，还提及了如冷香丸等四个各具特色的方剂，书中详细记载了它们的炮制方法及功效；《三国演义》则记载了麻沸散用于麻醉的史实，以及芸香草能防瘴气的传说；《水浒传》中虽未直接提及蒙汗药的完整配方，但据推测其可能含有曼陀罗等成分。这些记载充分说明了自古以来中国人就有运用本草止痛、治病及预防疾病的悠久传统。中华人民共和国成立后，更是涌现出了各类本草书籍、药典及影视音像制品，进一步丰富了本草文化的内涵。

## 学习小结

本章介绍中药的起源和中药学的发展，中药、中药学的基本概念，中药的产地、采收、命名、炮制及性能等中药学基本知识，体现了中草药命名的艺术美、形态的自然美、炮制工艺的精美及药性的丰富灵动之美。

## 思考题

1. 通过本章学习，谈谈你心中的中药之美。

2. 请列举 1～2 味日常生活中你了解的中药，说说它们具体美在哪里？

3. 和西药相比，你认为中药治病的优势有哪些？

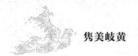

## 关键词语

中药 Chinese medicinal herbs

本草 materia medica

四气 four properties

五味 five flavors

炮制 processing and preparation

# 第四章

# 橘井生香

**导读**

杏林春暖绿华夏，橘井生香馥河山。本章主要介绍方剂之美。方剂是古人对中药的实际应用，其中包含了古人的智慧。医者面对群药，选贤任能，精心调遣，使方中药物动静互制，刚柔为用，升降互济，寒热相安，七情和合，相辅相成，君臣佐使，次第井然，药证合拍，细密严谨，如乐师用音符写成的悦耳乐章，画师用七彩调画动人的画面，用之祛病疗疾，疗效卓然。其中还蕴含了中国古代文化、哲学思想、人生观与世界观，能够影响我们的行为准则，在今后的人生道路上引导我们砥砺前行，攀登新的高峰。

我们学习方剂学的目的不只是治疗疾病。方剂学源自中药的临床实践，并融于生活之中，对于调养身心、培养思维方法、养生保健都发挥着不可或缺的重要作用。"医之成，悟也；方之精，变也。"学习方剂可以了解古人的思想，帮助掌握临床药物增减变化的规律，从而能够真正进入中医学这门艺术的殿堂。当通过不断的学习，掌握了方剂学的君臣佐使变化规律，能够通过方剂治愈疾病、解除痛苦时，你将会发现掌握方剂之美是其他收获远远无法替代的。

本章介绍方剂学的命名之美、方剂学与中国传统思想的关系，其中包含了阴阳五行之美、道家思想之美、佛家思想之美，也包含了朴素的唯物主义思想，以及方剂学的配伍加减变化之美、方剂剂型之美。通过学习方剂学，可以引导学生热爱中医药文化，树立正确的人生观和价值观，培养自强不息、坚韧不拔的精神品质以及精益求精的工匠精神。

# 第一节　方剂的起源与发展

## 一、起源

　　方，即医方、药方、处方，又有规矩之意。《周礼·考工记》云："圆者中规，方者中矩。"《孟子·离娄上》云："不以规矩，不能成方圆。"剂，古与"齐"通，即整齐之意，又作"调和"解。方剂即药物按组方原则（规矩）配伍而成。中医方剂的起源可以追溯到公元前5世纪前后的《诗经》与《尚书》等古籍。《诗经》与《尚书》虽非医学典籍，但分别被称为"百药之经"和"百医之书"，其中记录了许多关于动植物、矿物药方的使用方法及疗效。这些药方以单味药为主，主要治疗一些简单的疾病。

　　进入秦汉时期，中医方剂得到了进一步的发展。此间，涌现了诸多记载方剂的医书，如《五十二病方》《神农本草经》《内经》等，这些书籍不仅记录了大量的药方，还对药物的分类、功效和使用方法进行了详细的描述，对后世方剂的发展和应用具有重要影响。晋代皇甫谧在《针灸甲乙经·序》中云："伊尹以亚圣之才，撰用神农本草，以为汤液。"后世多以此为方剂之始。金朝成无己的《伤寒明理药方论》是历史上首次依据君臣佐使剖析组方原理的专著，使方剂学核心理论得到了新的提升。

## 二、发展

　　秦汉前后的方书以《内经》《神农本草经》《伤寒杂病论》为主。《内经》是中国传统医学四大经典著作之一，该书约成书于春秋战国时期，是我国现存最早的完整而系统的中医经典著作。《内经》不仅奠定了中医的理论基础，也对方剂学有着深远的影响，其中记录了13首方剂，涵盖了寒热、补泻、消食等方面的治疗原则和药物。《神农本草经》相传起源于神农氏，代代口耳相传，于东汉时期集结整理成书。该书作为现存最早的中药学著作，对方剂学产生了重要的影响。《神农本草经》记载了 365 种药物，根据其药性分为上、中、下三品，并详细介绍了每种药物的疗效和用法。这些药物不仅适用于内服，也适用于外治，为后世方剂学的发展提供了重要的理论基础。《伤寒杂病论》是东汉张仲景所著，他被中医界尊称为"医圣"。该书提出了外感热病（包括瘟疫等传染病）的诊治原则和方法，同时论及内伤杂病的病因、病证、诊法、治疗、预防等辨证论治规律和原则。书中记载的方剂数目众多，每一种疾病都有对应的一个或多个方剂，共记载 314 首方剂，被后世誉为"方书之祖"，称其所载方剂为"经方"。

唐宋时期的代表方书有《备急千金要方》《千金翼方》《太平圣惠方》《太平惠民和剂局方》《圣济总录》等。《备急千金要方》和《千金翼方》是唐代医家孙思邈所著。《备急千金要方》共 30 卷，合方、论 5300 余首，《千金翼方》亦 30 卷，合方、论、法 2900 余首。《备急千金要方》和《千金翼方》的出现，对方剂学的发展起到了重要的推动作用。《太平圣惠方》是宋代由政府组织编写的方书，共 100 卷，分 1670 门，载方 16834 首。本书是宋以前各家验方及医论的汇编，既继承了前代医学成就，又总结了当代医学经验，是一部临床实用的方书。《太平惠民和剂局方》是宋代官府药局——和剂局的成药配本，此后历经 160 余年的多次重修，共载方 788 首。这是我国历史上第一部由政府编制颁行的成药药典，其中许多方剂至今仍在临床中广泛应用，对于后世临床医学和方剂学的发展产生了深远影响。《圣济总录》是宋代由政府组织编写的另一部医书。该书共 200 卷，近 20000 首方剂，系征集当时民间及医家所献医方和"内府"所藏秘方，经整理汇编而成。

金元时期的代表方书有《伤寒明理药方论》《医学启源》《宣明论方》《儒门事亲》《脾胃论》《丹溪心法》等。《伤寒明理药方论》成书于 1156 年，是历史上首次依据君臣佐使理论剖析组方原理的专著。该书由成无己著，虽然只分析了《伤寒论》中的 20 首方剂，但开方论之先河，使方剂学核心理论得到了新的提升。《医学启源》刊于 1186 年，全书共 3 卷，善于化裁古方、自制新方，师古而不泥古。其作者张元素是金元时期的著名医学家，他的学术思想对后世影响深远。《宣明论方》的作者是金元时期的刘完素，他主张使用寒凉药物，被后世称为"寒凉派"。自刘完素等"金元四大家"开始，方剂学形成了百家争鸣的局面。张从正用药偏攻，著《儒门事亲》，详细地介绍了自己的学术思想和方剂学方面的成就。他认为治病应该注重攻下，提出了"以攻为补"的观点。李东垣最善补脾胃，先后著《内外伤辨惑论》《脾胃论》。他强调"人以胃气为本"及"内伤脾胃，百病由生"，主张补脾胃、升阳气等，被后世称为"补土派"。朱丹溪善于滋阴，著《丹溪心法》。他认为"阳常有余，阴常不足"，主张滋阴降火。在该书中，他总结了"滋阴派"的经验和理论，对方剂学的发展产生了重要的影响。

明清时期的代表方书有《普济方》《景岳全书》《湿热条辨》《医宗金鉴》《温热论》《温病条辨》《成方切用》《医方集解》等。《普济方》是明代朱橚主编，是我国现存古籍中收方最多的方书。全书共收载药方61739首，分门别类详细记载了各科疾病的证候、治法和方药，具有较高的临床实用价值。《景岳全书》是明代张景岳所著，该书集明代以前医学之大成，又自抒新意，合而为一，熔铸古今，自成一家。书中"古方八阵"收录历代方剂1516首，而"新方八阵"则收载张氏自制方剂186首。"八阵"对方剂按功用进行分类的影响颇为深远，其论述精博，用药熨帖，为临床医家必读之书。《医方集解》是清代汪昂所著，全书30卷。书中将历代医籍中的药方按功效进行分类整理，注释和解读药方组成、用法、功效和加减应用等方面的内容，还有一些药理药化方面的知识。《湿热条辨》为清代薛生白所著，书中详细论述了湿热病的病因、病机及治疗方法等内容，并提出了湿热病的辨证论治方法。《成方切用》是清代吴仪洛所著，全书13卷。书中汇集了《伤寒论》《金匮要略》等经典医籍中的名方，并对其进行注释和解读，同时收录了一些民间验方和药茶方等内容。《医宗金鉴》是清代官修医学丛书，共90卷。书中包括了伤寒、温病、杂病等各科疾病的内容，同时对于针灸、妇科、儿科等也有所涉及。该书以脏腑辨证为主线，将各种疾病分门别类进行论述，并附有针灸穴位图谱和医案等资料。《温热论》为清代叶天士口述，门人笔录整理而成。书中详细论述了温热病的病因、病机及治疗方法等内容，并提出了卫气营血辨证理论，为温病学派的重要著作之一。《温病条辨》为清代吴鞠通所著，全书共6卷。书中以三焦辨证

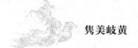

为主线，将温热病分为上焦、中焦、下焦三个阶段，分别论述了各阶段的病因、病机及治疗方法；对于温病的治法，提出了以辛凉解表为主的方法，同时根据不同情况兼用清营、清气分热、化湿、通下等治法。

中华人民共和国成立后，方剂学进入了蓬勃发展的时期，各种方剂学书籍层出不穷，方剂学研究进入了专业化领域，包括古籍整理、药理研究、新药开发、临床研究、质量控制、中医教育、养生保健等多个方面。

# 第二节　方剂命名之趣味美

中医学博大精深，是传统文化的重要载体之一。传统美学作为传统文化的主要组成部分，也渗透并体现在中医学的各个方面。方剂是临床防治疾病的主要形式和手段，体现了辨证论治的精髓，诸如物象、意象、动静、刚柔等传统美学审美意识在方剂中均有所呈现，美无处不在。方剂命名形式多样，体现了命名的美学特色。

方剂的名称一般由两部分组成，即方名和剂名。一般来说，其名称的前面部分为方名，后面部分则为剂名。方名反映了方剂的内涵，剂名在于说明一方之剂型。方剂命名或取义于主要药物（如麻黄汤、小柴胡汤），或取义于药味数量（如二妙丸、三子养亲汤），或取义于主要功效（如补中益气汤、安神定志丸），或取义于主治病证（如定喘汤、止嗽散）等。其中，有些方剂命名词理精当、相得益彰，对症下药后不仅药到病除，还充溢着深厚的文化底蕴，承载着浓浓的诗情画意，展现出异彩纷呈的美感。方剂的诗意命名源自医者医学造诣与文学素养的双重兼备，不仅彰显了我国优秀传统文化与中医药学之间源远流长的深厚渊源与完美融合，还如同一部生动的编年史，记录了中医药文化在时间长河中不断演进与创新的光辉篇章。在中医药理论体系中，这些命名闪耀着中医美学思想的智慧光芒。探求方剂命名内涵，不仅有助于我们正确理解运用方剂，而且能让我们深刻体会中医文化的博大精深和千年传承的经验智慧。

## 一、简约之美

有些方剂命名简约明了，直接体现了药物组成、功效、主药，甚至药物服法也能从方名中一目了然。例如，苓桂术甘汤由茯苓、桂枝、白术、炙甘草组成，方名体现的是药物组成，此类命名的方剂还有麻杏石甘汤、瓜蒌薤白半夏汤、人参蛤蚧散、麻黄附子细辛汤、桂枝甘草龙骨牡蛎汤等。有的方名则侧重于体现功效，如清燥救肺汤、镇肝息风汤、养阴清肺汤、平胃散、实脾散、清气化痰丸、健脾丸、归脾汤、凉膈散、清胃散、清暑益气汤、小建中汤、大建中汤、回阳救急汤、生脉散、补中益气汤、固冲汤、止嗽散、定喘汤、少腹逐瘀汤等。有的方名则强调一种或几味代表性药物，通常以君药或君、臣药为主，如麻黄汤、银翘散、桑菊饮、桂枝汤、白头翁汤、芍药汤、香薷散、吴茱萸汤、小柴胡汤、大柴胡汤等；方名体现君、臣药的有葛根芩连汤、青蒿鳖甲汤、竹叶石膏汤、犀角地黄汤、大黄牡丹汤、半夏白术天麻汤、大黄附子汤等。还有的方名能体现药物服用的特定时间，如鸡鸣散，该方鸡鸣时服用疗效较好；午时茶则因习惯在端午日正午泡饮而得名。方剂命名的简约之美，淡雅而精致，美在以少胜多，以简胜繁，让人一目了然，充分展现了中医药文化的独特魅力。

## 二、色彩之美

有的方剂命名还彰显了颜色之美，方名五彩斑斓，多姿多彩。如导赤散，中医学认为心属赤色，引导心火从小便而去谓之导赤，故得名；白色为肺之色，故有泻白散为泻肺之方剂；脾之色为黄，泻黄散乃泻脾胃伏火之方剂。此种命名不仅体现了五色变化，更重要的是能将五色与五脏、五行对应起来，深刻体现了中医学关于人体内外环境和谐统一、平衡的整体观念。还有的方剂以药物的颜色成名，如碧玉散、青黛散、金黄散、紫雪丹、桃花汤等，这些名称直观地反映了药材色彩的多样性。

## 三、数字之美

数字与方名的完美结合构成了方剂命名的一大美学特色。数字可以体现药

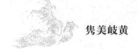

物组成的味数，如二至丸、三拗汤、四物汤、五皮饮、六味地黄丸、七宝美髯丹、八珍汤、九味羌活汤、十灰散等。数字还可以体现药物组成的比例特点，如六一散，由滑石粉六份、甘草一份组成，故得名。数字还能代表方剂功效，如四逆汤因主治四肢厥逆而得名。补阳还五汤主治半身不遂，该方创制者王清任认为，人身共有十成阳气分布周身，左右各得其半，若阳气亏损五成，则病于一侧而发为半身不遂；本方能使气旺血行，瘀破络通，所亏之五成阳气得以复还，故名"补阳还五汤"。诸如此类，数字在方剂命名中展现出其神奇与趣味，每一个数字都承载着特定的使命和含义，使得方剂名称既富有内涵，又便于记忆与理解。

## 四、寓意之美

寓意之美使方剂命名深深融入了中华民族丰富的历史、文化和风土人情之中。这些方剂不仅疗效显著，而且它们的名称本身就蕴含着深刻的历史文化背景和寓意，让人在品味之余，感受到浓厚的文化韵味。当医者在学习和运用这些方剂时，不仅能领略到其独特的疗效，还能体会到其中蕴含的形象生动之妙趣，从而给人以美的享受和深刻的启迪。

如虎潜丸是治疗肾阴不足而筋骨痿软的有效方剂。《医方考》曰："虎，阴也；潜，藏也。是方欲封闭精血，故曰虎潜。"《张氏医通》云："虎体阴性，刚而好动，故欲其潜，使补阴药咸随其性，潜伏不动，得以振刚劲之力，则下体受荫矣。"可见，以虎潜命名，可通过滋阴降火、强壮筋骨，使阴精潜敛内养，筋骨壮盛，行走矫健如虎跃骁捷。

又如，古人常用"娥眉"形容美人的眉毛细长而弯。因为古时女子曾有用青黛化眉的习俗，所以又称"青娥"，再后来用来泛指女子。"青娥丸"为唐代出现的补肾强身良方，可壮筋骨，活血脉，乌须发，益颜色。后人有诗赞曰："三年持节向南隅，人信方知药力殊，夺得春光来在手，青娥休笑白髭须。"青娥丸之名，大抵由此得名。

再如禹功散，功能在于行气逐水消肿，主治水停之证。本方名之禹功，是类比大禹治水之功而得名。大禹治水以疏导为法，最终功绩卓著，天下太平，故大禹治水之功为人所共仰。本方行气逐水消肿,以疏导为法,疏导二便,用于利水消肿。两者相类比,故名禹功,意在彰显逐水消肿之功卓越。

失笑散为妇科活血通经之要方,主治瘀血停滞所致的痛经、少腹急痛。《古今名医方论》曰:"'失笑'者,忍俊不住而发笑。此方仅二味平易之药,竟能使瘀血疼痛霍然若失,其止痛效果之佳,使人忍不住发出笑声。故曰失笑散。"类似命名的还有行军散、玉真散等。

中国古代流传着众多与医药紧密相连的神话故事、民间传说及寓言典故。这些故事传说作为中国传统民俗文化不可或缺的一部分,有的情节夸张、充满幻想,有的寓意深刻、发人深省,也有的浪漫美好、寄托希望,它们让人联想到中医学那源远流长的文明史,以及其背后所蕴含的博大的人文精神,并让人深切感受到方剂中所承载的厚重的历史文化底蕴。

## 五、平衡之美

平衡之美,体现在对称均衡、和谐大方之上。中国人素来深谙平衡之美,这一特色在中药方剂的命名中亦得到了淋漓尽致的展现。

《景岳全书》中的左归丸、右归丸,左归丸滋阴补肾,用于肾阴虚证;右归丸温肾助阳,用于肾阳虚证。张景岳是明代杰出的医学家,其家族中,他与父亲皆对酒情有独钟。然而,步入不惑之年后,张景岳因饮酒而频遭腹痛腹泻之苦。面对此症,他遍尝了理中丸、金匮肾气丸、补中益气汤、六君子汤等古方,却收效甚微。不甘就此罢休的张景岳,转而深入钻研,自我诊断为命门火衰所致。鉴于金匮肾气丸中含有泻利的成分,他创造性地剔除了其中的茯苓、泽泻、牡丹皮,并增加了补益类药材,如枸杞以补肾精养阴,鹿角胶以补阴中之阳,从而创制出右归丸、胃关煎、一气丹等方剂。通过一年的戒酒与服药,他终得康复。张景岳认为,中医在诊脉时,左手脉象可映射肾阴之盈亏,而右手脉象则反映肾阳之盛衰。补肾阴之药能使左手脉象恢复正常,故称之为左归丸;同理,补肾阳之方令右手脉象归平,故命名为右归丸。中医药文化的博大和魅力,尽在简简单单的"左归""右归"中体现出来。

大陷胸汤、小陷胸汤均出自《伤寒论》。大陷胸汤由大黄、芒硝、甘遂三

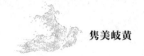

药组成，用于水饮与邪热互结于胸腹之大结胸证，有泻热、逐水、通结之功；小陷胸汤由黄连、半夏、瓜蒌三药组成，用于伤寒表证误下，邪热内陷，与痰热互结心下之小结胸证，有清热化痰、宽胸散结之功。

此外，类似命名的还有大承气汤、小承气汤、大建中汤、小建中汤、大柴胡汤、小柴胡汤等，"大、小"反映了方剂命名中最简单的平衡之美。

方剂在组方时经常配伍反佐药物，也体现了中医的平衡之美。如在通脉四逆汤中使用猪胆汁这味寒性的药物，目的是防止体虚之人骤然服用大热之品时药病格拒；又如在金匮肾气丸中加入牡丹皮、泽泻等寒凉药物，体现了中医理论中"阴中求阳，阳中求阴"的平衡思想。张从正擅长攻伐药物，但是在临床中也经常使用黄芪等补气保护脾胃的药物，亦体现了中医方剂配伍的平衡之美。

# 第三节　方剂之中国文化艺术美

在古代，受道家影响较大的医家，其创制的方剂常冠以"仙方""神效"等字眼，以示意此方乃灵丹妙药。《洞玄灵宝定观经》云："灵者，神也，在天曰灵。宝者，珍也，在地曰宝。"方剂命名冠以"灵宝"者，意在说明该方效果灵验，值得珍藏。

方剂是中药在临床应用发展过程中的必然产物，它不仅受到临床经验的影响，也糅合了中国几千年来的传统文化精髓，吸纳了儒释道的思想，体现了中国传统文化的深厚底蕴，是中华传统文化不可或缺的组成部分。在学习方剂学的过程中，我们不仅能学习到中医方剂的组成与变化规律，还能深入了解中国文化的发展史，以及方剂学的形成是如何受到中国文化的影响，并反过来影响中国文化的。通过学习"真善美""仁义礼智信""孝道"等中国文化的优良美德，我们能够树立正确的世界观和人生观，这将在我们今后的人生道路上起到积极的引导作用，使我们更加顺利地前行，避免误入歧途。

## 一、阴阳五行

"回阳救急汤""补阳还五汤""养阴清肺汤""百合固金汤""宁肺清金丸"等名称中的"阳""阴""金"，都源于阴阳五行学说。

阴阳五行学说作为中国古代哲学的重要组成部分，其对中医药的影响自是不言而喻。五行之"象"源自"上穷天纪，下极地理，远取诸物"的广泛观察，故其在中药方剂的命名中也多有体现。同时，五行也是取类比象中"类"的一种表现。如左金丸载于《丹溪心法》，由姜黄连、吴茱萸两味药物组成，用于肝经火旺所致之胁肋胀痛、呕吐吞酸等症状，有清泻肝火、降逆止呕之功。唐容川云："以金平木，清火生金，其理至妙。"吴鹤皋云："左金者，黄连泻去心火，则肺金无畏，得以行金令于左以平肝，故曰左金。"心属火，肝属木，肺属金，肝位于右而行气于左，肝木得肺金所制则生化正常。本方清心火以佐肺金而制肝于左，所以名曰左金丸。左金丸加白芍则名曰戊己丸，有清热止泻、缓急止痛之效。戊为胃土，己为脾土，本方善于疏泄肝胆，使木不克土，戊己自安，故以此命名。

又如补中益气丸，以补土为基础，是金元四大家之一李东垣在其师张元素的基础上改进而成的方剂。1232年的一天，汴梁城四周集结了数万大军，成吉思汗之子率军南下，拉开了灭亡大金国的序幕。城中粮草断绝，金哀宗被迫出逃。同年正月，崔立献城投降，李东垣也因此被困城中，他目睹了金国覆灭的全过程，并深切体会到百姓所遭受的苦难。城破之后，疾病肆虐，死亡人数急剧增加，12个城门每日均需运出一两千具尸体，如此情形持续了整整三个月。据相关文献记载，这期间死亡人数高达百万，每日有上万人不幸离世。此情此景，让人不由自主地联想到瘟疫，但众多医家按照瘟疫的治疗方法，无论是发汗还是泻下，均未见效，死亡人数依旧居高不下。然而，李东垣独辟蹊径，他认为这并非瘟疫，而是由于围城期间百姓饥饿难耐，仍需劳作守城，城破后虽得食物却暴饮暴食，导致脾胃严重受损。作为医者，面对每日成千上万的生命消逝，却束手无策，这种压力与刺激可想而知。他日夜苦思冥想，终于，当有患者在服用了补益脾胃的药物后逐渐恢复时，他恍然大悟，随即向其

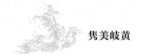
他医者指出此病非外感而是内伤所致。此后，李东垣著书《内外伤辨惑论》，创立了若干以补土（脾胃）为基础的方药，磨成药粉给灾民吃，所救活者不可计数。李东垣也因此创立了脾胃学说，在中医史上增添了新的篇章，并一直流传至今。

## 二、道家思想

道家思想具有深厚的哲学基础，作为一种方法论，渗透于中医药理论体系和医家独特的思维方式中。道家哲学思想中的道本论、气一元论、形神观等，对中医药学产生了尤为深远的影响。特别是在"阴阳之大顺，采儒墨之善，撮名法之要"所描述的时期，道家黄老学派在思想领域占据支配地位，这一时期也恰逢《内经》成书的关键时刻，因此，《内经》受道家思想影响之大之深，自然不言而喻。

道家用语在方剂的命名中也屡见不鲜，如小青龙汤等。道家有以青龙、白虎、朱雀、玄武为天神护卫的说法，所以"青龙汤""白虎汤"等均是与道家思想密切相关的方剂名称。从五行的角度解释，因位在东方，按阴阳五行五方配五色之说，东方属青色，故称"青龙"。青龙汤有大、小之分，小青龙汤由麻黄、桂枝、芍药、细辛、甘草、干姜、半夏、五味子组成，主治伤寒表不解，心下有水气之病证。小青龙汤证中，干呕，或咳，或噎，或喘，皆水寒为患之症。大青龙汤则由麻黄、桂枝、杏仁、炙甘草、石膏、生姜、大枣组成，主治风寒两伤、营卫俱实之证。风寒两伤，营卫俱实，故不出汗而烦躁也。两方均出自《伤寒论》，为何皆以青龙命名？青龙，即苍龙，乃古代所谓"四灵"之一，主东方，司发育万物。大、小青龙汤均属发汗解表之剂，这正如古人所言"龙现云从"而后行雨，以降雨来喻指汗出，意味着汗出则风寒之邪已解。汪昂在《医方集解》中引用喻嘉言的话："解肌兼发汗，义取青龙者，龙兴而云升雨降，郁热顿除，烦躁乃解，匪龙之为灵，何以得此乎？"大青龙汤为发汗之重剂，故明代吴崑在《医方考》中如是说"名曰大青龙，其发表之尤者乎"。大、小青龙汤不仅形象地描绘了服药后的情景，还展现了制方者丰富的想象力与深远的寓意。每当提及"青龙"二字，便令人仿佛置身于云雾缭绕之中，不觉间生出一种汗出如雨的酣畅淋漓之感。

白虎是西方金神，肺亦属金，白虎汤则借"虎"的威力表明此方剂具有肃清肺胃、荡涤内热之功效。正如《伤寒分经》所言："名曰白虎者，白虎为西方之金，暑热得秋金而清肃，以是为救肺之功臣也。"白虎汤由石膏、知母、甘草、粳米组成，各种方剂书中均记载。此方在《伤寒论》中是治疗阳明病热证的主方，在温病学中是治温热病气分证的代表方，无论治疗何种疾患，方中的石膏用量均偏重。清代袁枚在《随园诗话》中说："君所患者，阳明经疟也。吕医误为太阳经，以升麻、羌活二味升提之，将君妄血逆流而上，惟白虎汤可治。然亦危矣！"君药石膏，味甘、辛，性大寒，佐以知母，皆入金土，可清肃肺胃，荡涤内热。白虎属金，主西方，肺属金，秋亦属金，石膏色白，即以白虎命名，实为贴切至极之举。《医方考》中介绍："须秋金之令行，则夏火之炎息。"李杲曾说："身以前，胃之经也。胸前，肺之室也。邪在阳明，肺受火制，故用辛寒以清肺气，所以有白虎之名。"虎，阴也；石膏性寒，体重而降，阴也。清代费伯雄在《医方论》中说，白虎汤可"大清肺胃之热"。虎为兽中之王，以"虎"之威力表明此方剂的作用。此方剂以"白虎"命名，不仅和五行相配，且喻指其性能与功用，一望"白虎汤"，患者就会觉得内热尽除，感到气爽神清。

又如朱雀丸，《百一选方》中记载"朱雀丸"为"茯神二两，沉香五钱"。治心火不降，肾水不升，心神不定，恍惚不乐，事多健忘，心悸怔忡。李时珍在《本草纲目》也载有"朱雀丸"。朱雀丸主治惊气怔忡。"惊则气乱"，茯神甘平，可以宁心安神；沉香坚实，可降气温肾，气下则怔忡瘥矣。茯苓，即不带松根的菌核；茯神，是菌核带有松根的白色部分。茯苓同样可以安神，若用朱砂拌之，称为"朱茯苓"，可加强安神宁心之功。本方之所以称为"朱雀丸"，一曰"朱雀"，乃古代祥瑞动物，主南方，南方属火，心火下降，肾水上升，心自安。"朱雀"既喻指病脏，又影射治法。二曰朱色象火，使人想到心火，也可使人从朱砂联想到朱茯苓。"朱雀丸"一名，形象而又含义丰富，可以让人浮想联翩。

再如真武汤。真武汤以真武命名，可以想象其在经方中的应用地位。玄

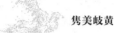

武是北方的水神，即负责镇寒水，真武汤也就是镇下焦的寒水之气。该方原名"玄武汤"，只是在唐朝的抄本中为了避君王之讳，所以更名为真武汤。这一点，连现存最原始的康治本《伤寒论》也不例外，钱超尘先生在《〈伤寒论〉文献通考》第七章"康平本、康治本《伤寒论》的研究与考证"中已经作了翔实的考证。

药王孙思邈被视为道医代表，其代表著作为《备急千金要方》，其中，第一卷的"大医精诚"是中医学典籍中论述医德的一篇极为重要的文献，为习医者所必读。孙思邈重视医德，主张不分"贵贱贫富，长幼妍媸，怨亲善友，华夷愚智"，皆一视同仁，并声言"人命至重，有贵千金"。他认为，医者应以解除患者痛苦为唯一职责，其他则"无欲无求"，对患者一视同仁，"皆如至尊""华夷愚智，普同一等"。他身体力行，一心赴救，不慕名利，用毕生精力实现了自己的道家医德思想，是中国医德思想的创始人。

《大医精诚》论述了有关医德的两个方面：一是"精"，即要求医者要有精湛的医术，认为医道是"至精至微之事"，习医之人必须"博极医源，精勤不倦"；二是"诚"，即要求医者要有高尚的品德修养，以"见彼苦恼，若己有之"的感同身受之心，先发"大慈恻隐之心"，进而立誓"普救含灵之苦"，且不得"自逞俊快，邀射名誉""恃己所长，经略财物"。

道家"天人合一"的思想，在中医的疾病预防、治疗、养生等方面均发挥着至关重要的作用。"元气"作为不断运动着的物质，是世间万千事物形成及其发展变化的根本因素。道家思想讲究"人与天地相参也，与日月相应也"，中医学与其渊源相通，同样非常重视"天人合一"的理念。中医学中"人与自然相统一"整体观念的形成，其根源可追溯至道家思想的影响。《素问·著至教论》有云："道上知天文，下知地理，中知人事，可以长久。"这不仅是医通于道、医道同源的体现，也揭示了中医与道家思想的紧密联系。道家学说与《内经》之间所存在的深厚联系，对后世的医家及众多医学著作产生了深远的影响，极大地推动了中医学的发展。道教关于人体生命的基本理论，体现在导引、存思、服气等养生实践中，并与中医学有着诸多共通之处，如心理疗法、康复疗法、环境疗法等。道教养生学极为重视修炼和保养人的"精""气""神"，而中医的基本理念及临床诊疗实践，同样非常重视人的"精""气""神"的协调与平衡。故而方剂学的补气之四君子汤、补血之四物汤、补阳之金匮肾气丸、补阴之六味地黄丸等，都是养生常用的方剂。

## 三、儒家思想

儒家思想在中国文化历史发展中占据着极其重要的地位，其核心理论"中庸之道"在方剂学的阴阳寒热配伍中具有指导意义。中医的"中"字，即深受儒家"中庸"思想的影响，故而在中医的诊断、辨证、治疗过程中，无不体现平衡的理念。阳中有阴，阴中有阳，补虚药配伍行气药，泻下剂配伍补虚药，清热方剂中加少量温里药物，温里方剂中加适量清热药物，都是儒家"中庸"思想在中医方剂学中的具体体现。

同时，儒家思想还蕴含了"孝"道，如在《伤寒杂病论》序言中有"上以疗君亲之疾，下以救贫贱之厄，中以保身长全"，以及张从正《儒门事亲》、葛洪《肘后备急方》等医书所阐述的内容，都被视为儒家思想在中医临床中的体现。温病四大家之一的王孟英，自幼丧父，家境贫寒，但其秉承先人遗志，白天工作，谋食养家，晚上"披览医书，焚膏继晷，乐此不疲"，最终成为一代温病大家。王孟英一生救人无数，因乐于助人、乐善好施，对贫苦的患者甚至不惜自掏腰包为人看病，结果导致自己一贫如洗。王氏著有医案集《归砚录》，书名含义为随身无分文，只余砚台一个，看病时可作为开方之用，遇到歹人又可作为防身武器。

四君子汤出自《太平惠民和剂局方》，由人参、白术、茯苓、炙甘草组成。本方主治脾胃气虚证。脾胃居于中焦，是后天之根本，脾胃之气健旺，运化有力，滋生气血，百骸才能得以滋养。后世以本方为基础，衍化出补气健脾的系列方剂，如原方加陈皮即异功散，加陈皮、半夏为六君子汤；六君子汤再加木香、砂仁为香砂六君子汤。这些方剂用于因脾胃气虚引起的各种症状，四君子汤被称为补气基本方，当之无愧。何谓君子？君子乃泛指才德出众之人，尤以品德高尚为其标准。汉代班固在《白虎通》中说："或称君子何？道德之称也。"儒家主张"仁爱"，君子者，与人为善，正直中允，光明磊落，这种品

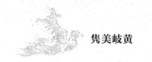

格之人正是儒家心目中的典范。吴崑在《医方考》中说："称其为君子者，谓其甘平，有冲和之德，无克伐之性也。"吴崑又说："四药皆甘温，甘得中之味，温得中之气，犹之不偏不倚之君子也，故曰四君子。"本方剂以四君子命名，既表明脾胃居中，是人体健康之根本，又体现了四君子汤甘温补气的作用特点。

在宋代儒家"格物致知"理论的影响下，中医开始从理论层面研究方剂的组成和配伍，催生了一系列类似"方论"的著作。这些著作采用君臣佐使等理论来分析方剂的组成原理，如许叔微在《普济本事方》中对"真珠丸"的君臣佐使分析便是明证。这一转变标志着方剂学由传统的经验配伍为主，跃升至以理论配伍为主导的新阶段，无疑是方剂学发展史上一个重大的里程碑，对后世方剂学的发展产生深远的影响。

## 四、佛家思想

受到佛教"自利利人""普度众生"思想的影响，许多佛教僧侣都擅长使用药物治疗疾病，尤其擅长治疗眼科疾病。同时，佛教为外来宗教，在传入中国的过程中不可避免地引入了如乳香、没药等一些国外的药材。有些僧人还编纂了医方书，如深师的《僧深方》、支法存的《申苏方》、释道洪的《寒食散对治法》、释慧义的《寒食散杂论》、释智斌的《解寒食散方》等，均对方剂学的发展起了一定的推动作用。

清热解毒名方普济消毒饮，出自《东垣试效方》，由黄芩、黄连、陈皮、甘草等14味药物组成，功用为疏散风邪、清热解毒，主治大头瘟。所谓"大头瘟"，是患者因感受风热疫毒之邪而头面肿胀的一种传染病。据元代李濂在《医史》中为李杲写的传记中称，李杲在任济源税官时，当地正流行疫疠，俗称"大头天行"，医工遍阅方书，却找不到对证之汤头，都凭主观臆测妄下之，结果患者比比至死。李杲心中恻然，"废寝食，循流讨源，察标求本，制一方，与服之，乃效"。李杲把此方记入书中，并且刻印出来张贴在人群聚集的繁华地区，用此方来治疗大头瘟，无不有效，此验方就是"普济消毒饮"。"普济"二字，显然是佛家词语。孙思邈在《大医精诚》中提到，大医应"先发大慈恻隐之心，誓愿普救含灵之苦"。李杲所制"普济消毒饮"，消灭了济源一带流行的大头瘟，拯救了许多人的生命。他公开秘方，以治急救危，其品德之高，日月可鉴，"普济"二字正恰如其分地表现了此方的巨大作用与李杲的高尚品格。从这个方剂名称中也可窥到佛教思想对我国医家的深远影响，佛门中的"慈悲""普渡""行善积德"等观点，已渐渐成了我国传统医德的组成部分。

　　佛教的四大宇宙构成论，阐述了世界的生灭变化与万法无常的哲理，其核心在于结构模式的解析；而中国传统的元气、阴阳、五行宇宙生成论，则揭示了天地万物产生的基本模式及物质功能，这一理论被传统医学所吸纳，用以阐释人的生理机能与病理转化之间的关系，其重点在于功能模式的阐述。这两种理论之间存在显著的差异。从佛教四大宇宙构成论对传统医学中元气、阴阳、五行学说的影响这一文化交流史实出发，我们可以进一步探讨两种文化和思维方式之间的差异，以及它们沟通的可能性与途径。同时，这也对吸收外来文化以重建中国新文化具有重要的借鉴意义。佛医是佛教文化与中国传统医药文化相互影响、相互糅合的产物。佛教医学是以古印度"医方明"为基础，以佛学理论为指导，汲取并借鉴中国传统医药学的理论精髓和临床经验，从而形成的独具特色的传统医药学体系。佛医讲究"内外兼修""身心并治"，以治心为内在目标，以治身为外在目标。佛教对中医的贡献主要体现在养生、明目、调养情志等方面。

　　儒家、道家、佛家等中国传统文化历史悠久，源远流长，对方剂命名的影响也很深远。"中和"思想是儒家的思想核心，《礼记·中庸》认为"致中和，天地位焉，万物育焉"，宇宙万物便达到一种最佳动态平衡，故"中和"维持着人体的新陈代谢及生命的动态平衡。因此，方剂命名带有"和"字，意在用了此方后可以和其不和之处，重新调整机体的阴阳平和，如阳和汤、保和丸等。道家医方则多以太极八卦命名，如定坤丹、震灵丹等；或以四方之神命名，如用四方之神白虎命名的白虎汤，东方之神青龙命名的青龙汤，北方之神玄武命名的真武汤，南方之神朱雀命名的朱雀丸等；或以古代神仙、著名道家、道教名山或著名道观命名，如太乙紫金锭、九仙散等。明朝朱橚编撰的《普济方》是中国历史上最大的方书，载方61739首，而金元四大家李东垣在

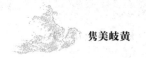

《脾胃论》中收录的"普济消毒饮"，主治当时的瘟疫"大头瘟"，效果甚佳。而这里的"普济"就来源于佛教中普度救济的概念，体现对众生的救助和慈悲关怀之意。

方剂的诗意化命名，既归因于从医者医学与文学的兼通，即他们不仅精通医学，还具备深厚的文学造诣，也充分体现了我国优秀传统文化与中医药学之间的源流融合，更是中医药文化自身发展与创新历程的生动记录。

## 第四节　方剂剂型之美

### 一、方剂剂型多样之美

剂型是将处方按照医疗需要或药物特点制成一定大小和不同规格的制剂。方剂的剂型历史悠久，经历了从少到多、由简入繁的发展，形成了丰富多彩的剂型特色。

不同的药物、不同的有效成分应做成各自相宜的剂型。《神农本草经》序录中记载："药性有宜丸者，宜散者，宜水煎者，宜酒渍者，宜膏煎者，亦有一物兼宜者，亦有不可入汤酒者，并随药性，不得违越。"根据药物性质制成不同的剂型，可以更好地发挥药物疗效。

汤剂，是方剂最古老的剂型之一，因吸收快、疗效显著、能够灵活随证加减等特点而备受欢迎，故以"汤"命名的方剂最多，如小柴胡汤、炙甘草汤、小半夏汤、真武汤等。

丸剂，是将药物研成细末，以蜜、水或米糊、面糊、酒、醋、药汁等作为赋形剂制成的圆形固体剂型。丸剂具有悠久的历史，在我国较早的医方著作《五十二病方》中，丸剂即为最常用的剂型之一，这充分说明丸剂已有3500多年的使用历史，是中成药最古老的剂型之一，也是古代医药学家在长期的实践中发明的一种简便易行的剂型。《金匮玉涵经》云："丸药者，能逐风冷，破积聚，消诸坚癖。"中医古籍中记载"丸者，缓也""丸药以舒缓为治"及"药性有宜丸者""大毒者须用丸"。这些论述表明，古代人们已经认识到丸剂可延缓释放，有助于使疗效平稳持久，降低毒性，消除不良反应。其特点在于作用持久、缓和，比散剂服用方便，便于携带，如附子理中丸、六味地黄丸、肾气丸等。根据黏合剂的不同，又可分为蜜丸、水蜜丸、水丸、糊丸、浓缩丸、滴丸、微丸、蜡丸等。

散剂，是一种或多种药材混合制成的粉末状制剂，分为内服散剂和外用散剂，是我国古代剂型之一。散剂治疗范围广，服用后分散快，奏效迅速，且具有制作工艺简单、携带方便、节省药材等优点。有效成分不溶或难溶于水，或不耐高温，或剧毒不易掌握用量的药材，或贵重细料药材，适宜于制成散剂。

膏剂是常温下为固体、半固体、半流体的一类剂型，由药物和基质两部分组成（也有含基质的特殊情况）。膏，顾名思义，就是黏稠之物。缪希雍《先醒斋医学广笔记·卷四·炮炙大法》谓"膏者，熬成稠膏也"，龚云林《寿世保元》曰"膏者，胶也"，都反映了膏剂的形态。膏剂作用比较广泛，由于其具有一定的稠度，故而具备有效成分含量高、析出速度缓慢、作用长期持久、局部疗效切实等优点。徐灵胎说："今所用之膏药，古人谓之薄贴，其用大端有二：一以治表，一以治里。治表者，如呼脓去腐，止痛生肌，并摅风护肉之类，其膏宜轻薄日换……如里者，或驱风寒，或和气血，或消痰痞，或壮筋骨，其方甚多，药亦随病加减，其膏宜厚而久贴，此理人所难知。"

酒剂，俗称"药酒"，是将特定的配方浸入酒中，经过一定时间的浸泡，待药性浸出后供使用的制剂。酒剂古称"酒醴"，供内服或外用，优点是组方灵活，制备简便，剂量较小，服用方便，且不易霉变，易于保存；缺点是儿童、孕妇、心脏病及高血压患者不宜服用。由于酒本身有活血舒筋之功效，因此多适用于风湿痹痛等病，如虎骨木瓜酒可治疗关节痛、屈伸不利等。

丹剂没有固定的剂型，或为丸剂，或为散剂，有内服和外用两种，每以药品贵重或药效显著而得名，如至宝丹，大、小活络丹，定坤丹，紫雪丹等。

## 二、制剂工艺先进之美

随着现代工艺的不断发展，方剂的剂型更加丰富，如冲剂、片剂、颗粒

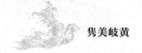

剂、口服液、注射剂、胶囊剂等新的剂型不断出现，市场上常见的有桑菊感冒片、感冒清热颗粒、止咳糖浆、六味地黄软胶囊等。

对中药药物制剂的生产而言，原材料的选择与处理、生产过程的严格把控、药品最终的质量检测等环节，都是影响中药制剂安全性的重要因素。因此，生产企业应更加重视中药制剂的质量，将提高品质作为中药开发战略的重要组成部分。为确保中药的品质，中药企业应从原材料采购到最终形成制剂的整个生产工艺流程，都实施严格的品质管理措施。

中药的生产工艺主要分为两种形式：一种是保留药物的外形或者药物本身的性质，主要涉及药品的初加工或中药饮片制作；另一种则是将药物加工为胶囊、糖片等现代制剂形式。

中药药物制剂生产工艺中的提取与分离技术，与西药制剂的制作工艺有所不同。在中药制剂的生产过程中，对药品的提取和分离技术要求更为严格和精细。相较于传统的提取分离技术，当前新技术的运用不仅极大地提高了生产效率，还确保了生产质量的稳定与提升。

### （一）中药材净制

净制的目的是提取药材的药用部分，除去非药用部分及杂质，使药材达到一定的纯度和标准，同时便于切制、炮制和制剂。不同药材采用的净制方法不同，可采用挑选、风选、水选、剪和切等。

### （二）中药材切制

切制是将净制药材切成适用于生产的片、段、块等，其类型和规格应综合考虑药材质地、炮制加工方法、提取工艺等。目的是利于炮制、制剂，提高提取质量等。

### （三）中药材炮制

中药材炮制是指将净制、切制后的药材进行火制、水制或水火共制等，目的是使药材在药性、功效、作用趋向、归经和理化性质方面发生某些变化，起到解毒、抑制偏性、增强疗效、矫味和提高有效成分溶出率等作用。

### （四）中药材粉碎

对于某些质地坚硬、不易切制的药材，可能采用粉碎后提取的方式来处理；一些贵细药材，则常粉碎成药粉后直接入药，无须经过提取过程。粉碎时，必须考虑制剂的具体需求和药材性质，注意粉碎粒度、出粉率、粉碎温度、方法等，以确保能满足后续工艺的需求。粉碎的方法有多种，大体可分为干法粉碎、湿法粉碎、低温粉碎和微粉粉碎等。

### （五）提取

提取指使用一定溶剂，采用适当的方法，将药材中的可溶性物质转移至溶剂中的过程，即溶剂进入药材的细胞组织，溶解其中的有效成分后形成浸出液的全部过程，也称浸提或萃取。从本质上看，提取是基于扩散原理，使溶质由药材固相转移到液相中的一种传质过程。提取分为浸提法、渗漉法、煎煮法、回流提取法、连续提取法、超声波提取法、微波提取法和超临界流体萃取法等。提取采用的溶剂可以是水或其他有机溶剂。

### （六）分离与精制

某些情况下由于提取液中的无效成分较多，直接浓缩可能造成出膏率过高，因此，可在浓缩前进行适当的分离与精制。分离与精制的目的是使有效成分更为纯净，减少杂质含量，并缩小体积。对中药片剂的生产工艺而言，可采用沉降、离心、滤过等方法进行分离，并采用水提醇沉法、醇提水沉法、酸碱法、盐析法等精制手段。

### （七）浓缩

浓缩是采用适当的方法除去提取液中部分溶剂，从而获得浓度较高的浓缩液或浸膏的操作。一般通过蒸发实现，也可通过反渗透法、超滤法使药液浓缩。在生产中，多采用沸腾蒸发的方法进行药液的浓缩。

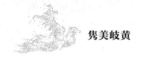

### （八）灭菌

在中药片剂的生产过程中，确实存在部分中药需经粉碎后直接入药的情况，这自然就引出了中药粉碎技术与灭菌处理的问题。自我国《药品生产质量管理规范（2010年修订）》实施以来，对药品质量的要求更为严格，特别强调无菌标准及制药过程中的污染控制。现行的灭菌方法主要有以下几种。

**1. 干热灭菌法**

干热灭菌法缺点是穿透力弱、温度不易均匀，而且由于灭菌温度过高，不适用于橡胶、塑料及大部分药品的灭菌。

**2. 湿热灭菌法**

湿热灭菌法主要利用蒸汽比热大、穿透力强，容易使蛋白质变性的特点杀灭微生物。此法还具有作用可靠、操作简便等优点，因此在制剂生产中应用最为广泛。但是，该方法仍然面临操作时间较长、对热敏性成分影响较大等问题。

**3. 辐射灭菌法**

辐射灭菌法现已被用于部分不耐热中药材的灭菌。辐射灭菌设备费用高，某些药品经辐射灭菌后效力可能降低，产生毒性或发热物质，同时要注意安全防护和辐射残留等问题。

**4. 微波灭菌法**

微波灭菌法是利用微波照射产生的热能杀灭微生物和芽孢的方法。该法适用于部分液体和固体物料的灭菌，且对固体物料还具有干燥作用；但主要存在灭菌均匀性差等问题。此外，目前微波灭菌设备的研究尚存在不足之处。

针对固体物料如中药材的灭菌，寻找一种安全、经济又高效的设备是行业面临的共性问题。现有的方法和设备主要存在灭菌时间过长、温度过高、能耗过大、设备复杂、成本较高等问题，且对中药化学成分的影响存在不确定性，特别是对含热敏性成分的中药材或制剂而言，存在明显缺陷，无法保证药材或制剂的质量。如果通过改进现有设备或创新开发新设备，从而达到经济、高效、安全的目的，同时又节能环保，相信将对制药行业产生积极的影响。

　　方剂美学属于自然科学的美学范畴，因此更多反映的是方剂命名、配伍、剂型等方面的规律性，是深层次的美学。研究方剂美学的目的，并非单纯追求形式上的美感，而是在保证甚至提高方剂临床疗效的前提下，自觉地将方剂美学运用到方理的阐述、方剂的运用和新方的创制中，以期对方剂的教学、科研和临床实践等各个方面提供有益的指导。

# 第五节　方剂配伍之美

## 一、君臣佐使协调之美

　　君臣佐使是方剂的组方原则，最早见于《内经》。《素问·至真要大论》曰："主病之谓君，佐君之谓臣，应臣之谓使。"君臣佐使借用古代政体以演说方剂组成，阐发药物之间的有机协调联系，被称为遣方用药中的"孙子兵法"。

　　结构、组织、秩序是宇宙万物的普遍规律，如《周易·系辞上传》云："天尊地卑，乾坤定矣。卑高以陈，贵贱位矣。动静有常，刚柔断矣。方以类聚，物以群分，吉凶生矣。"宇宙万物包括人类社会，其演变大多是从混沌到有序，从无组织到有组织的进化。在进化的过程中则会产生如阴阳、刚柔、动静这些对立面的消长、交感等关系。因此，秩序、层次、要素之间的有序状态，逐渐演变成一种普遍的审美观念。方剂经过有目的的配伍，成为一个有机的整体，药物各要素之间才会产生动静、刚柔相互作用，从而产生方剂的结构感、层次感，呈现出一种秩序的和谐之美。君臣佐使原则中，君药是针对主病或主证起主要治疗作用的药物，是方中不可或缺且药力居首的药物。臣药一方面辅助君药加强治疗主病或主证，另一方面针对兼病或兼证起治疗作用，其在方中之药力小于君药。对于佐药的认识，一是佐助药，即协助君、臣药以加强治疗作用，或直接治疗次要兼证的药物；二是佐制药，即制约君、臣药的峻烈之性，或减轻、消除君、臣药毒性的药物；三是反佐药，即根据疾病需要，配伍少量与君药性味或作用相反而又能在治疗中起相成作用的药物。其在方中之药力小于臣药，一般用量较轻。对于使药的认识，一是引经药，即能引方中诸药以达病所的药物；二是调和药，即具有调和诸药作用的药物。其在方中之药力较小，用量亦轻。如《伤寒论》经方麻黄汤，主治外感风寒表实证，症见恶寒发热、头身疼痛、无汗而喘、苔薄白、脉浮紧。其病机是风寒外束，卫闭营郁，毛窍闭塞，肺气失宣，治宜发汗解表、宣肺平喘。方用麻黄三两、桂枝二两、杏仁七十个、甘草一两。根据药物性能及用量分析，其药力最大者为麻黄，其他依次为桂枝、杏仁、甘草。方中麻黄辛温，发汗解表而宣肺平喘，统筹全局，为君药；桂枝辛温解肌，透达营卫，助君药发汗，为臣药；杏仁苦平，配合麻黄宣肺散邪，利肺平喘，防止君、臣药宣发太过，为佐药；甘草坐镇中州，调和诸药，并可缓和药性，防麻、桂发汗太过，为使药。四味药物分属君、臣、佐、使，体现了结构和谐之美。又如清瘟败毒散，根据治法而体现出结构的层次感，辛凉疏散，清热泻火，清热解毒，清热凉血等，相互作用而又有区别，体现了对于热证治法的层次之美。又如滚痰丸，有降气、泻火、通便、坠痰四个层次的作用，共同应对顽痰、老痰，体现了气、火、痰之间的关系。对结构美、层次美、秩序美的感悟，不仅有助于深刻理解方剂结构中的和谐之美，还能加深对方剂治法及其主治证候的理解。

## 二、整体统一美

方剂是在中医学整体观念和辨证论治的思想指导下，依据治则、治法，选择合适的药物，酌定用量，以君臣佐使的组方原则相配伍而成。方剂的配伍应与人体的病理反应、机体状态相统一，与人体的体质类别相协调，同时考虑地理环境、季节气候的影响，与人体疾病的病因病机高度契合，依法而立。正是基于这样的原则，历代医家在用药原则及方剂配伍上提出了诸多精辟的见解。如吴鞠通治三焦病的组方原则为"治上焦如羽，非轻不举；治中焦如衡，非平不安；治下焦如权，非重不沉"。又如叶天士提出治疗温热病的组方原则为"在卫汗之可也，到气才可清气，入营犹可透热转气……入血就恐耗血动血，直须凉血散血"。均体现了组方必须与机体状态相统一的原则，这一原则也体现了方剂理论的整体统一美。

### 三、对称平衡美

对称，赋予方剂以平衡沉稳的美感，通过审美者的感官体验，产生一种可靠且信任的美学效应。"对药"正是对称平衡美在方剂中的典型体现。在方剂中大量运用对药，旨在调整脏腑阴阳、调和气血、协调气机的升降出入，以顺应脏腑的生理特性。这不仅是千百年来历代医家从临床实践中总结、沿袭并固定的用药习惯，而且，有意无意间，这些对药还巧妙地构成了方剂的对称平衡美。如许多调肝方剂中运用柴胡与白芍的对药，针对肝"体阴而用阳"的特性，既疏肝又柔肝；再如交泰丸中黄连配肉桂，上下交通，寒热并调，为治疗心肾不交失眠的名方；六味地黄丸中熟地黄配泽泻、山药配茯苓、山茱萸配牡丹皮等"三补三泻"的经典药对，把肾、肝、脾三脏的生理功能及相互间的补泻关系诠释得淋漓尽致；更如枳壳配桔梗调气机升降，熟地黄配苍术润燥结合，干姜配五味子一散一收，当归配白芍动静相合，金铃子配延胡索和调气血，党参配黄芪相须为用，苍术配厚朴燥湿行气相辅而行，白术配枳实补消兼施等，其中蕴含的阴阳、升降、收散、动静、补泻、润燥、刚柔等平衡美感被生动展现，让人赏心悦目，也增强了方剂治疗疾病的说服力和信任感。

### 四、运动变化美

在疾病进展过程中，人体脏腑功能失常，阴阳失调，气血失和，气机升降失常，一切始终处于不断地运动变化中。然中药亦有升降浮沉之分，动静阴阳之别，故结合疾病病机变化，将升降动静之药合理配伍运用于方剂中，就使得方剂具有了一种别有韵味的美学价值。例如，滋阴疏肝的代表方一贯煎，针对肝肾阴虚、肝气不舒病机，在众多滋补肝肾阴血药中少佐一味川楝子以疏肝理气，使滋阴养血而不遏滞气机，疏肝理气而不耗伤阴血，整个处方呈现一种灵动流畅的美感。再如治疗中风的代表方镇肝息风汤，该方在大队潜镇肝阳药物中配伍了川楝子、生麦芽、茵陈之类升发疏泄之药，降中有升，静中有动，升降协同，既针对肝阳上亢、肝风内动的主要病机，又顺应肝喜条达而恶抑郁的升发之性，共同表达平肝息风、滋阴潜阳的治疗宗旨。又如治疗阴疽的阳和

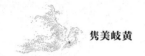

汤，大剂的滋补阴血、填精益髓的滋腻阴静之物，配伍姜炭、肉桂破阴通阳、温通血脉，以及麻黄、白芥子等开寒结、引阳气、通达里外的动阳之品，补益与温通配合，辛散与滋腻相伍，动静结合，使精血养而阳气布，阴邪尽去。透过药物所具有的性能和精妙的配伍，方剂内在结构中所散发出的调畅的动态美跃然而出，仿佛是在欣赏一幅幅流动的山水画。

另外，运动变化美还体现在方剂的组成变化上。当临床病情发生变化时，为了切合病机，方剂中药味要出现增减变化，特别是辅药的增减；或者药物组成相同，但药量发生增减变化，从而使方剂的功效和适应证发生根本变化，方剂的名称也随之改变。历代医家创造并流传下来的成方运用，即为这一方面的典范。如麻黄汤与三拗汤，前方以麻黄配桂枝，重在发汗解表，治风寒表实证；后方去桂枝，而以麻黄配杏仁，重在宣肺散寒、平喘，治风寒犯肺咳喘。再如小承气汤与厚朴三物汤，均由大黄、厚朴、枳实三药组成，但由于变更了厚朴、枳实的剂量，从而使药物的配伍关系发生变化，功效、主治病证各有所异。

上述种种组成变化，衍生并发展形成许多新的成方，构成了方剂学的重要组成部分，展现了方剂独特的临床疗效，被后人广泛且灵活地运用。从美学角度来看，其中蕴含的变化之美令人耳目一新，回味无穷。

## 五、方剂配伍的齐整之美

闻一多先生对诗歌主张"三美"，其中之一便是"建筑美"，即强调诗歌的"格律"与"形式"之美。在方剂配伍中，往往重视补泻、寒热、升降的平衡，从而形成一种药物配伍如同诗词"对仗"的"齐整"之美。如六味地黄丸中的"三补三泻"（地黄、山茱萸、山药与泽泻、牡丹皮、茯苓），以及香砂六君子汤中的"四补"（人参、茯苓、白术、甘草）与"四辅"（木香、砂仁、半夏、陈皮）的配伍，均体现了补泻之间的平衡与齐整。有些方剂在配伍时，运用了功能相近且名称相似的药物，通过排比的方式增强了方剂的齐整感。如大羌活汤中的"二活"（羌活、独活）、"二黄"（黄芩、黄连）、"二术"（苍术、白术）、"二防"（防己、防风）的配伍，败毒散中的"二活"（羌活、独活）、"二胡"（柴胡、前胡）的搭配，均给人以药物名称排比之齐整的美感。此外，五皮散中的"五皮"（生姜皮、大腹皮、茯苓皮、桑白皮、陈皮）亦是如此，展现了方剂中药物配伍的排比之美。

## 六、方剂配伍的物象之美

物象是客观事物形象在意识中的具体呈现，物象之美是"具体"形象与抽象概念的有机统一之美，主要体现在物象的典型特征、风格神韵等方面。在方剂配伍中，常利用药物本身的物象给人带来美的享受。如吴鞠通认为安宫牛黄丸中"牛黄，得日月之精……真珠，得太阴之精……郁金，草之香。梅冰，木之香。雄黄，石之香。麝香，乃精血之香"。这些描述呈现的是日月、草木、金石等物象的排比之美。又如白虎汤中石膏之白，大小青龙汤中麻黄之青，真武汤中附子之黑，朱雀汤（黄连阿胶汤）中鸡子黄之黄和阿胶之赤，均可与五行、五色相联系，形成一种独特的物象色彩之美。

## 七、方剂配伍的意象之美

古人云："医者，意也。"这种"意"，亦当涵盖意象。所谓意象，即寓"意"于"象"，"象"中寓"意"。其中，"意"指的是医理，"象"则是具体形象。例如，服用大柴胡汤后，"上焦得通，津液得下，胃气因和"，这一描述呈现出津液在三焦正常输布的意象。又如三仁汤中的三味主药，分别作用于上焦、中焦、下焦，体现了开上、畅中、渗下三种治湿之法，呈现出水湿从三焦三道而走的意象。再如右归丸、左归丸及左归饮、右归饮，这些方剂均体现了"善补阳者，必于阴中求阳，则阳得阴助而生化无穷；善补阴者，必于阳中求阴，则阴得阳升而源泉不竭"的阴阳互根互用思想，展现了抱阴负阳、生化无穷、源泉不竭的意象。

因此，方剂学作为中医学的重要组成部分，处处渗透着传统美学的各种观念，这些观念在各个具体的方剂中得以呈现。在方剂的学习和研究过程中，若能理解和体验到方剂所蕴含的各种美学意象，对于增强学习兴趣和动力、加深对方剂的理解和记忆、拓展中医文化研究的角度，具有重要的意义。

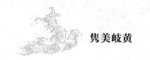

## 八、方剂配伍的七情和合之美

中医方剂并非简单的药物堆积或组合，而是由药物构成的有机整体。药物间存在着复杂的交互配伍关系，正如清代名医徐大椿所云"药有个性之专长，方有合群之妙用""故方之既成，能使药各全其性，亦能使药各失其性"。因此，配伍是方剂效用的决定性因素，堪称方剂的核心与灵魂。方剂的配伍理论植根于中药的"七情"理论与药对理论，并在学科的发展过程中融入了方剂学自身的特色理论。

"七情"包括单行、相须、相使、相畏、相杀、相恶、相反，它高度概括了中药在临床运用中的基本规律，是中医遣药组方的重要基础。

方剂配伍中的"七情和合"之美，主要体现在药物间的相互促进与相互制约所展现的生克制化之和谐。这反映了中医理论中关于"无生则发育无由，无制则亢而为害"的基本规律。同类相须者，如麻黄汤中的麻黄与桂枝、大承气汤中的大黄与芒硝的配伍；异类相使者，如当归补血汤中的黄芪与当归、四逆散中的柴胡与白芍的配伍；相反相成者，则体现在寒热并用（如左金丸中的黄连与吴茱萸、交泰丸中的黄连与肉桂）、补泻同施（如黄龙汤中的大黄与人参等药）、升降相随（如血府逐瘀汤中的桔梗与牛膝）、散收并用（如定喘汤中的麻黄与白果）、刚柔相济（如黄土汤中的附子与阿胶）、通涩并行（如十灰散中的大黄与棕榈炭）等方面。凡此种种，无不闪耀着配伍之美。

## 九、方剂配伍的结构之美

方剂配伍的结构美学特征，核心在于各药味间形成的和谐统一、有机融合的体系，体现了组方的高度严谨性。张仲景的方剂之所以备受推崇，原因之一便是其组方严谨、药物选用精确、治疗效果确切。而这里的组方严谨，实质上是对结构美学的一种体现。

经典方剂除了有良好的疗效，大多具有浑然天成的结构美。比如苏子降气汤在药物结构上，治疗上实——痰浊壅肺的有紫苏子、半夏、厚朴、前胡，重在降气化痰；治疗下虚——肾元亏虚的有肉桂、当归，重在温阳化气与纳气平喘。方中用肉桂重在温肾纳气，同时温肾助气化既可防痰饮之生，又可温化膀胱利水而使痰饮通过小便而解，此为不利水而利水、不治痰而治痰也；若更换为附子和沉香等温阳纳气药，则均难胜其功。由此观之，方中配伍肉桂实为画龙点睛之笔，使整首方剂灵动起来。该方又在煎服方法中配伍苏叶和生姜，看似轻描淡写，实寓深意。喘之发多由"外有非时之感，膈有胶固之痰"，故配伍苏叶、生姜恰为"外有非时之感"而设。如此配伍，顾及上下肺与肾，表里寒与痰，该方配伍浑然一体，颇显结构之美。

## 十、方剂命名的变化之美

方剂命名的变化之美不仅彰显了方剂在运用上的高度灵活性，更深刻体现了中医辨证论治的基本原则。为适应病情的多样性和患者的具体需求，以及拓宽治疗的应用范围，方剂需进行科学合理的调整，相应地，方剂的名称也会随之发生变化。如六味地黄丸由熟地黄、山茱萸、山药、泽泻、牡丹皮、茯苓六味中药组成。此方组方严谨，配伍得当，疗效确切，是滋阴补肾的经典名方。历代医家经过反复实践，在六味地黄丸的基础上加减化裁，创制了许多新的方剂和方名，如加知母、黄柏即为知柏地黄丸，加枸杞子、菊花称为杞菊地黄丸，加麦冬、五味子得到麦味地黄丸，加枸杞子、当归、白芍、白蒺藜、石决明、菊花便是明目地黄丸，加肉桂、附子即命名为桂附地黄丸等。还有四君子汤、六君子汤、异功散、参苓白术散、补中益气汤等，这些方剂名称的变化充分体现了"师其法而不泥其方，师其方而不泥其药"的知常达变思想。

方剂的变化美主要体现在药味的加减、剂量增减和剂型转换三个方面。这种灵活的变化，即便是方剂中几个乃至一个药味的增减，或是在药物组成不变的基础上对剂量的调整，以及药物组成维持不变而剂型的转换，都足以使整个方剂的功效、主治等发生根本性的转变。这恰恰体现了方剂配伍的灵活性，是配伍变化的一种重要表现形式。例如，从组成上看，麻黄汤、麻杏石甘汤、麻杏薏甘汤三首方剂尽管仅有一个药物的差异，但其功效却大相径庭，充分展示了方剂"药有个性之专长，方有合群之妙用"的特性；在剂量变化方面，小承气汤与厚朴三物汤，由于方中大黄、枳实与厚朴的用量配比不同，导致两者虽

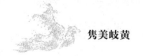 

药物品种相同，但功效与主治却有所区别；再从剂型转换的角度来看，桂枝茯苓丸与催生汤，尽管药物组成相同，但由于剂型的不同，其功效主治也截然不同。方剂的变化之美，正是中医高度个体化医疗模式、圆机活法的生动体现。

# 第六节　生活中的方剂

前人的方剂皆是医学理论精髓与临床宝贵经验的紧密结合，是留给后人的珍贵遗产。这些方剂组方严谨，配伍精妙，时至今日仍显示出良好的疗效，成为临床上常用的方剂。然而，在使用这些方剂时，我们也应意识到古今生活的差异，包括社会环境、人的体质、饮食习惯、居住环境及病因等都有所不同。因此，在临床上运用前人的方剂时，我们既要学习并掌握前人关于方剂的规范法则、严谨的组方理论及宝贵的临床经验，又要善于运用中医理论，遵循辨证论治的原则，结合患者的具体情况，对前人的方剂进行灵活加减与化裁，才能使方证合宜，提高疗效。尽管我们强调对方剂的灵活运用，但也不能无度地随意拼凑，导致有药无方，或是仅仅采取头痛医头、脚痛医脚的片面治疗方法。

## 一、密切结合辨证论治

中医学历经数千年的发展，逐步形成了独具特色的"辨证论治"医疗体系。这一体系不仅使中医学在保健长寿方面发挥重要作用，更在临床治疗中展现出卓越效果，达到了医疗艺术的境界，对中华民族的繁衍昌盛作出巨大贡献。

辨证论治的具体内容涵盖理、法、方、药等多个方面。这四个方面紧密相连，不可分割，"理"始终贯穿法、方、药之中。其中，"理"指的是中医理论，即中医治病需在中医理论的指导下进行。而"方"则指的是方剂的运用，方剂俗称"药方"，是由药物组成的，因此方、药是辨证论治不可或缺的重要组成部分。在组成药方时，必须遵循"法"（治疗法则）的要求。而"法"的确立，则是基于中医理论对疾病进行辨证分析，明确疾病的证候并找出主证后所确定的。因此，理、法、方、药之间是相互联系、相互依存的，共同构成了中医学的辨证论治体系。

## 二、以"法"统"方"，"方"中有"法"

《内经》中论述了许多关于治病的大法（亦称治则），使医家对疾病的治疗有法可依，有规律可循。它指出气有盈余，病有盛衰，治有缓急，方有大小，有正治、反治，有"反佐以取之"，以及上取、下取、内取、外取、病在上取之下、病在下取之上、病在中傍取之等多种治病大法。如《素问·至真要大论》云："寒者热之，热者寒之，温者清之，清者温之，散者收之，抑者散之，燥者润之，急者缓之，坚者耎之，脆者坚之，衰者补之，强者泻之，各安其气，必清必静，则病气衰去，归其所宗，此治之大体也。""微者逆之，甚者从之，坚者削之，客者除之，劳者温之，结者散之，留者攻之，燥者濡之……损者温之，逸者行之，惊者平之，上之下之，摩之浴之，薄之劫之，开之发之，适事为故。"再如《素问·阴阳应象大论》云："因其轻而扬之，因其重而减之，因其衰而彰之。形不足者，温之以气；精不足者，补之以味。其高者，因而越之；其下者，引而竭之。"

张仲景先师在《伤寒论》中详细论述了论病、辨证、立法、选方，并强调随证加减、依法变化的原则。他提出的治法有方有法，选药精当，深刻体现了《内经》中治病大法的精神，开创了运用"方药"治疗疾病的先河，为后世医学树立了典范。后世医家在此基础上，将治疗法则进一步归纳为汗、吐、下、和、温、清、补、消等八大法则。这些法则经过历代医家的临床实践与深入研究，得到了不断的丰富和发展。在八大法则的基础上，后世医家结合《内经》治病大法的精神，创制出了许多更为具体的治法。如汗法有辛温发汗法、辛凉发汗法、滋阴发汗法等；下法有急下存阴法、增液承气法、养血润下法等；温法有温中健脾法、温肾助阳法、温阳化气法等；在补法中，则进一步细分为峻补、缓补、温补、凉补，以及针对特定脏腑的补心、补肾、补脾、补肺等法。

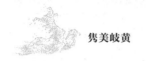

## 三、运用前人成方随证加减，灵活变化

在临床上运用前人的方剂时，我们应当根据患者的具体病情，随证加减，灵活变通。有人主张"方不在多，贵乎加减得法"，这一观点颇为中肯。在选用前人方剂的过程中，我们切不可生搬硬套，原方照抄。当然，若病情证候与原方主治高度契合时，原方剂亦可直接使用，但即便如此，药物的剂量也往往需根据个体、时间、地域等差异进行适当调整。因此，绝对地、一字不差地照搬原方的情况是极为罕见的，多数情况下都需要我们灵活加减，随证而变。

## 四、方剂加减变化要有方法

古人在方剂加减变化方面有丰富经验，可供我们学习应用。这里把前人关于方剂加减变化的经验和方法加以归纳，介绍以下 7 种方法，以供参考。

加：在原方中加几味药，或是加重原方中药的用量。

减：在原方中减去几味药物，或是减轻原方中药的用量。加、减二法中有药味的加减，也有药量的加减。有时药味虽没有加减，但药量有了轻重的不同，则方意、功用可能完全不同，需要注意。

裁：如裁衣，即在原方基础上裁去不需要的药物。

采：在保留原方主要药物的基础上，再把其他方剂中功效突出或配伍巧妙的部分采摘过来。

穿：把所需要的几个药方的主要部分，有主次、轻重地穿插起来成为一方。

合：根据治则要求把几个药方合并成一方，有增强疗效的效果。

化：既是方法，也是要求。

上述的加、减、裁、采、穿、合，有时可以单独使用，有时要配合应用，这就需要我们灵活运用，切忌死板。对于所选用的方剂，经过加、减、裁、采、穿、合的变化后，还要注意力争达到"化"的程度。所谓"化"，即将调整后的药方，不仅要再次与证候、治法、个体、地域、时间等多种因素进行细致分析、核对无误，还需深入剖析药方中各药物的配伍结构、药力比重、用量分配、煎煮顺序（如先煎后下）及炮制方法（如炙、炒、蒸）等是否恰当，以及各药物之间、药物与证候及治法之间是否存在有机的联系，能否充分发挥其治疗优势并弥补原方的不足，从而使药方比原方更能满足治疗需求。前人常以"出神入化"来形容这些经过精妙变化而取得显著疗效的方剂。许多著名的方剂如补中益气汤、阳和汤、生化汤等经典方剂，正是在这种"化"的过程中诞生的。若借用化学领域的概念来辅助理解，"化"即要求方剂的药物组成、配伍、变化与证候、治法等达到高度"化合"的状态，而非简单地将药物孤立地"混合"在一起。

另外，中医用药除了汤剂，还有丸、散、膏、丹、酒等多种剂型。当病情的变化需要调整剂型时，应对处方中药物用量进行增减。例如，对于生石决明、生赭石、生石膏这类质地较重的药物，在汤剂中通常用量较大，而若将原方由汤剂改为丸剂或散剂时，则可适当减少其用量。

## 五、吸收经方时方、土单验方之长

"经方"一般专指《伤寒论》《金匮要略》中所记载的方剂。这些方剂有很多优点，如药味较少，组方严谨，义理精深，主、辅、佐、使及大、小、缓、急、奇、偶、复区分明确，对药物的炮制、煎服法，药物的分量轻重、加减变化等都考虑得比较周全。"方"与"法"统一，治证明确，有是证必用是方，用其方必守其法；易一病即易一方，甚至方中药味相同而用量不同，其立方之理便已迥异，治证也随之改变，方名亦可能有所不同。因此，经方至今在临床上仍被广泛应用。

"时方"是在经方的基础上发展而来的。时方中，主、辅、佐、使的组方结构，组方立意的宗旨，药量轻重的权衡，配伍变化的须、使、畏、反，炮制、煎服法的宜忌等，都深刻体现了中医理论的博大精深与灵活变化。因此，要想善用时方，就必须深入熟悉中医理论，包括历代名医的精辟论述。时方中的许多方剂不但发展了经方的组方原则、治证思路及变化精神，还弥补了经方的一些不足，如刘河间的防风通圣散，李东垣的补中益气汤，《太平惠民和剂局方》的凉膈散、紫雪散、至宝丹、苏合香丸，《韩氏医通》的三子养亲汤，《温病条辨》的安宫牛黄丸、银翘散、增液承气汤，以及《医林改错》的补阳

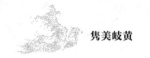

还五汤、膈下逐瘀汤等。

此外，还有一些方剂以其疗效确切、广受大众信赖而著称。它们或是医家世代相传的秘方、经过实践检验的经验方，或是源自自然的草药单方及单味药方，更有一些是师徒间口耳相传、父子间亲授的特效良方。这些方剂普遍具有简、便、验、廉等优点。尤为值得一提的是，部分方剂的配伍精妙绝伦，不仅能够启迪人们的医学思维，还能在无形中增长个人的医学知识与见识。

## 六、方药的煎服方法

在学习古代医家所遗留下的方剂时，我们不仅要深入研究其药物的精妙配伍与组方原则，还需关注方剂的煎煮与服用方法，以确保疗效的充分发挥。

《伤寒论》中桂枝汤的煎服法极为详尽，以下列举以作学习参考："上五味，叹咀三味，以水七升，微火煮取三升，去滓，适寒温，服一升。服已须臾，啜热稀粥一升余，以助药力。温覆令一时许，遍身漐漐微似有汗者益佳，不可令如水流漓，病必不除。若一服汗出病差，停后服，不必尽剂。若不汗，更服依前法。又不汗，服后小促其间。半日许，令三服尽。若病重者，一日一夜服，周时观之。服一剂尽，病证犹在者，更作服。若汗不出，乃服至二三剂。禁生冷、黏滑、肉面、五辛、酒酪、臭恶等物。"葛根汤煎服法："上七味，以水一斗，先煮麻黄、葛根，减二升，去白沫，内诸药，煮取三升，去滓，温服一升。覆取微似汗，余如桂枝法将息及禁忌。"柴胡桂枝干姜汤煎服法："上七味，以水一斗二升，煮取六升，去滓，再煎取三升，温服一升，日三服。初服微烦，复服汗出便愈。"

再如《金匮要略》枳实薤白桂枝汤煎服法："上五味，以水五升，先煮枳实、厚朴，取二升，去滓，内诸药，煮数沸，分温三服。"百合知母汤煎服法："上先以水洗百合，渍一宿，当白沫出，去其水，更以泉水二升，煎取一升，去滓；别以泉水二升煎知母，取一升，去滓，后合和煎，取一升五合，分温再服。"

以上仅列举数例，用以说明仲景先师在每剂汤方之后均详尽地阐述了煎服方法，这对我们而言极具学习价值。后世医家遵循古训，同样高度重视方药的煎服之法。

## 七、根据辨证论治，结合临床组新方

在临床上，面对病情的变化和治疗方法的需求，当一时难以找到与证候、治法高度契合的方剂时，或是虽已尝试多种前人方剂但疗效不佳时，我们需依据证候特点、治疗原则，遵循处方的组方原则及药物配伍的禁忌，借鉴古今名方的经验，并结合自身的临床实践，自主创新方剂。全面地学习和继承，是为了更好地发扬光大中医药学。缺乏创新，中医药学术将难以向前发展。

在学习方剂学的过程中，如何领略方剂学课程之美呢？关键在于我们如何学习古人的临床用药经验，并感悟他们临床辨证的思维方式。在扎实掌握中药学知识、熟练背诵方歌的基础上，我们应深入理解方剂，做到善于联系。这要求我们深刻领会临床中方剂中药味增减、药量调整的目的及其理论依据，掌握制方规律。要做到善于联系，一方面，需运用中医诊断与中药学的知识，将方剂的组成、功用、主治及临床运用等方面联系起来学习；另一方面，在学习过程中要注重前后内容的关联，学习新内容时要回顾旧内容，复习旧内容时要联系新内容，将组成、功用、主治等方面相似的方剂进行对比，总结其共性特征，辨析其个性差异，从而探索并掌握其中的规律，同时总结每一首方剂的特点。此外，还需准确把握方剂的主治证候、方中药物的特殊用量，并熟悉某些方剂的特殊煎服方法。

方剂学是一门介于中医理论与临床实践之间的学科，学好方剂学是深入研读各家经典及掌握临床课程的基础。在学习方剂的过程中，我们能够深入理解中医的核心思想，领略古代著名医家的学术精髓，从而增进对中医药历史的认识，并有助于我们确立正确的人生观和价值观。通过学习方剂学，我们可以将中医理论中的理、法、方、药有机地融为一体，最终形成自己独特的中医学术体系和发展方向，为成为杰出的中医临床专家奠定辨证、立法、遣药、组方的基础。作为中医药院校的师生，我们必须坚守并发扬中医的特色与优势，努力成为社会主义建设的高素质人才，为实现中华民族伟大复兴的中国梦贡献自己的智慧与力量。

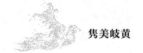

## 学习小结

本章介绍方剂学的命名之美，方剂学与中国传统文化之间的关系，以及与阴阳五行、道家思想、儒家思想、佛家思想之间的相互影响，方剂学的配伍之美，方剂的剂型之美等内容，体现了方剂学命名的艺术美、遣方用药的思想美、炮制工艺的技巧之美及传统文化的厚重之美。

## 思考题

1. 通过本章学习，谈谈你心中的方剂之美。

2. 请列举几个你所熟知的方剂及其背后的故事，并阐述它们各自所体现的美学之处。

3. 在本科学习的过程中，你是如何理解方剂学的美学价值的？

## 关键词语

方剂 traditional Chinese medical prescriptions

君臣佐使 sovereign，minister，assistant and guide

散剂 powder

煎剂 decoction

丸剂 pill

膏剂 paste

# 第五章

# 周道如砥

## 导读

　　本章主要介绍中医经络腧穴和针灸之美。经络腧穴学说是针灸学的理论核心，早在《内经》中就有关于"经络"的记载："夫十二经脉者，内属脏腑，外络于肢节。"经络作为人体的一种特殊结构，是气血运行的通道，是连接脏腑与体表及全身各部的通路。精微奥妙的经络腧穴系统犹如人体的"信息高速公路"，周道如砥则身体康健。

　　针灸作为中医药学不可或缺的重要组成部分，于2010年被正式列入世界非物质文化遗产名录。截至目前，全球已有183个国家和地区广泛采用针灸技术，使其成为传播中华优秀文化和服务人类健康的重要载体，在"健康中国"的国家战略中发挥着重要作用。

　　本章通过介绍人体经络的组成循行分布规律之美、腧穴的命名及定位之美、器具设计之美和治病疗效之美，展示人体结构和功能的整体和谐美，使学生体会到中医独特的魅力，增强学生对中医学的认同感和自信心，引导学生立勤学之志，培养服务群众、奉献社会的意识，让学生树立文化自信，勇挑时代担当，为针灸学在全球范围的传播作出不懈努力。

# 第一节　人体精巧微妙的"信息高速公路"
## ——经络系统

## 一、经络学说整体之美

经络是经脉和络脉的总称，是运行全身气血，联络脏腑形体官窍，沟通上下内外，感应传导信息的通路系统，是人体结构的重要组成部分。

"经"的原意是"纵丝"，有路径的意思，是经络系统中的主要路径，存在于机体内部，贯穿上下，沟通内外。"络"的原意是"网络"，存在于机体表面，纵横交错，遍布全身。经络纵横交贯，遍布全身，是人体阴阳、气血、津液运行的通道，将人体内外、脏腑、肢节连成一个有机的整体，构成人体经络结构的整体美态。

### （一）天人合一的整体之美

经络系统源于特定的人文背景，注重自然、环境、人体、心理诸要素的综合，注重整体效应，充分体现了自然与人文的高度统一。《灵枢·经水》提出："凡此五脏六腑十二经水者，外有源泉，而内有所禀。"古人深知中国十二条江河的出入方位，他们遍游江河湖海，其奇景异彩了然心中，将自然之美应于人体，取象比类，类比十二经水的方位出入，从而确定了十二经脉的大小、深浅、广狭、远近等宏观特征，为经络系统的形成奠定了坚实基础。十二经水与内在十二经脉相互对应，且均源自共同的根源——天地之气。

十二经水指古时中国版图上的清、渭、海、湖、汝、渑、淮、漯、江、河、济、漳十二条河流。在中医理论中，这些河流被用来比喻人体十二经脉的气血运行情况。足太阳膀胱经对应清水，足少阳胆经对应渭水，足阳明胃经对应海水，足太阴脾经对应湖水，足少阴肾经对应汝水，足厥阴肝经对应渑水，手太阳小肠经对应淮水，手少阳三焦经对应漯水，手阳明大肠经对应江水，手

太阴肺经对应河水，手少阴心经对应济水，手厥阴心包经对应漳水。这一比喻源自《灵枢·经水》，该篇通过类比自然界中河流的流动，来形象地描述人体十二经脉气血的运行状态。与五脏六腑相通的十二经脉，其气血的流行，就像自然界十二条河流之水的流动一样，既有显现于外的源泉，又有隐伏在内的归巢。自然界的河流内外相互贯通，形成一个环状结构，没有终点；人体经脉之气血也是内外贯通、循环不息的。

《灵枢·经水》曰："经脉十二者，外合于十二经水，而内属于五脏六腑，夫十二经水者，其有大小、深浅、广狭、远近各不同，五脏六腑之高下、大小、受谷之多少亦不等，相应奈何？夫经水者，受水而行之；五脏者，合神气魂魄而藏之；六腑者，受谷而行之，受气而扬之；经脉者，受血而营之，合而以治奈何？刺之深浅，灸之壮数，可得闻乎？"十二经脉犹如十二条河流，各自拥有与五脏六腑紧密相连的源头。河流因承载着水流而通行于各地，五脏则因蕴含着精神、魂魄、志意等而深藏于内，六腑则因收纳水谷而负责传导与输布。经脉则因血气的充盈而营运于全身各个部位。此外，经脉的运行也与四时阴阳相协调。通过运用法天则地的思维方式，即遵循自然规律，我们可以观察自然界中河流的运行规律，从而深刻领悟经脉的奥秘。

### （二）经络组成结构整体之美

《灵枢·脉度》记载："经脉为里，支而横者为络，络之别者为孙。"将经络按大小、深浅的差异分别称为"经脉""络脉"和"孙脉"。经络包括十二经脉、奇经八脉、十二经别、十二经筋、十二皮部、十五络脉和难以计数的浮络、孙络等。"经"指的是脉的主干，纵向分布于人体，犹如江河的主流；"络"则指脉的分支，这些分支由经脉横向分出，犹如江河的支流。它们在体内与各个脏腑紧密相连，在体表则与筋肉、皮肤相连，从而将人体内脏和肢体各部分紧密地联系在一起，构成一个不可分割的整体。

在整个经络系统中，"正经"是最主要的经脉，凡是经过手的称为"手经"，经过足的称为"足经"；分布于人体外侧（阳面）的称为"阳经"，分布于内侧（阴面）的称为"阴经"。根据阴阳之气的盛衰程度，这些经脉又被细分为太阳、阳明、少阳（属阳）及太阴、厥阴、少阴（属阴）。经脉是连接体表组织与脏腑的通路，每条经脉都与其特定的脏腑相连通，因此经脉的名称中还包含了所联系脏腑的名称。由于脏属阴，故阴经的名称中均含有脏的名称；腑属阳，因此阳经的名称中均含有腑的名称，如足阳明胃经、足厥阴肝经、手阳明大肠经、手太阴肺经等。

阴经与阳经的分布，有的在手部，有的在足部，因此又有手足三阴经、手足三阳经的区别；唯独督脉行走在背部正中，统摄诸阳经脉；任脉则行走在腹部正中，统摄诸阴经脉。督脉行于腰背正中，起于胞中，出于会阴，上行至头面部，具有调节全身阳经经气的作用，因此又被称为"阳脉之海"。任脉行于胸腹正中，同样起于胞中，出于会阴，上达下颏，具有调节全身阴经之气的作用，因此也被称为"阴脉之海"。这两条经脉是调节十二正经的关键枢纽。总之，十四经脉通过离合、出入、内外、上下的相互沟通，形成了表里阴阳相互配属的整体关系。

## 二、经络分布对称之美

经络理论作为中医学的基础理论之一，充分彰显了中国传统文化的整体美学思想。经络不仅展示了人体生命现象的基本特征，还深刻阐明了阴阳、五行、藏象、气血等中医基础理论之间的内在联系，对中医理论体系的整体构建产生了极其深远的影响。此外，当我们仔细观察经络系统全图时，不难发现经络的分布呈现出显著的对称性，这无疑是经络赋予我们的又一美学感悟。本节将详细阐述经络的对称之美。

### （一）经络系统的对称性

如果说人体的美在世界上是无与伦比的，是生命在漫长岁月中历经亿万年变迁所孕育出的最美妙、最神奇的结果，那么对称无疑是人体美的重要组成部分。以人体中线为轴，耳朵、眼睛、四肢等器官和肢体都均匀地分布在对称轴两侧，呈现出一种整齐而又舒适的美感，这便是人体所展现的对称之美。同样，连通人体上下内外的经络系统也蕴含着对称之美。经络系统由十二正经、

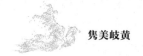

奇经八脉、十二经别、十五络脉、十二经筋和十二皮部等组成，而本节将主要探讨十二经脉和奇经八脉所体现的对称美。在十二经脉中，阴阳是一个至关重要的概念，是对经脉进行精简、浓缩、抽象和符号化的概括。其实，这种隐含的阴阳关系本身就是一种对称，即阴阳对称，这无不体现出一种独特的美感。此外，十二正经左右对称，共有二十四条经脉，它们在人体上构成了一幅左右工整、和谐美丽的画卷。

### （二）经络循行的对称性

#### 1. 十二正经

十二经脉的对称美主要体现在经脉的分布上。十二经脉在四肢的分布规律：太阴、阳明在前，厥阴、少阳在中，少阴、太阳在后。在小腿下半部及足部，足厥阴经排列于足太阴经之前，至内踝上 8 寸处再交叉到足太阴经之后而循行于足太阴经和足少阴经之间。此外，手、足阴经分布于四肢的内侧，手、足阳经分布于四肢的外侧。所以基于四肢内侧面为阴，外侧面为阳，四肢内外侧阴阳经对称分布。

人体腰背属阳，胸腹属阴，头部与四肢末端属阳，躯干及四肢属阴。十二经脉在头与躯干部的分布大致为手三阴经联系胸，足三阴经联系腹及胸，仍遵循"阴经行阴面"的规律；手、足三阳经联系头，故称"头为诸阳之会"，且手三阳经行于肩、背、项部，足太阳经分布于背腰部，足少阳经居于体侧，足阳明经略特殊，分布于胸腹部中央处。经脉在躯干部有内、外行之分，内行线循行于胸腹腔，"内属于府脏"，起沟通内外、联络脏腑的作用；外行线循行表浅，分布对称，将人体脏腑经络气血输注于体表。

在脏腑中，脏藏精气而不泻，为阴；腑传化物而不藏，为阳。其中手三阴经联系于胸，其内属肺、心包、心；足三阴经联系于腹部，其内属于脾、肝、肾，此为"阴脉营其脏"。阳经则属于腑，足三阳经内属于胃、胆、膀胱；手三阳经内属于大肠、三焦、小肠，也就是所谓的"阳脉营其府"。

此外，经络的对称性在临床上具有重要意义，具体表现为表里经病证可以通过表里互治或配穴治疗的方法来进行干预。《灵枢·厥病》曰："腹胀胸满，心尤痛甚，胃心痛也。取之大都、太白。"《灵枢·口问》云："寒气客于胃，厥逆从下上散，复出于胃，故为噫，补足太阴、阳明。"这两处记载均是采用此种方法治疗。现代临床上还有同名经交叉取穴法。手、足同名经上下相应交叉取穴法是基于《内经》中"缪刺""巨刺"理论，并结合前人的对应取穴法和同名经配穴法，形成的一种复合取穴方法。该方法在临床上主要用于治疗四肢局限性疼痛及各种肢体、关节的扭挫伤痛。

**2. 奇经八脉**

奇经八脉包括任脉、督脉、冲脉、带脉、阳跷脉、阴跷脉、阳维脉、阴维脉。奇经八脉既不直属脏腑，又无表里配属关系，对其他经络起统率、联络和调节气血盛衰的作用。从整体的空间结构来看，奇经八脉的分布区域与十二正经纵横交互。若用空间坐标系来定位人体，则冲脉在坐标系中为纵轴，它由头至足，贯穿人体，起于胞中，通受全身气血为"十二经脉之海"；带脉在坐标系中为横轴，它回身一周，总束诸脉，使不妄行。冲脉之前为任脉，任脉行于胸腹正中，腹为阴，任受一身之阴经，为"阴脉之海"；冲脉之后为督脉，督脉行于脊中，总督阳经，为阳脉之会，被称为"阳脉之海"。阴阳二维脉，维络诸阴经阳经，似网络一样，为一身之纲维。阴阳二跷脉，皆起于足，行身之左右，管理同侧经脉。因此，尽管奇经八脉各自具有独特的循行分布特点，但作为一个整体来看，它们仍然呈现出对称工整的规律。这种空间上的美感，在经络美学中构成了奇经八脉独特的存在特征。

**（三）经络的度量之美**

数术，又可以称为术数。数是一、二、三、四、五、六等一系列数字，古人认为数中往往有术，数字的背后有着极大的玄奇奥秘。《周易·系辞上》中说："参伍以变，错综其数，通其变，遂成天下之文，极其数，遂定天下之象。"《素问·三部九候论》曰："天地之至数，合于人形血气。"因此，中医也认为数术是中医理论体系中用来阐明人体脏腑、经脉、气血性状及解释生命有机联系的重要环节。数术是自然界中普遍存在的规律，它与宇宙之间存在着某种固有的联系。凡事若符合数术的原理，就能够与天地阴阳的运动保持协调一

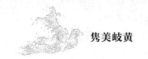

致，进而与道相契合。《素问·阴阳离合论》云："天为阳，地为阴，日为阳，月为阴，大小月三百六十日成一岁，人亦应之。"用数来说明人体与天地阴阳的关系，认为天体运行与人体气血脉运行关联密切。《灵枢·脉度》记载了经脉长度："手之六阳，从手至头，长五尺，五六三丈。手之六阴，从手至胸中，三尺五寸，三六一丈八尺，五六三尺，合二丈一尺。足之六阳，从足上至头，八尺，六八四丈八尺。足之六阴，从足至胸中，六尺五寸，六六三丈六尺，五六三尺，合三丈九尺。蹻脉从足至目，七尺五寸，二七一丈四尺，二五一尺，合一丈五尺。督脉、任脉各四尺五寸，二四八尺，二五一尺，合九尺。凡都合一十六丈二尺，此气之大经隧也。"数术没有小数，以上三尺五寸、四尺五寸、六尺五寸、七尺五寸应记为三十五、四十五、六十五、七十五。我们可以看出，除足三阳经取古制八尺外，其余都为三、五的倍数，且手足阴阳经脉之差也是三、五的倍数，均属于"三五之道"。

综上所述，经络与数术之间存在着一定的规律性联系，这种规律不仅体现了经络的度量之美，还反映了经络系统包罗万象、顺应自然的中和之美。

## 三、阴阳经脉表里运行均衡之美

### （一）十二经脉走向及流注

十二经脉的循行有一定的规律，或上行，或下行，形成"脉行之逆顺"。十二经的走向规律：手三阴经从胸走手，手三阳经从手走头，足三阳经从头走足，足三阴经从足走腹胸。十二经脉气血流注系统的记载最早见于《灵枢·营气》，曰："故气从太阴出，注手阳明，上行至面，注足阳明，下行至跗上，注大指间，与太阴合，上行抵髀，从髀注心中，循手少阴出腋下臂，注小指，合手太阳，上行乘腋出内，注目内眦，上巅下项，合足太阳，循脊下尻，下行注小指之端，循足心，注足少阴，上行注肾，从肾注心，外散于胸中，循心主脉出腋下臂，出两筋之间，入掌中，出中指之端，还注小指次指之端，合手少阳，上行注膻中，散于三焦，从三焦注胆，出胁，注足少阳，下行至跗上，复从跗注大指间，合足厥阴，上行至肝，从肝上注肺……复出太阴。此营气之所行也，逆顺之常也。"从肺经开始，表里相接，依次是大肠、胃、脾、心、小肠、膀胱、肾、心包、三焦、胆、肝，最终再回肺，这样阴阳相随，外内相贯，如环无端，周而不休。

根据十二经脉的正常流注，可以得出十二经脉相互衔接的规律：阴经与阳经（表里经）在手足部相接，阳经与阳经（同名阳经）在头面部衔接，阴经与阴经（手足三阴经）在胸部衔接。

根据十二经脉气血流注图（图5-1），我们可以清晰地看到十二正经的气血流注次序，它们首尾相接，形成了一个永不停息的闭环，这充分展现了经络系统的工整美与规律美。不仅如此，十二经脉气血流注规律对临床针灸治疗具有重要的指导作用。这一规律是基于针灸实践的长期积累与总结，蕴含着古人对脏腑经络气血内在联系规律的深刻理解和独特认识。因此，深入探究并把握十二经脉气血流注的精髓和实质，有助于我们抓住针灸治疗的根本，更好地掌握针灸临床实践，甚至对完善和重构针灸理论体系具有重要意义。

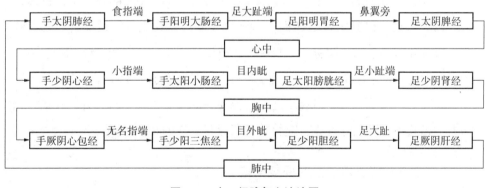

图5-1　十二经脉气血流注图

## （二）十二经脉营卫和谐

十二经脉中运行不休的两种物质是营气和卫气。《灵枢·营卫生会》曰："人受气于谷，谷入于胃，以传于肺，五脏六腑皆以受气，其清者为营，浊者为卫，营在脉中，卫在脉外，营周不休，五十而复大会。"营气是经气的主要部分，既作为气来推动经脉中血的运行，同时又化生为血液，直接存在于经脉

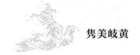

中，是构成经脉的物质基础。《灵枢·邪客》曰："营气者，泌其津液，注之于脉，化以为血，以荣四末，内注五脏六腑。"营血主要负责保证全身器官组织营养物质的正常供给。同时，营血仅能在经脉中运行，一旦离开经脉，就会转变为瘀血，成为病理产物。

卫气存在于脉外，能够护卫机体，推动血液运行，恒定体温，以及维持机体正常生理功能，它强调的是经气的功能。《灵枢·本脏》云："卫气者，所以温分肉，充皮肤，肥腠理，司开阖者也。"卫气的主要功能是防御外邪侵袭，《医旨绪余·宗气营气卫气说》记载"卫气者，为言护卫周身，温分肉，肥腠理，不使外邪侵犯也"，故其分布在体表是最为合适的。根据外界环境的变化，卫气需要相应地做出调节，以适应外部环境，确保机体的安全。因此，它必须具备高度的灵活性和应变能力，能够迅速响应机体各处的需求。为了实现这一目标，卫气必须拥有复杂且多样的系统，而不能仅仅依赖于机械、固定的运行路线和方式。

营气和卫气的关系正如《医宗金鉴》所说："卫即气中慓悍者也，营即血中之精粹者也。以其定位之体而言，则曰气血；以其流行之用而言，则曰营卫。营行脉中，故属于阴也；卫行脉外，故属于阳也。"营气是体，卫气为用，正如《素问·阴阳应象大论》所云"阴在内，阳之守也；阳在外，阴之使也"。

经脉中的营卫二气，借经络之循行流注，一行脉中，一行脉外，在运行和功能上相互呼应又相互补充，充分体现了营卫之气的和谐之美。

### （三）十二经脉流注的时间规律美

人身之气血周流出入皆有定时，中医学称之为子午流注，故《针灸大成》有"刚柔相配，阴阳结合，气血循环，时穴开阖"之说。根据经络气血流注的时间规律，每条经络有所主之时令，其中，子时胆经旺，丑时肝经旺，寅时肺经旺，卯时大肠经最旺，辰时胃经旺，巳时脾经旺，午时心经旺，未时小肠经旺，申时膀胱经旺，酉时肾经旺，戌时心包经旺，亥时三焦经旺。

子午流注法以手足三阴、三阳经中的 60 个五输穴和手足三阳经中的 6 个原穴为基础，结合天干地支和五行生克规律，并随日时的变易，推论十二经脉气血运行中的盛衰、开阖情况，作为取穴的依据。子午流注法又分为纳干法和纳支法，其中纳干法指十二经配合十天干，又称纳甲法，因天干以甲为首，故名，即按日所属天干开取某经五输穴。子午流注纳支法以时辰为主，它不受时辰在一天中的阴阳属性及所属天干的影响，而仅按照一天中的时辰顺序，配合十二经脉的气血流注，用井、荥、输、经、合的五行相生关系进行取穴和治疗。中医临床实践中，结合子午流注法的这种规律，选择适当的时间进行治疗，往往能够获得更佳的疗效。

### （四）经脉的多向性

十二经脉的作用呈多向性和复杂性，其与人体的联系具有分布广、途径多的特点。主要体现在以下方面。

1.经络对称分布于人体两侧，联系人体左右、上下，使其相互平衡与协调。

2.经络阴阳表里经间，一方面通过属络而与互为表里的脏腑相联系（阴经属脏络腑，阳经属腑络脏），另一方面通过经别在体腔内与相应脏腑相联络，还在体表通过十二经之络脉沟通表里两经。

3.经脉首尾经之间经气互通。如足太阴经气血流注于手少阴经，手阳明经气血流注于足阳明经。

4.经脉与脏腑除络属外，许多经脉直接与有关脏腑相联系。如手太阴经还与胃、肾直接联系，足少阴肾经还与肝、肺、心相通。

5.同性质经脉相联系，十二经脉手足阳经在头面部交接，手足阴经于胸中会合，手足六阳经合于督脉，手足六阴经会于任脉，从而沟通了所会经脉的经气。

总之，十二经脉及其附属系统将人体五脏六腑、五官九窍、四肢百节、皮肉筋骨、上下左右、内外前后联系在一起，形成了一个复杂而系统的有机整体，其联系呈多途径，其作用与调节的方向必然是多向性的，体现了经络系统的均衡之美。

气血不仅是构成人体的重要物质基础，其量的变化也高度概括了脏腑经脉

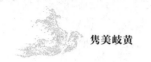

生理功能活动的状态。十二经脉的气血流注次序，正是根据气血在人体内的运行规律来确立的。气血在流注过程中的盛衰变化，不仅反映了人体阴阳互根、消长转化及气血平衡协调的关系，还体现了疾病的虚实病理状态。因此，准确辨识十二经脉气血的多少及其流注规律，不仅在理解生理功能和病理变化方面具有重要意义，而且在疾病诊断和临床治疗中同样具有重要的指导作用，具备极高的临床实用价值。

综上所述，经络系统是一个不可分割的整体，堪称中医理论基础的瑰宝。无论是其分布的对称性、结构的连贯性，还是空间布局的合理性，乃至经络本身所蕴含的知识魅力，都是值得我们深入钻研与领悟的。经络之美，难以用言语或表象来充分描绘，其魅力令人难以忽视。经络理论深刻体现了中国传统文化中特有的整体思维方式。深入探究经络理论的全方位内涵，对于准确掌握经络理论、全面理解传统中医理论具有极其重要的意义。

### （五）循经感传之动态美

20 世纪 70 年代，考古学家在马王堆遗址发现了珍贵的帛书资料，其中的《足臂十一脉灸经》《阴阳十一脉灸经》均早于《灵枢·经脉》，是现今已知最早记载经脉学说的中医文献。书中载有经络循行路线而没有穴位，有灸法而无针法。《足臂十一脉灸经》中以足表示下肢经脉，共有 6 条经脉线；以臂表示上肢经脉，共有 5 条经脉线。《足臂十一脉灸经》和《阴阳十一脉灸经》这两部文献记载的脉与脉之间没有相互衔接。《足臂十一脉灸经》和《阴阳十一脉灸经》之后三百多年的《内经》，补充了手少阴心经，形成了十二经脉，并论述了十二经脉与十二脏腑之间的关系，这种"表里相合"关系一直沿用至今；同时，《内经》中出现了穴位及针法。

古代医家采用针刺、艾灸或其他方法刺激人体特定穴位时，人体会产生酸、麻、重、胀、温热等主观感觉。这些感觉通常会沿着一定的路径进行传导。通过对这种动态感觉传导路线的归纳和总结，逐渐形成了古典的经络路线理论。古人将这种感觉循行的现象称之为"气行"现象。然而，随着中医学的发展，"气"字的概念逐渐扩展，并被赋予了其他含义，因此人们开始使用

"脉"字来专门描述这种循行性感觉的走行路线，即"脉行"现象。两汉之后，"经脉"被确认为正式术语，十二脉就是十二经脉。

在古今文献中，有大量沿经脉线感觉循行的记载。《灵枢·九针十二原》云"若行若按，如蚊虻止"，以此来形容针刺的感觉似蚊虻爬行一样，按照一定路线循行。《灵枢·五十营》记载"人一呼，脉再动，气行三寸；一吸，脉亦再动，气行三寸；呼吸定息，气行六寸"，描述了气息与脉搏的同步运动，以及气息在人体内的传导速度。《灵枢·刺节真邪》记载："上寒下热，先刺其项太阳，久留之，已刺则熨项与肩胛，令热下合乃止。此所谓推而上之者也。"描述了针刺时的一种手法，即通过刺激特定穴位并辅助热敷，以促使热感产生并传导。后世医家在此基础上，更是发展出了针刺的"催气"操作，旨在通过特定的针刺手法和技巧，达到"按摩勿释，著针勿斥，移气于不足，神气乃得复"的目的。

1978 年，全国经络研究协作组统一将此现象命名为"循经感传现象"或"循经感传"。 20 世纪 70 年代，卫生部组织了一项大规模调查，涉及全国 28 家单位，约 30 万人，针对循经感传现象制定了统一的测定标准。调查结果显示，循经感传在中国不同地区、民族、性别的人群中均普遍存在，其总体出现率为20.3%，但其中显著型感传的出现率仅为 0.35%。年龄、体质、家族遗传、疾病状况及季节等因素均对其有一定影响。此外，四种不同的感传类型（不显著型、稍显著型、较显著型、显著型）在人群中的分布呈现出依次递减的趋势。

循经感传路线与古典经脉的主干循行路线基本一致。在病理状态下，当针刺不直接针对病所（患区）的经脉穴位时，感传路线会沿着穴位所属的经脉路径循行，但在接近病所时，往往会偏离原经脉而转向病所。循经感传的感觉性质丰富多样，其中以酸、胀、麻、痛等感觉最为常见。循经感传的速度相对缓慢，其路线通常呈现为带状。在四肢部位，感传路线相对较窄，而在躯干部位则较宽。感传的深度因身体部位而异，肌肉丰厚的区域感传线较深，仿佛位于肌肉之中；而在肌肉浅薄的区域，感传线则较浅，似乎仅在皮下。感传的方向具有一定的规律性。当刺激井穴时，感传通常向躯干和头面部传导；若刺激头面部或躯干部的穴位，感传则向四肢传导；若刺激经脉中途的腧穴，感传则往

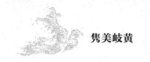

往呈现为离心性和向心性的双向传导。当感传沿着经脉到达其络属的脏腑器官时，相应脏腑器官的功能会发生显著变化，这被称为循经感传的效应性反应。例如，当感传沿着心经或心包经到达胸部时，受试者可能会出现每搏心输出量的显著增加。对冠心病患者而言，胸闷症状可能会消失，或出现心慌、心悸等症状，心率也可能加快或减慢。然而，当感传过去后，心率通常会恢复正常。

近年来，人们借助现代实验研究手段，从不同角度对循经感传现象进行了深入的研究与探讨。这一过程逐步揭示了"刺激穴位—产生得气感—沿经脉传导—被大脑感知"的针感感应和针感传导的动态过程，使得循经感传的主观感觉描述得以客观呈现。这一成果为经络实质的阐释及临床疗效的提升奠定了坚实基础，同时，动态的循经感传也被视为人体健康与活力的重要源泉。

# 第二节　人体"道路上的红绿灯"——腧穴

## 一、腧穴命名艺术之美

腧穴命名之美，彰显了中医学作为一门以自然学科为主体，融合古代哲学、中医理论、人文地理等多学科知识的医学体系的独特魅力。穴名涉及的内容包括定位、归经、特性、疗效等，而这些方面往往能够在穴名中有所体现。

### （一）运用五行学说命名

依据五音命名的腧穴有少商、商阳、商丘、角孙；依据五色命名的腧穴有侠白、浮白、阳白、隐白等。如少商，"商"五行属"金"，肺亦属"金"，少商为手太阴肺经井穴，与手阳明大肠经井穴商阳相接，故表明两经为表里经，经络循行相接，对临床有一定的借鉴意义。又如商丘，足太阴脾经经穴，在"阴井木"的五行配属规律下，脾经经穴属"金"，取名带"商"。再如侠白，金在五色中对应"白"，五脏中对应"肺"，故侠白属手太阴肺经的穴位。运用五行学说（图 5-2）来阐释腧穴的命名，不仅对于临床应用具有重要意义，而且能够提升学习的趣味性，增添中医文化的魅力，使我们能够深入探寻腧穴命名的艺术。

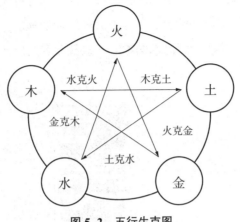

图 5-2　五行生克图

### （二）阴阳命名寓定位

很多腧穴的命名遵循阴阳原则（图 5-3），这些名称不仅揭示了腧穴的归经和定位，还能帮助辨别其隶属于阳经还是阴经。内、阴等属于阴，如上肢内侧的内关、阴郄等，下肢内侧的阴陵泉、阴包、阴谷、阴廉等，腹部的阴都

等。外、阳等属于阳，如上肢外侧的外关、阳溪、阳池、阳谷等，下肢外侧的昆仑、跗阳、委阳、膝阳关、阳辅、阳陵泉等，背部的至阳、阳纲、腰阳关等。正如《素问·阴阳应象大论》所言"阴阳者，天地之道，万物之纲纪"，腧穴命名亦遵循其道，将阴阳寓于名中，既增加了记忆点，又增添了艺术之美。

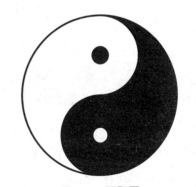

图 5-3　阴阳图

### （三）穴性命名特定穴

特定穴是经络腧穴的重要内容，其穴名可反映特定穴的性质和特点，对于探讨其功效及临床应用均具有重要意义。部分特定穴的特定性从其名称中即可

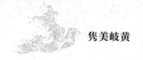

得知，例如三阴交、阳交、百会、阴交等均为交会穴。以三阴交（图5-4）为例，它既是脾经的穴位，又是足三阴经的交会穴，因此可用于治疗与三阴经相关的疾病。背俞穴则是根据脏腑的名称来命名的，如肺俞、心俞、肝俞、脾俞等，它们是脏腑之气输注于背腰部的腧穴。故其命名与所属脏腑相应，主治所属脏腑病证。

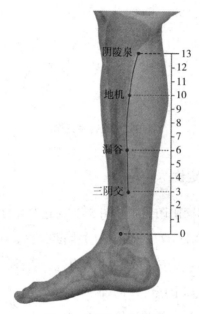

图5-4　三阴交穴位图

太渊、太溪、太白、太冲等"太"字穴为阴经输穴。"太"，大也，意思是非常、特别。"阴经以输代原"，故它们同为原穴、阴经输穴，五行属土，土居中央，土为万物生化之母，阴主血，为后天之本。原穴是元气出入留行之处，起源于肾间动气，为先天之本。

章门、期门、京门、石门等"门"字穴为募穴。《玉篇》谓："门，人所出入也。""门"穴多数与人体脏腑有关，例如《会元针灸学》曰："期门者，气血出入之始终，贯膈交阳明，出太阴，阴精注目之门户也，故名期门。"期，指周期，有期望、期待、约会之意；月信有期，卧则血归肝，肝藏血，期门为肝之募穴（图5-5）。章门者，章为章服之意，门为禁要之处，此穴处犹如平顶之山丘，更为内脏之屏障。章门为脾之募穴，也是脏的会穴，为脾脏之气出入之门。脾主统血，肝主藏血，当肝脾调节血液的功能处于正常状态时，脏腑及其功能便能有序运行。石门，位于任脉，是三焦之募穴，为三焦之气出入之门。石者，喻坚固也，指坚硬与不能生长谷物之处；门者，非仅通行之孔道，又《白虎通》谓："门以闭藏自固也。"如深山蕴玉称为宝藏，储藏货材，大者称宝库，小者称石柜。人之子宫精室犹如宝藏之所在，有此封藏之门，乃能孕育种子，以待生长发育，故喻此表面穴位为'石门'，即犹石室之门也，可治腹部坚硬如石之病。

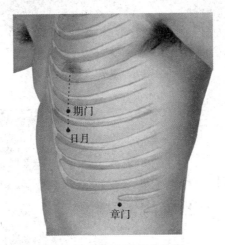

图 5-5　期门、章门穴位图

### （四）穴名体现定位与特性

很多腧穴名称中包含其所在部位之名，如头部的头临泣、头维、头窍阴（图 5-6），耳部的耳门，肩部的肩髃、肩髎、肩贞，腰部的腰眼、腰阳关、腰俞，膝部的膝眼、膝阳关，上肢的手三里、手五里，下肢的足三里、足临泣、足窍阴，以及足部的跗阳等。

名称中包含"脘"字的腧穴均在胃脘部，如上脘、中脘、下脘。从上至下依次排列而名称中含"天"字的腧穴，基本分布于上肢及腰部以上，如天池、天容、天突等。有的腧穴命名取其所在之处的解剖名称，如鱼际、大椎、然谷、京骨、完骨等。

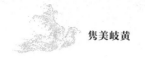

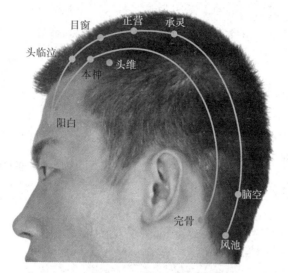

图 5-6 头部腧穴图

再如，脏腑募穴与背俞穴（图 5-7）的排列顺序与脏腑位置的高低基本一致。同时，膀胱经第二侧线上与背俞穴相平的腧穴，其命名均与背俞穴存在相关性。例如，与肺俞、心俞、肝俞、脾俞、肾俞相平的腧穴分别是魄户、神堂、魂门、意舍、志室。这一对应关系与中医理论中的五神——魂、神、魄、意、志，以及五脏——肝、心、脾、肺、肾的对应关系相吻合。

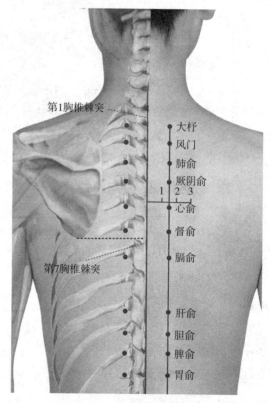

图 5-7　肺俞、心俞穴穴位图

### （五）取象水类美其名

水是生物体的重要组成部分，它通常以雨的形式从云端降下，作为液体点滴积累，进而汇聚成河流、湖泊和海洋。在自然界中，水不断地循环往复；人体经脉内经气的流注也与流水的特性有相通之处。因此，古人常用水流动的现象来比喻腧穴的特性，并将水作为腧穴命名的主要取象之一。例如，在腧穴的命名中，我们常能看到如"池""溪""泽""海""沟""渠""渊""泉"等与水相关的字眼（图5-8）。

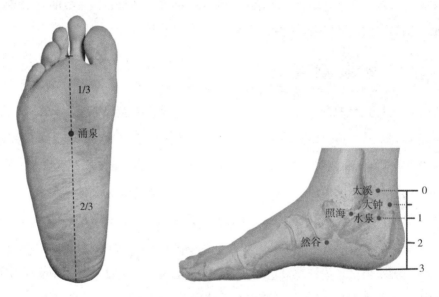

图 5-8　以水命名的腧穴（涌泉穴、照海穴）

海，言其所归也。渊、泉，言其深也。狭者为沟、渎，浅者为池、渚也。若腧穴名称中含有池、溪、渊、泉等字样，则该穴多位于四肢躯干凹陷处，如阳池、太溪、阳溪、太渊、渊腋、极泉等，均可从其穴名推测该穴处于身体凹陷之处。

气海属于任脉，血海属于足太阴脾经，少海属于手少阴心经，照海属于足少阴肾经。如气海，本穴与肺气息息相关，为腹部纳气之根本。海字之义，可

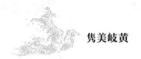

喻为事物广泛，作无边无际解之。试观海水之化云升腾，降为雨露，即天地间之气化循环也。在人身，凡属气息升降失调，其治皆以本穴为主。血海，水之归也。本穴在膝上内侧，按之凹深，治崩漏经带，以及男女其他血分诸病，犹如治血证之渊海，故名血海。

此外，比如含渠、渚、液、水等水类字眼，分别有经渠、中渚、液门、水分；井字类的有天井、肩井；溜字类的有温溜、复溜；渎字类的有四渎、中渎；泽字类的有尺泽、少泽、曲泽；沟字类的有支沟、蠡沟、水沟；渊字类的有太渊、清冷渊、渊腋；池字类的有曲池、天池、阳池、风池；泉字类的有阴陵泉、极泉、涌泉、水泉、天泉、阳陵泉、曲泉、廉泉；溪字类的有阳溪、归来（别名溪穴）、解溪、天溪、后溪、太溪、侠溪。

### （六）取天文星象美其名

古人对充满神奇色彩的天空充满着向往，他们对刮风下雨等天象变化抱持着依赖和崇敬之情。雨水的丰沛、酷暑的炎热及严寒的寒冷都与天象的变化息息相关。因此，在腧穴的命名中，天象也被用作取象比类来表达腧穴的特性。腧穴的命名中不乏"风""天""日""云""气"等天象相关的字眼。

例如天髎穴，"天"，上也，在此取象指上肢；髎，骨节凹陷处，约当肩胛骨上角凹陷处。穴处肩胛上角，位高，故名之，这就是取象天象的手法。

古称雷电之神为列缺，雷电在大气中有通上彻下之能。人颠顶有阴沉郁痛之疾，则头重目眩，刺本穴可使头目清爽，犹霹雳行空，阴霾消散，天朗气清。故喻本穴为雷电之神，而命名以列缺。

再以璇玑穴为例，北斗第二星为璇，第三星为玑。北斗自转，而璇玑随之。故测天文之仪器，名曰璇玑，又名浑天仪。仪上枢轴，亦名璇玑。其轴总摄全仪，旋转动力之源。人之胸腔，犹浑天仪之笼廓。本穴居胸腔之上部，犹璇玑持衡，因名本穴为"璇玑"（图5-9）。

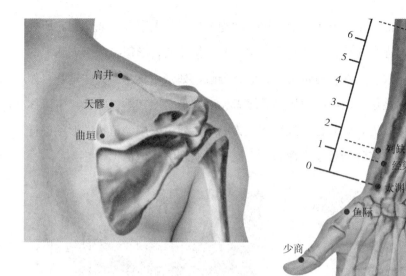

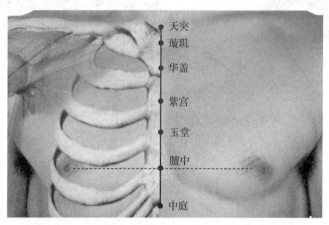

**图 5-9　以星象命名的腧穴（天髎穴、列缺穴、璇玑穴）**

## （七）取动植物美其名

动植物是自然界生命体系中的重要组成部分，对人类的饮食、出行等多种生命活动具有重要影响。在腧穴的命名过程中，有些腧穴因其外形或性状特征与动植物相似，便采用了取象比类的方法，以动植物来命名。例如攒竹穴，眉犹竹叶，穴在眉内侧端，喻如新篁攒生，本穴犹竹叶之蒂柄，故名攒竹。这是从外形特征的角度来进行命名的。

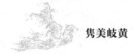

有些腧穴的命名中含有鱼、兔、鸠等动物名称或鸟类字眼。如鱼际穴所处之位肉丰隆起，赤白相接，形似赤白鱼腹。又如伏兔穴，形似趴伏于大腿上的兔子。再如鸠尾穴，穴在胸骨剑突下，肋骨分歧，如张两翼，剑突中垂，有如禽尾，不曰他鸟之尾，而必喻以鸠鸟之尾者，以鸠鸟之尾常垂善蔽也。中医称剑突为蔽骨，以其掩蔽膈肌也，故名本穴为鸠尾。通过采用动植物的形象进行命名，不仅为腧穴名称增添了生命力，也便于人们理解和记忆（图 5-10）。

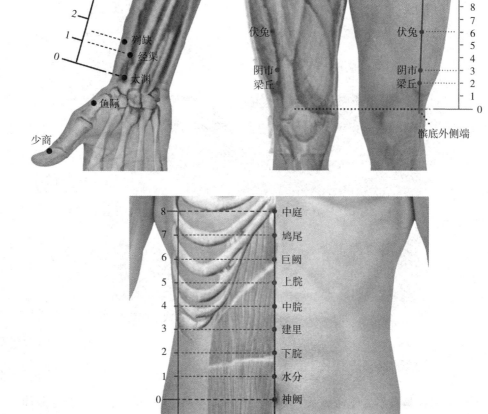

图 5-10　以动物命名的腧穴（鱼际穴、伏兔穴、鸠尾穴）

### （八）取地势地形美其名

在自然环境中，地势地形指的是一定区域内地表形态的特征及其变化趋势，因此，地势地形在描述自然界地表形态及其变化中有极其重要的作用。有些腧穴命名借鉴了自然界地势地形的规律，以地势地形来作为取象物（图 5–11）。其中，以"山"字命名的有承山、昆仑；以"丘"字命名的有商丘、梁丘、丘墟；以"陵"字命名的有大陵、外陵、阳陵泉、阴陵泉；以"谷"字命名的则有合谷、率谷、阴谷、足通谷、然谷、腹通谷、阳谷、陷谷、漏谷、前谷。

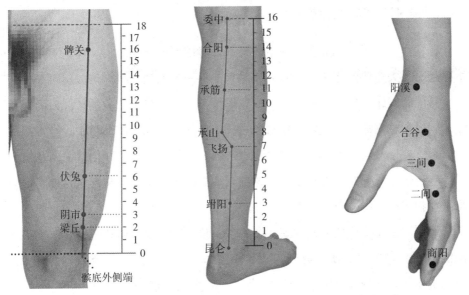

**图 5–11　以地形地势命名的腧穴（梁丘穴、承山穴、合谷穴）**

承山，穴在比目鱼肌合缝处。以承筋之凸，喻山岭之巅，本穴犹在山麓之夹谷，承山巅气势之下行也，故名承山。昆仑，"昆"通"浑"，形容广大无垠的样子。本穴之称昆仑，喻山之麓也；更以本穴之气贯于巅顶，顺势下行，犹昆仑之披沥百川也。由此可见，以山命名并不能说明腧穴处于身体的高点位置，它也可能表示穴位处于相对较高处，或是作用具有山之巅的气势。

《素问·气穴论》云："肉之大会为谷，肉之小会为溪。"肉会，即肌肉之

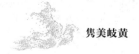

端，着骨之处，两处肌肉交会也。合谷，合，会聚也，交与也；本穴在拇指、食指歧骨间，大凹隙中，故喻之为"谷"；更有小谷、间谷来与交会，故名合谷。阳谷，穴在腕关节阳侧凹窠中，故名阳谷。然谷，《灵枢·本输》曰："然谷，然骨之下者也。"谷而得燃，犹隆雷之火出于渊也；养生家谓水中有真火，今学者谓地心有真热；观本穴所治，凡肾火衰微所生种种弱证，刺此穴俾以发动内热也，故名然谷。这种采用取类比象方法的腧穴命名方式，虽然在字面上呈现出一定的共性特征，但同样不能忽视其独特性的存在。因此，在理解和分析时，需要综合考虑穴位所在的经络位置及其在临床上的作用等因素，进行全面、综合的评估。

### （九）取建筑物之象美其名

在古代，由于自然灾害或战争等外部环境因素的影响，房屋建筑对人们的生存起着至关重要的作用。针刺人体腧穴能够防治疾病，犹如房屋建筑一样守护着身体的安康。在腧穴命名中，取象思维需要参考具体物象的特征，而房屋建筑则成为腧穴命名的重要取象对象之一。例如，在腧穴的命名中，经常出现宫、屋、室、仓等与建筑相关的字眼。劳宫穴的"劳"字为会意字，意指劳作；心包代心受邪时，握拳状态下该腧穴如同房屋般将手心包裹，这便是取象思维在腧穴命名中的典型表现。

运用取象思维，研究发现库、屋、室、筑、廊、窗、营、堂等建筑字眼在十四经腧穴各出现一次，分别为库房、屋翳、志室、筑宾、步廊、目窗、正营、玉堂等。仓字类的有地仓、胃仓；户字类的有魄户、脑户；阙字类的有神阙、巨阙；舍字类的有府舍、意舍；宫字类的有听宫、劳宫、紫宫；庭字类的有内庭、神庭、中庭；都字类的有大都、阴都、中都；府字类的有中府、天府、府舍、少府、俞府、风府；关字类的有下关、髀关、关元俞、石关、内关、关冲、外关、上关、膝阳关、膝关、腰阳关、关元；门字类的有云门、梁门、关门、滑肉门、箕门、冲门、神门、风门、殷门、魂门、肓门、金门、幽门、郄门、液门、耳门、京门、章门、期门、命门、哑门、石门（图5-12）。

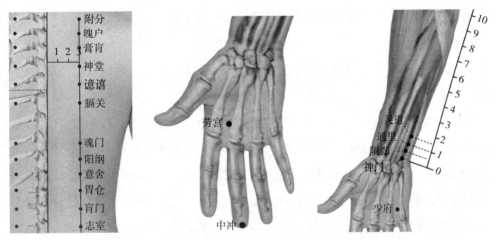

**图 5-12 以建筑命名的腧穴（志室穴、劳宫穴、神门穴）**

在研究以取象思维命名腧穴的过程中，我们还发现了一些根据其别名进行取象归类的腧穴。别名，乃是古时对腧穴的另一种称呼，而现今国家标准的腧穴名称则是对流传较广、使用较多的腧穴命名进行了标准化的统一。这些以别名进行取象归类的腧穴，为腧穴命名研究开辟了新思路，使得当前对腧穴命名的研究体系更加完善。取象思维，作为我国古人研究自然界规律时普遍采用的一种朴素而直观的认知方法，不仅有助于深化对人体生理、病理现象的认识和理解，还能指导临床实践，丰富治疗手段和方法，对研究经络腧穴理论同样具有重要的现实意义和指导价值。

## 二、腧穴定位智慧之美

### （一）腧穴定位的度量

腧穴既是疾病的诊断点，也是疾病的治疗点。腧穴定位的准确无误是针刺得气、确保治疗有效的关键基础。正如《太平圣惠方》所言"穴点以差讹，治病全然纰缪"，腧穴准确定位的重要性不言而喻。从《针灸甲乙经》到《铜人腧穴针灸图经》，再到明清时期的诸多针灸著作，历代医家都在不断对腧穴进行标准化定位，同时亦对前人的穴位记载进行重新审视与考量，明确正名与别

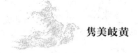
名，对部分穴位进行重新定位，使针灸腧穴的定位进一步规范化、系统化、简便化、易行化。

腧穴定位法包括经典腧穴定位法及其他腧穴定位法，经典腧穴定位法包括手指同身寸法（图5-13）、体表解剖标志法、骨度分寸定位法（图5-14）、简便取穴法。其他腧穴定位法中实用效果较好的有二步定位法，即先粗定位再细定位。粗定位指根据传统的骨度分寸定位法、简便取穴法等确定腧穴的体表大致区域；在此基础上再进行细定位，依据患者对针灸刺激产生的特殊感应，从而确定腧穴的准确位置。正如《灵枢·背俞》所论："胸中大俞在杼骨之端，肺俞在三椎之旁，心俞在五椎之旁，膈俞在七椎之旁，肝俞在九椎之旁，脾俞在十一椎之旁，肾俞在十四椎之旁，皆夹脊相去三寸所，则欲得而验之，按其处，应在中而痛解，乃其俞也。"其取穴第一步为"旁"，就是大体位置；第二步为"验之，按其处，应在中而痛解"，即为准确定位。医师先触摸大体位置，然后应用穴位痛敏特点来进行定位。若针刺得当，"气之至也，如鱼吞钩饵之浮沉；气未至也，如闲处幽堂之深邃"。二步定位法能精准定位穴位，进一步推动针灸学的科研发展，提高临床的治疗效果。这些不同的定位法，让腧穴定位更加准确，体现了腧穴定位的度量之美。

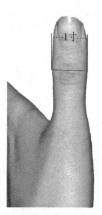
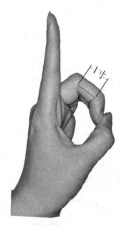
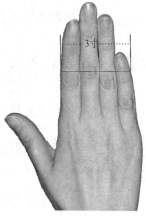

拇指同身寸法　　　　　中指同身寸法　　　　　横指同身寸法

图5-13　同身寸法

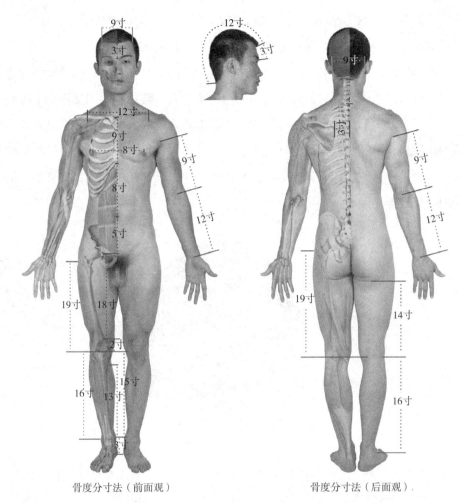

骨度分寸法（前面观）　　　　　骨度分寸法（后面观）

图 5-14　骨度分寸法

## （二）腧穴定位与命名的联系

孙思邈《千金翼方》记载："凡诸孔穴，名不徒设，皆有深意。"穴位名称具有提示定位、辅助诊断及治疗疾病的多重作用。就穴位的命名而言，其确切的起始时代已难以考证。从最初的有名有位、无名有位、"以痛为输"，到主动寻找体表反应点并施行砭灸以治疗疾病，经历了漫长的实践过程。穴位之命名取义十分广泛，绝非随心所欲，本有深意在也。这些命名不仅结合了经穴的部位、功能、主治，且近取诸身，远取诸物，上观天文，下察地理，中通人事，

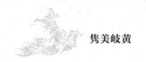

或因在其处，或取其事功，或喻以物象等。以下主要从生理功能、病理特点、局部解剖学特点等方面来说明腧穴定位与命名的联系。

根据生理功能来命名的穴位有抚之突突应手的扶突穴；按之脉动甚急的急脉穴；啮禾之髎的禾髎穴；穴处俗称泪窝的承泣穴；酸楚临此则涕泪交下的临泣穴；正应口内承受浆液处的承浆穴；人事送迎之处的人迎穴；端坐时穴处凹隙的居髎穴；跳跃时穴处呈半环形之凹隙的环跳穴；足关节屈伸着力处的申脉穴；心藏神，肾藏志，心肾交通之门户的神门穴；腹部纳气之本，犹百川之汇海的气海穴等（图 5-15）。

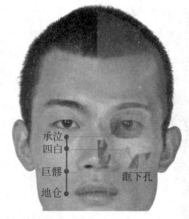

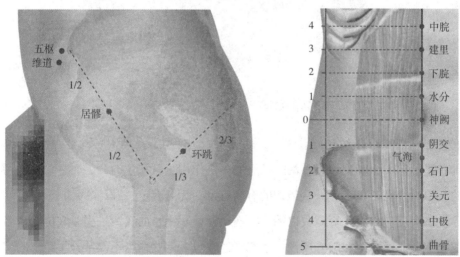

图 5-15　以生理功能命名的腧穴（承泣穴、环跳穴、气海穴）

根据病理特点或相关病理现象命名的穴位有风邪侵袭头部的风池穴、风邪翳蔽之处的翳风穴、阴邪易于积聚的阴都穴，以及形容胃部痞满不通病理状况的不容穴、承满穴和梁门穴等（图5-16）。

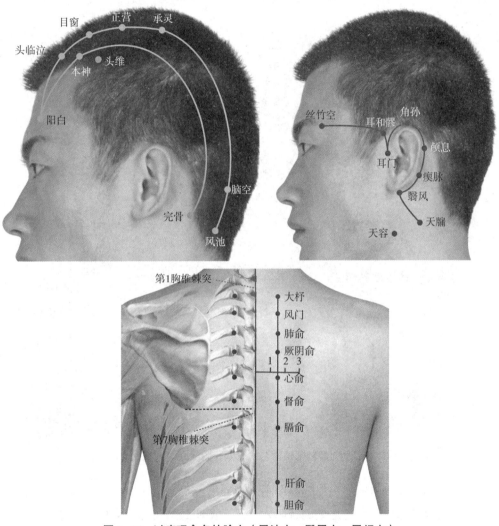

**图5-16　以病理命名的腧穴（风池穴、翳风穴、风门穴）**

根据局部解剖学特点命名的穴位有手腕骨处的腕骨穴，足京骨处的京骨穴，足束骨处的束骨穴，膝关节处的膝眼穴，鬓发曲处的曲鬓穴，耳后完骨处的完骨穴，玉枕骨处的玉枕穴，项背最大椎骨之下的大椎穴，第十一椎（为脊

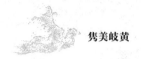

椎全数之折中）下的脊中穴，乳头正中的乳中穴，乳房下缘的乳根穴，耻骨上缘凹曲处的曲骨穴，腘窝正中委曲之处的委中穴，腘横纹外侧端的委阳穴，髀枢前下方的髀关穴等（图5-17）。正如"腧穴所在，主治所及"所言，这些经穴的命名在一定程度上也暗示了它们各自的作用范围。

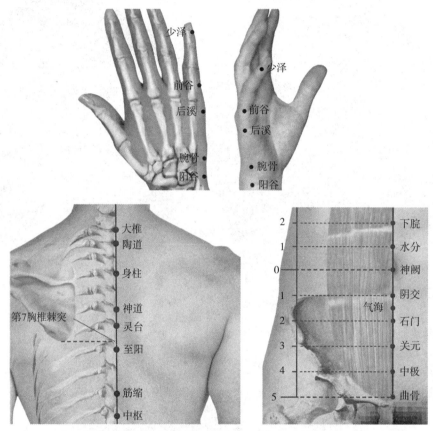

**图5-17 以局部解剖部位命名的腧穴（腕骨穴、大椎穴、曲骨穴）**

根据经脉所属或与附近经脉的关系命名的穴位有手少阴心经的阴郄穴，足太阳膀胱经两支线相合之处的合阳穴，足少阳胆经与带脉交会处的带脉穴，足太阳膀胱经与督脉交关之处的阳关穴，位于齿龈正中（为任脉、督脉交会处）的龈交穴，冲、任二阴经交会处的会阴穴，足三阴经交会处的三阴交穴，手三阳经交会处的三阳络穴，督脉与六阳经交会处的百会穴（图5-18）及督脉与膀胱经交会处的脑户穴等。

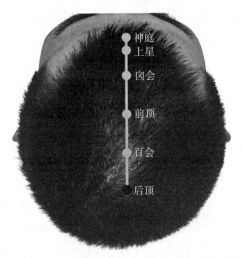

神庭
上星
囟会
前顶
百会
后顶

图 5–18　以经脉所属或与附近经脉的关系命名的腧穴（百会穴）

### （三）从穴性角度看定位智慧

《素问·调经论》云："夫十二经脉者，皆络三百六十五节。"腧穴通过经络和脏腑相通，能够反映脏腑的生理和病理变化；针灸腧穴时精气直达脏腑，起到相应的调节作用。《难经》曰："阴病行阳，阳病行阴，故令募在阴，俞在阳。"取阳分腧穴可以调整经气，引邪外出；刺激俞穴或募穴可以治疗五脏六腑疾病。

腧穴是人体脏腑经络气血输注于体表的特殊部位，也是疾病的反应点和针灸等治法的刺激点。例如，百会，属督脉，督脉为"阳脉之海"，该穴位于颠顶，为诸阳之会，针刺该穴具有升阳举陷、益气固脱的功效。《铜人腧穴针灸图经》曰："百会，治小儿脱肛久不瘥。"临床选用百会治疗中气下陷所致的脱肛、肾下垂、胃下垂、子宫下垂、眩晕等疗效较好。脑为髓海，元神之府，主宰人体生命活动，包括运动、感觉、思维等，选用百会穴治疗由元神不足、髓海空虚引起的癫证、健忘、半身不遂、头空痛、小儿脑瘫、五迟、五软等疗效较好。

后溪穴出于《灵枢·本输》，为手太阳小肠经的俞穴，八脉交会穴之一，通于督脉。俞穴可以治疗经脉循行所及部位的组织器官、四肢百骸的疾病，后溪穴能舒经活络，祛瘀止痛；针刺后溪可以治疗督脉及太阳经脉循行部位的疼

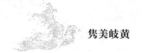
痛疾病，如枕部头痛、落枕、太阳经腰痛或腰脊中痛等。《针灸大成·脏腑井荥俞经合主治》载："体重节痛刺后溪。"《流注通玄指要赋》曰："头项痛，拟后溪以安然。"

腧穴均可治疗其所在位置或周边组织器官的疾病。例如，眼区的穴位如睛明、承泣、四白、阳白、丝竹空、鱼腰等，均具有明目的功效。针刺这些穴位，可用于治疗目痛、目干、目赤、迎风流泪等眼部疾病。

同时，穴性有一穴一性、一穴双性、一穴多性之分。通过归纳众多主治作用，可以概括出穴性，进而指导单穴的临床应用。例如，大椎穴在治疗外感风热时，采用刺络拔罐法，可发挥疏风散热的功效；而在治疗痿证时，采用毫针深刺法，则可发挥补髓壮骨的作用。正确掌握穴性，有助于在临床中达到取穴精准、疗效显著的目的。

# 第三节　器具夺目

针灸是针刺与艾灸的合称。针灸医学是在中医经络学说理论指导下，以整体观念与恒动观念为核心理念，以辨证论治为基本特色的一门独特的中医临床学科。在临床上，常将针灸作用于经络腧穴以防治疾病的方法和技术，称之为针灸疗法。针灸疗法具有适应证广泛、疗效显著、应用便捷、经济安全等优点。

针刺疗法起源于砭术，最早的针刺工具是砭石。《说文解字》曰："砭，以石刺病也。"砭石是经过精细磨制，具有点刺、切割、压按、刮摩等多种治疗作用的石器。在旧石器时代，先民们已经懂得利用石头制成简单的尖状、片状器具，用以刺破痈疡、排脓放血，从而缓解病痛。《山海经·东山经》载："高氏之山，其上多玉，其下多箴石。"郭璞注曰："可以为砥（砭）针治痈肿者。"《素问·异法方宜论》载："东方之域……其民食鱼而嗜咸……其病皆为痈疡，其治宜砭石。"这是关于以石为针并用来治病的最早记载。进入新石器时代后，随着石器制作技术的不断进步和医疗实践经验的日益积累，砭石疗法得以产生并逐渐发展。据考证，除砭石外，当时还出现了骨针、竹针、陶针等多种治疗工具。

我国约在公元前2000年进入青铜器时代，至春秋末期（公元前500年左右）进入铁器时代。随着冶金术的产生和发展，人们创制出了铜针、铁针、金针、银针等多种金属针具。《灵枢·九针十二原》记载有九种不同形状和不同用途的针具——九针。考"九针"之名，不仅反映了科技进步带来的针具改进，还蕴含了深厚的人文意义。如《灵枢·九针论》所言："九针者，天地之大数也，始于一而终于九。"由此可知，"九针"之名，寓以多种方法、最大限度、最佳效果医治多种疾病之意。金属针的创制，标志着针刺技术取得了划时代的进步，显著拓宽了针刺治疗的范围并提升了治疗效果。

灸法起源于远古先民对火的利用。灸，在《说文解字》中解释为"灼也"，明确指出了其与用火的关联。早在四五十万年前，我国就有了用火的历史记录。约五万年前的原始氏族公社时期，古人已经掌握了用火取暖、烹饪熟食的技能；而到了约一万八千年前的"山顶洞人"时代，他们更是掌握了人工取火的方法。根据原始生活的经验，当身体某部位出现病痛时，人们发现受到火的烘烤可以带来舒适感或使病痛有所缓解。随着经验的不断积累，人们逐渐认识到用火施灸可以作为一种治疗手段。《素问·异法方宜论》曰："脏寒生满病，其治宜灸焫。"这说明了早期的灸法主要用于治疗因寒气引起的疾病。经过长期的医疗实践，古人从众多的树枝叶草中筛选出了易于点燃、火力温和、渗透力强、加工简便且温通作用显著的艾作为灸料，从而形成了传统的并沿用至今的艾灸疗法。后世在此基础上又发展出了多种多样的灸法，如艾条灸、药条灸、天灸、灯火灸、隔物灸等。

# 一、针、灸、罐多样之美

## （一）针具多样之美

针刺的方法有毫针刺法、三棱针刺法、皮肤针刺法、皮内针刺法、火针

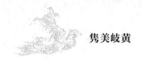

法、针刀疗法、电针法等。临床上应用各种针具，通过一定的手法，刺激人体特定部位（腧穴），以防治疾病。

**1. 毫针**

毫针是用金属制作而成的，其中，以不锈钢为材料制作的毫针最为常用。不锈钢毫针具有较高的强度和韧性，针体挺直滑利，能耐热和防锈，不易被化学物品腐蚀，故被临床上广泛采用。此外，也有用其他金属制作的毫针，如金针、银针，其导电、传热性能虽明显优于不锈钢毫针，但针体较粗，强度、韧性不如不锈钢针，加之价格昂贵，一般在临床上较少使用。至于铁针和普通钢针，因容易锈蚀，弹性、韧性及牢固度较差，除偶尔用于磁针法外，已基本不再被采用。

毫针的结构可分为5个部分，即针尖、针身、针根、针柄和针尾。针尖是针身的尖端锋锐部分，又称为针芒；针身是针尖与针柄之间的主体部分，又称为针体；针身与针柄连接的部分称为针根；针体与针根之后，供持针时着力的部分称为针柄；针柄的末梢部分称为针尾。针柄与针尾多用铜丝或银丝缠绕，呈螺旋状或圆筒状。针柄有圈柄、平柄、管柄、花柄等多种形状，其中花柄又称盘龙针，较粗大，常用于火针，有利于散热且使用时不烫手。针柄的主要作用是便于医者着力，从而有利于进针操作。

毫针的规格主要以针身的直径和长度区分。一般临床以粗细28～30号（0.32～0.38mm）和长短为1～2寸（25～50mm）者最为常用。短针多用于耳针及浅中刺之用，长针多用于肌肉丰厚部穴位的深刺和某些穴位作横向透刺之用。

毫针是治病的工具，在使用前要对毫针进行检查，以免影响进针和治疗效果。检查时要注意针尖要端正不偏，圆而不钝，无毛钩，光洁度高，尖中带圆，形如"松针"，使进针阻力小而不易钝涩；针身要光滑挺直，圆正均匀，坚韧而富有弹性；针根要牢固，无剥蚀、伤痕；针柄的金属丝要缠绕均匀、牢固而不松脱或断丝，针柄的长短、粗细要适中，便于持针。

保藏针具，是为了防止针尖受损、针身弯曲或生锈、污染等，因此应对针具进行妥善保存。藏针的器具有针盒、针管和藏针夹等。若用针盒或藏针夹，可多垫几层消毒纱布，将消毒后的针具，根据毫针的长短，分别置于或插在消毒纱布中，再用消毒纱布覆盖，以防污染，最后将针盒、藏针夹盖好备用。

**2. 三棱针**

三棱针是一种用于点刺放血的针具，通过刺破患者身体上的一定穴位或浅表血络，放出少量血液，以治疗疾病的方法称刺络法，亦称为"刺血络"。三棱针多用不锈钢制成，其针柄呈圆柱状，针身至针尖呈三角锥形，刃尖锋利；分大、中、小3种型号，临床可根据不同病症及患者身体状况（如形体强弱）来选择合适的用针型号。用三棱针刺破浮络、孙络，可促进局部气血运行，具有疏经通络、活血化瘀、开窍清热、消肿止痛的功效。

三棱针的使用方法有点刺法、散刺法和挑刺法三种。

（1）点刺法　是用针迅速刺入体表，随即将针退出的一种方法，多用于指、趾末端穴位。针刺前，先将三棱针和针刺部位严格消毒，并在针刺部位上下推按，使局部充血。然后右手持针，拇、食二指挟持针柄，中指紧贴针体下端，裸露针尖，对准所刺部位迅速刺入2～3mm深，随即迅速出针，令其自然出血，或轻轻挤压针孔周围以利出血，最后用消毒棉球按压针孔。

（2）散刺法　即在病灶周围进行多点点刺的一种方法。根据病变部位的大小，可刺10～20针，由病变部位的外缘环形向中心点刺。针刺深度根据局部肌肉厚薄、血管深浅而定。本法还可与拔罐疗法配合，一般在本法应用后再局部拔罐，以加大出血量。

（3）挑刺法　是用三棱针刺入治疗部位皮肤，再将其筋膜纤维挑断的方法。针挑前先用左手按压施术部位的两侧，使其皮肤固定；右手持针，将腧穴或反应点的表皮挑破，深入皮肉，将针身倾斜并轻轻上提，以挑断部分纤维组织。操作完成后，需对局部进行严格消毒，并妥善覆盖无菌敷料。

三棱针治疗取穴与毫针治疗取穴既有相同之处，也存在差异。相同之处在于两者均依据中医的脏腑、经络、气血理论进行辨证施治，且需遵循腧穴的近治作用、远治作用及特殊作用来选取和配伍穴位。不同之处则在于三棱针治疗主要以放血为目的，其进针部位并非局限于十四经穴之上。在实际操作中，三棱针有时虽偏离经穴但仍在经络循行路径上，这主要是为了选取穴位处或其周

边瘀阻显著的血络进行放血；有时所选穴位从经络循行的角度看，与病变部位并无直接联系，但根据临床经验，这些穴位在实际应用中往往能取得良好的治疗效果。

三棱针主要用于各种实证、热证和痛证。其中，点刺法多用于高热、惊厥、中风昏迷、中暑、喉蛾、急性腰扭伤；散刺法多用于丹毒、痈疮、外伤性瘀血疼痛；挑刺法常用于目赤肿痛、丹毒、痔疮等。

### 3. 皮肤针

运用皮肤针叩刺人体一定部位或穴位，激发经络功能，调整脏腑气血，以达到防治疾病目的的方法，称为皮肤针法。皮肤针刺法为丛针浅刺法，由多支不锈钢短针集成一束，叩刺人体体表一定部位，以防治疾病。因施术时较少痛感，尤其适合小儿，故皮肤针又被称为小儿针。

皮肤针外形似小锤，针柄有硬柄和软柄两种规格，硬柄用硬塑料制成，弹性小；软柄有弹性，一般用牛角做成。针柄长度为 15～19cm，一端附有莲蓬状的针盘，下边散嵌着不锈钢短针。针尖要求不太锐利，应呈松针状，全束针尖要平齐，防止偏斜、钩曲、锈蚀和缺损。检查针具时，可用干燥脱脂棉轻轻触碰针尖，如针尖有钩曲或有缺损，则棉絮易被带动。

皮肤针有梅花针、七星针、罗汉针之分。具体来说，针头由 5 支针组成的形似梅花，故称为梅花针；由 7 支针组成的则称为七星针；而由 18 支针组成的，则被称为罗汉针。临床上常用的是七星针，分为两种。①集束七星针：将 7 支直径为 0.4～0.6mm、长 2cm 的合金针用银丝缠绕成束，安置在针头中；也可用绣花针绑成束夹在筷子上临时应用。针尖锐而无芒，针柄多为无弹性的硬质柄。由于 7 支针尖距离较近，不易刺入表皮而损伤毛细血管，刺后针迹只留有一组充血的红点。②散点七星针：将 7 支直径为 0.4～0.6mm、长 5mm 的针分别装入针头的针盘内，周围 6 支，中间 1 支，针间距离为 2mm 左右，针锋锐利，针柄多为弹性柄，易于刺入皮肤而刺破毛细血管，刺后针迹处多有出血。

皮肤针法源于古代的"毛刺""扬刺""半刺"等刺法，《灵枢·官针》记载："毛刺者，刺浮痹皮肤也。""扬刺者，正内一，旁内四，而浮之，以治寒气之博大者也。""半刺者，浅内而疾发针，无针伤肉，如拔毛状，以取皮气。"
上述诸法同属浅刺皮肤的针刺方法。《素问·皮部论》云："凡十二经脉者，皮
之部也。是故百病之始生也，必先客于皮毛。"说明通过运用皮肤针叩刺皮部
可激发并调节脏腑经络功能，以达到防治疾病的目的。

　　皮肤针治病主要以经络学说之皮部理论为依据，即应用皮肤针叩击皮部，
通过孙脉、络脉、经脉而作用于脏腑，以调整脏腑虚实，调和气血，通经活
络，达到治病目的。从西医学的角度来看，脊柱两侧的皮部区域所呈现的阳
性反应及其与内脏之间存在的联系，其本质可能源于节段性神经支配的生理机
制。具体而言，某一内脏器官的感觉神经纤维与体表特定皮肤肌肉区域的感觉
神经纤维，均会聚于相同的脊髓节段。通过这一神经通路，内脏与体表可能在
神经调节与体液因素的共同作用下实现相互沟通。因此，当内脏发生病变时，
往往会在体表某些特定部位引发阳性反应或形成可触及的阳性体征，这些部位
正是皮肤针疗法中需要重点叩刺的部位。

### 4. 小针刀

　　针刀是一种由金属材料制作的外形似针又似刀的针灸用具。针刀疗法是在
古代九针的基础上结合西医学外科用手术刀而发展形成的，是与软组织松解手
术有机结合的产物。代表人物有"小针刀疗法"发明人朱汉章，其治疗慢性软
组织损伤、骨科骨关节疾病等疗效显著。

　　小针刀多为自行制作，其形状和长短略有不同，一般为 10 ～ 15cm，直径为
0.4 ～ 1.2mm 不等，分手持柄、针身、针刀三部分。针刀宽度一般与针体直径相
等，刃口锋利。有的是用外科小号刀片改制而成，有的是用牙科探针改制而成。

　　小针刀疗法既不同于中医的针刺疗法，也不同于西医的手术疗法，而是二
者的有机结合。它是一种介于手术方法与非手术疗法之间的闭合性松解术，是
在切开性手术方法的基础上，结合针刺方法而发展起来的。小针刀疗法的操作
特点是在治疗部位刺入深部，直达病变处进行切割、剥离等刺激，以达到止痛
祛病的目的。

　　小针刀疗法的优点在于其治疗过程操作简便，不受环境和条件的严格限
制，能有效解决众多常见病、多发病的治疗难题。这些常见病包括各种软组织

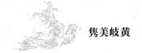
损伤后遗症、骨刺、四肢陈旧性骨折的后遗症，以及由某些运动系统疾病导致的后遗症。当手术切开线较长时，须在切开线上合理确定多个进针刀点，以确保粘连组织得到彻底分离。在必要时，还需结合针刀医学的手法辅助治疗。小针刀手术通常在盲视条件下进行，因此医者需要精确掌握切开组织的立体及微观解剖学结构，这就要求医者深入了解解剖学知识，并熟练掌握针刀医学的各种手术入路技巧。

针刀疗法具有方法简单、痛苦小、见效快、费用少等优势，能够将原本难以治愈的疾病转变为可治之症，将复杂的病情简化，将难治的病症快速治愈。在治疗过程中，其切口微小，无须缝合，对人体组织的损伤轻微，且感染风险低，无不良反应发生。患者在接受治疗时，无明显痛苦和恐惧感，术后亦无须长时间休息，因此该疗法易于被患者接受。

### （二）艾灸种类多样美

#### 1.艾炷灸

将艾绒用拇、食指搓成纺锤状，再用拇、食、中指捏紧置于平板上用力压紧，即可制成艾炷。艾炷上尖下圆，呈圆锥形，分为大、中、小3种规格：大艾炷如蚕豆般大小，中艾炷似枣核，小艾炷则如麦粒。每燃烧一个艾炷，称为一壮。施灸时，艾炷的大小与壮数的多少，需根据病情需要、施灸部位和方法，以及患者的体质情况来灵活掌握。一般来说，体质强壮者宜用大艾炷，壮数可稍多；体质虚弱者则宜用小艾炷，壮数较少。阳虚、寒证者，宜用大艾炷，壮数多；阴虚、热证者则用小艾炷，壮数少。肌肉丰厚处宜用大、中艾炷，多灸；肌肉菲薄处则宜用小艾炷，少灸。头面部宜用小艾炷，壮数应少；躯干部则宜用中、大艾炷，壮数可多。

#### 2.艾条灸

艾条灸又称艾卷灸，是将艾条点燃后置于腧穴或病变部位上进行熏灼的一种治疗方法。此外，亦可在艾绒中加入辛温芳香药物，制成药物艾条，该灸法称之为药条灸。此法使用简便，效果显著，为目前临床所常用。

无药艾条的制作方法：将 24g 艾绒平铺在一张长 26cm、宽 20cm 的桑皮纸（或质地柔软且坚韧的细棉纸）上，卷成直径约 1.5cm 的圆柱形，且越紧实越好，最后用胶水封口而成。艾条亦有市售。

艾灸属于外部自然疗法的一种，通过点燃艾炷或艾条在人体相应穴位上进行熏灼灸烤，同时利用其药理作用，使人产生畅快轻松之感，且基本上没有不良反应。唐代王焘在《外台秘要》中提出"是以御风邪以汤药、针灸、蒸熨，随用一法，皆能愈疾。至于火艾，特有奇能，虽曰针、汤、散，皆所不及，灸为其最要"，可见其对艾灸推崇备至。在民间，流传着"多年顽疾，艾灸除之"的说法，意指艾灸在治疗陈旧性顽疾方面往往能取得出乎意料的效果。长期进行灸疗，可以起到固本扶阳、祛病养生、扶正祛邪、延年益寿的功效，尤其适合寒性体质者。每逢立夏之后，天气逐渐转热，这一时期被视为艾灸养生的最佳时期，古人云"冬病夏治"，正当此时。

**3. 温针灸**

毫针留针时在针柄上置以艾绒（或艾条段）施灸的方法，称为温针灸。温针之名首见于《伤寒论》，但其方法不详。本法兴盛于明代，明代高武《针灸聚英》及杨继洲之《针灸大成》均有载述。近代已不用药饼承艾，且在方法上也有所改进。同时，其适应证已不局限于骨关节病、肌肤冷痛及腹胀、便溏等以风湿类疾患（尤其是偏于寒性的疾病）为主的症状，而是扩大到了多种病症的治疗范围。

温针灸的主要刺激区为体穴、阿是穴。先取长度在 1.5 寸以上的毫针，刺入穴位"得气"后，在留针过程中，于针柄上或裹以纯艾绒的艾团，或取约 2cm 长之艾条一段，套在针柄之上，无论艾团、艾条段，均应距皮肤 2～3cm，再从其下端点燃施灸。在燃烧过程中，如患者觉灼烫难忍，可在该穴区放置一硬纸片，以稍减火力。每次如用艾团可灸 3～4 壮，艾条段则只需 1～2 壮。

近年来，临床还采用帽状艾炷行温针灸。帽状艾炷的主要成分为艾叶炭，类似无烟灸条，但其长度为 2cm，直径 1cm，一端有小孔，点燃后可插于针柄

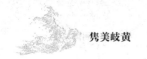
上，燃烧时间为30分钟。因其外形像小帽，可戴于毫针上，故又称帽炷灸。帽炷温针灸无烟，不会污染空气，且作用时间又长，因而是一种较为理想的温针灸法。应用时要注意防止艾火脱落烧伤皮肤。此法将针刺与艾灸结合应用，适用于既需要留针又适宜用艾灸的病证。

**4. 温灸器灸**

温灸器灸法是将艾绒置于灸器内施灸的艾灸方法。施灸时，将艾绒或艾条装入温灸器，点燃后置于腧穴或相应部位进行熨灸，以皮肤出现红晕为度。此法具有调和气血、温中散寒的作用，通常适用于临床需要灸治的患者，特别是对于小儿、妇女及对艾灸有畏惧心理的人群更为适宜。

本法能够持续应用，且操作相对简便。由于其作用温和，因此也被称为温灸法。根据灸器的不同，如温灸筒、温灸盒和苇管等，又可细分为以下三种灸法。

（1）温筒灸 温灸筒是一种特制的筒状金属灸器，筒底有许多小散热孔，内装艾绒（或掺以其他药物），点燃后在穴位上下来回温熨，以局部发热红晕，并使患者感到舒适为度，一般施灸15～30分钟。常用的温灸筒分为平面式和圆锥式两种，平面式适用于较大面积的治疗，而圆锥式则更适用于较小面积的治疗。

（2）温盒灸 是用特制的盒形木制灸器，内装艾卷，固定在一个部位施灸的方法。施灸时，将温灸盒置于所灸处的中央，点燃艾卷后，对准穴位放在盒子的铁纱上，盖好盖子，每次灸15～30分钟。上述两法适于风寒湿痹、腹痛、泄泻、胀满、痿证等。

（3）苇管灸 将苇管的一端剪成半鸭嘴形，另一端用胶布封闭。施灸时，用半个花生仁大小的艾绒置于半鸭嘴形的一端并点燃，然后将胶布封闭的一端插入患者的耳道内，使患者耳部产生温热感。每次可灸3～9壮，10次为一疗程，该法适用于面瘫患者。

此外，还有用温灸包施灸的方法。所用的器具是金属制的扁盒，表面有散热孔，盒内铺有两层用耐火材料制成的保温垫。施灸时将特殊药棒（由中药、助燃剂等制成）点燃后置于保温垫中央，扣上盖子，再将整个装置装入保护包内，并固定在需要灸治的部位上即可。

### （三）罐具种类多样美

拔火罐是一种以罐为工具，利用燃烧、抽气等方法产生负压，使之吸附于体表，造成局部皮肤充血或瘀血，以达到通经活络、行气活血、消肿止痛、祛风散寒等作用的中医疗法。拔罐疗法在中国拥有悠久的历史。早在帛书《五十二病方》中，就已经有关于"角法"的记载，这种方法类似于后世的拔火罐疗法。此外，不仅中国，在古希腊、古罗马时代，拔罐疗法也曾广泛流行。

目前拔火罐常用的罐具种类较多，有竹罐、玻璃罐、抽气罐等。

#### 1. 竹罐

采用直径 3～5cm 坚固无损的竹子，制成 6～8cm 或 8～10cm 长的竹管，一端留节作底，另一端作罐口，用刀刮去青皮及内膜，制成形如腰鼓的圆筒，用砂纸磨光，使罐口光滑平整即可。竹罐的优点是取材方便、制作简单、轻便耐用、便于携带、经济实惠、不易破碎；竹罐吸附力大，不仅可以用于肩背等肌肉丰厚之处，还适用于腕、踝、足背、手背、肩颈等皮薄肉少部位，与小口径玻璃罐比较，竹罐在吸附力方面具有明显优势。另外，在使用竹罐疗法时，可将其置于煮沸的药液中煎煮后，再吸附于腧穴或体表。这样既能通过负压作用改善局部血液循环，又能借助药液的渗透起到局部熏蒸的效果，从而实现双重功效，增强治疗效果。然而，竹罐也存在一些缺点，如易干燥开裂导致漏气，且因不透明而难以观察罐内皮肤反应，因此不宜用于刺血拔罐。

#### 2. 玻璃罐

玻璃罐由耐热玻璃加工制成，形如球状，下端开口，小口大肚。按罐口直径及腔体大小，其可分为不同型号。玻璃罐的优点是罐口光滑，质地透明，便于观察拔罐部位皮肤的充血及瘀血程度，从而能够准确地掌握留罐时间；玻璃罐是目前临床应用最广泛的罐具，特别适用于走罐、闪罐、刺络拔罐及留针拔罐。玻璃罐的缺点为导热速度快，使用时若不注意易导致烫伤，且相对容易破损。

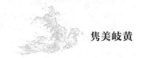

### 3.抽气罐

抽气罐由有机玻璃或透明的工程树脂材料制成。它利用罐顶的活塞来控制抽排空气，通过机械抽气原理使罐体内形成负压，从而使罐体紧密地吸附于选定的治疗部位。抽气罐的优点是其无须使用火源或电源，从而排除了安全隐患，且不会造成皮肤烫伤；操作简便，适合个人和家庭进行自我医疗保健，是目前较为普及的一种新型拔罐器具。抽气罐的缺点为不具备传统火罐所带来的温热刺激效应。

## 二、针、灸、罐器运用之美

### （一）针刺运用之美

进针方法主要包括单手进针法、指切进针法、夹持进针法、舒张进针法、提捏进针法和针管进针法。针刺手法还包括进针后至出针前对所刺腧穴施行的操作方法。在进行针刺治疗前，首先需要对患者进行辨证，以判断其所患的是寒证还是热证，实证还是虚证。根据辨证结果，采用不同的治疗方法：寒证通常适宜采用灸法以温阳散寒；热证则常用针刺法以清热泻火；实证宜用泻法以驱邪外出；虚证则宜用补法以扶助正气。

#### 1.针刺基本手法

针刺基本手法主要有提插法和捻转法。提插法是将针从浅层插向深层，再由深层提到浅层，如此反复上提下插。捻转法是将针刺入一定深度后左右来回旋转的方法。

#### 2.针刺辅助手法

针刺时对针柄、针体和腧穴所在经脉进行的辅助动作，主要有以下6种。

（1）循法　是指在针刺前或针刺后留针过程中，医者用手指顺着经脉的循行路线，在腧穴的上下部轻柔循按的方法。

（2）弹法　是指在留针过程中，医者用手指轻弹针尾或针柄，使针体微微振动的方法。

（3）刮法　是指毫针刺入一定深度后，以拇指或食指的指腹抵住针尾，用拇指或食指、中指指甲，由下而上或由上而下频频刮动针柄的方法。

（4）摇法　是指毫针刺入一定深度后，手持针柄，将针轻轻摇动的方法。摇法分为两种，一是直立针身而摇，二是卧倒针身而摇。直立针身而摇，可以加强针感；卧倒针身而摇，往往可促使针感向一定方向传导。

（5）飞法　针刺后不得气者，用刺手拇、食指夹持针柄，轻微捻搓数次，然后张开两指，一搓一放，反复数次，状如飞鸟展翅，故称飞法。

（6）震颤法　是指针刺入一定深度后，手持针柄，用小幅度、快频率的提插、捻转手法，使针身轻微震颤的方法。

### 3. 补泻手法

补泻手法一般包括单式补泻法、复式补泻法两类。

（1）单式补泻法　有以下几种。

1）捻转补泻：针下得气后，捻转角度小，用力轻，频率慢，操作时间短者，为补；进针时疾速刺入，反复捻转，徐徐出针者，为泻。

2）提插补泻：针下得气后，先浅后深，重插轻提，提插幅度小，频率慢，操作时间短，为补法；针下得气后，先深后浅，轻插重提，提插幅度大，频率快，操作时间长，为泻。

3）迎随补泻：进针时针尖随经脉循行去的方向刺入为补；针尖迎着经脉循行来的方向刺入为泻。

4）呼吸补泻：患者呼气时进针，吸气时出针，为补；吸气时进针，呼气时出针，为泻。

5）开阖补泻：出针后迅速按闭针孔为补；出针时摇大针孔不对针孔加以按闭为泻。

6）平补平泻：进针得气后均匀提插、捻转后即出针。

（2）复式补泻法　是由单式补泻法进一步发展组合而成的复合手法。临床常用的有烧山火、透天凉两种方法。

1）烧山火：视穴位的可刺深度分为浅、中、深三层（天、地、人三部），先浅后深，每层依次各紧按慢提（或用捻转补法）九数，然后退至浅层，称为一度。如此反复操作数度，即将针按至深层留针。在操作过程中，可配合呼吸

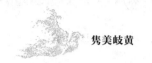

补泻法中的补法。多用于治疗顽麻冷痹、虚寒性疾病等。

2）透天凉：将针刺入后直插深层，按深、中、浅的顺序，在每一层中紧提慢按（或捻转泻法）六数，然后插至深层，称为一度。如此反复操作数度，将针紧提至天部留针。在操作过程中，可配合呼吸补泻法中的泻法。多用于治疗热痹、急性痈肿等实热性疾病。

### （二）艾灸运用之美

#### 1.艾炷灸

艾炷灸包括直接灸和间接灸两大类。

（1）直接灸　是将艾炷直接放在皮肤上点燃施灸的方法，又称明灸、着肤灸。临床上可分为化脓灸和非化脓灸。

1）化脓灸：又称瘢痕灸，属于烧灼灸法，指用蚕豆大或枣核大的艾炷直接放在穴位上点燃施灸，常用于治疗哮喘、风湿顽痹、瘰疬等慢性顽疾。施灸前要注意患者体位平正且感到舒适，以及所灸穴位的准确性。局部消毒后，可涂以大蒜汁或凡士林，以增强艾炷对皮肤的黏附作用。点燃艾炷后，烧近皮肤时患者一般会因烧灼感到剧痛，为了减轻疼痛，可轻轻拍打局部，亦可用麻醉法。灸完一壮后，除去灰烬，再依前法灸之。灸满所需壮数后，可在灸穴上贴敷消炎药膏，每天换一次。一般情况下，停灸后1周左右，施灸部位化脓成疮，5～6周灸疮结痂脱落，留有瘢痕。本法多用于虚寒证，实热和虚热证不宜用，头面颈项不宜用，每次用穴不宜多。如用麦粒大的艾炷烧灼穴位，称为麦粒灸，该法使患者痛苦较小，一般可连续灸3～7壮，灸后无须药膏敷治，多用于气血两亏证。

2）非化脓灸：又称无瘢痕灸，属于温热灸法。点燃艾炷后，当患者感到烫时，即用镊子将艾炷夹去或压灭。连续灸3～7壮，局部出现红晕为止。本法灸后不发灸疮，无瘢痕，易为患者所接受。

（2）间接灸　是将艾炷与皮肤之间衬隔某种物品而施灸的灸法，又称隔物灸。常用的灸法有以下几种。

隔姜灸：将生姜切成约2cm厚的片，中间以针刺数孔，置于穴位上，把艾炷放在姜片上点燃施灸。多用于寒湿阻滞证引起的风寒咳嗽、虚寒腹痛、呕吐、泄泻、风寒湿痹等。

隔蒜灸：用独头大蒜切成1cm厚的片，中间以针刺数孔，置于穴位上，把艾炷放在蒜片上点燃。每穴每次可灸5～7壮，隔2～3日一次。多用于寒湿化热证引起的痈疽未溃、瘰疬、肺痨等。也可用大蒜捣成泥糊状，均匀铺于患处，然后用艾炷置其上点燃施灸，又称为铺灸法，可用于治疗虚劳顽痹。

隔盐灸：又称神阙灸，本法只适用于脐部。取干燥食盐块，研细末，撒满脐窝，在盐上面放置生姜片和艾炷施灸。多用于寒滞气虚证引起的寒证吐泻、腹痛、癃闭、四肢厥冷等，本法有回阳救逆作用。

此外，还有隔附子饼灸、隔胡椒灸等间接灸法。

**2. 艾条灸**

艾条灸一般分为悬起灸和实按灸两种。

（1）悬起灸　将艾条悬放在距离穴位一定高度处进行熏烤，而不使艾条点燃端直接接触皮肤。悬起灸一般用无药艾条，有时也可用药物艾条进行熏灸。悬起灸又分为温和灸、回旋灸和雀啄灸。

1）温和灸：点燃艾条的一端，对准施灸部位，距离皮肤3cm左右进行熏烤，使患者局部有温热感而无灼痛。每穴灸20分钟左右，以皮肤出现红晕为度。对昏迷或局部知觉减退者，须随时注意局部温热程度，防止灼伤。目前临床有各种灸疗架，可将艾条插在上面固定施灸。这种灸法的特点是温度较恒定和持续，对局部气血阻滞有散开的作用，主要用于病痛局部灸疗。

2）回旋灸：施灸时，艾条点燃的一端与施灸皮肤虽保持一定的距离，但位置不固定，而是向左右方向均匀地移动或反复旋转地进行灸治，一般灸20～30分钟。这种灸法的特点是其温度能够实现由凉转温或由温转凉的渐变转化，除对局部病痛的气血阻滞有消散作用外，还能对经络气血的运行起到促进作用，故对灸点远端的病痛有一定的治疗作用。

3）雀啄灸：施灸时，艾条点燃的一端与施灸部位的皮肤并不固定在一定的距离，而是像鸟雀啄食一样，一上一下地移动。多随呼吸的节奏进行雀啄，一般可灸15分钟左右。这种灸法的特点是温度能够突然变凉或变温，对激发

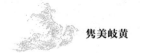 

腧穴和经络的功能有较强的作用，因此适用于灸治远端的病痛和内脏疾病。

（2）实按灸　多用药艾条，施灸时，先在施灸部位处垫布或数层纸，然后点燃艾条一端实按在施术部位上，使热力透达深部。古代的太乙针、雷火针等即为此法。

### （三）拔罐运用之美

拔罐法古称角法，又称吸筒疗法，早在马王堆汉墓出土的帛书《五十二病方》中就有记载，历代中医文献中亦多论述，主要为外科治疗疮疡时用来吸血排脓，后来又扩大应用于肺结核、风湿病等内科疾病。随着医疗实践的不断发展，拔罐法的材料和拔罐技术不仅不断得到改进和完善，而且其治疗的范围也逐渐扩大，外科、内科病等都有其适应证，并常和针刺疗法配合使用。因此，拔罐法成为针灸治疗的一种重要方法。

#### 1. 罐的吸拔方法

（1）火罐法　利用燃烧时火焰的热力排去空气，使罐内形成负压，将罐吸着在皮肤上。主要有以下5种方法。

1）投火法：将薄纸卷成纸卷，或裁成薄纸条，燃烧到1/3时投入罐里，将火罐迅速扣在选定的部位上。投火时，不论使用纸卷或纸条，都必须高出罐口一寸多，等到燃烧一寸左右后，纸卷和纸条都能斜立在罐里的一边，保证火焰不会烧着皮肤。初学投火法时还可在被拔的地方放一层湿纸，或涂点水，让其吸收热力，可以保护皮肤。

2）闪火法：用镊子或止血钳夹95%乙醇棉球（或用7～8号粗铁丝，一头缠绕线带或石棉绳，做成乙醇棒），点燃后，在罐内中段绕1～2圈随即退出，并迅速将罐扣于吸拔部位。闪火法的优点是罐内无燃烧物坠落，可避免烫伤，优于投火法。

3）滴酒法：向罐子内壁中部滴1～2滴酒精，将罐子转动一周，使酒精均匀地附着于罐子的内壁上（不要沾罐口），然后用火柴将酒精燃着，将罐口朝下，迅速将罐扣于吸拔部位。

4）贴棉法：取一小块大约0.5cm见方的脱脂棉，薄蘸酒精，紧贴在罐壁中段，用火柴点燃后，迅速将罐扣于吸拔部位。

5）架火法：准备一个不易燃烧及传热的块状物，直径为 2～3cm，放在应拔的部位上，上置小块酒精棉球，将棉球点燃后，迅速将罐扣于吸拔部位。

（2）水罐法　一般应用竹罐。将竹罐放在水或药液中煮沸 2～3 分钟，然后用镊子将罐口朝下夹住，甩去水液，或用湿冷毛巾紧扣罐口，趁热按在皮肤上，轻按半分钟即能吸住。

（3）抽气法　先将抽气罐紧扣在需要拔罐的部位上，用抽气筒抽出罐内空气，使之产生负压，即能吸住。

**2. 拔罐的运用方法**

根据病变部位和疾病性质，拔罐法在临床有不同的运用方法。常见的拔罐法有以下 6 种。

（1）留罐　又称坐罐，即拔罐后将罐子吸附留置于施术部位 10～15 分钟，再将罐取下。此法适用于临床各科，且单罐、多罐均可用。

（2）走罐　又称推罐，即选用口径较大的玻璃罐，确保罐口平滑，先在罐口或欲拔罐部位涂上凡士林油膏等润滑剂，待罐拔住后，医者用右手握住罐体，向上、下、左、右需要拔罐的部位反复推拉，至拔罐部位的皮肤呈现潮红、充血，甚至轻微瘀血的状态时，将罐起下。一般用于面积较大、肌肉厚的部位，如腰背部、大腿等。

（3）闪罐　采用闪火法将罐拔住后，又立即取下，再迅速拔住，如此反复多次，直至皮肤潮红为度。

（4）留针拔罐　是将针刺和拔罐相结合应用的一种方法。即先针刺，待得气后留针，再以针为中心点将火罐拔上，留置 10～15 分钟，然后起罐再起针。

（5）刺血拔罐　又称刺络拔罐，即在应拔部位进行皮肤消毒后，用三棱针点刺出血或用皮肤针叩打后再行拔罐，使之出血，以加强刺血治疗的作用。一般针后拔罐留置 10～15 分钟。

（6）药罐法　指先在抽气罐内盛装一定的药液，一般为罐子的 1/2 左右，药液常用生姜汁、辣椒液、两面针酊、风湿酒等，或根据治疗需要自行配制；然后按抽气罐法抽去空气，使罐吸附在皮肤上。

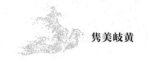

# 第四节　用之有神

## 一、调整机体功能，维护机体平和美

　　针灸对机体具有双向调节作用，能够使失调的脏腑器官功能得以调整，并逐步恢复正常生理功能。例如，当机体处于虚脱状态时，针刺可以发挥回阳固脱的功效；而当机体出现实、热、闭证时，针刺又能起到泄热启闭的作用。具体而言，如针刺中脘、合谷、曲池、胃俞、足三里等穴位，能够缓解胃部的痉挛状态，达到解痉止痛的效果；反之，对于弛缓状态的胃部，针刺则可促使其收缩，增强蠕动功能。此外，针刺还能调节心率，使过快的心率减慢，过慢的心率增快，从而恢复到正常水平。通过针刺心俞、厥阴俞、内关、足三里等穴位，可以有效缓解心绞痛的发作，改善心脏的供血状况。中医诊治疾病的核心在于恢复人体的自然平衡状态，因此，针灸在医学审美中的作用，首要在于恢复人的平和状态，以平为期。

## 二、扶正气祛病邪，修复机体自然美

　　疾病的发生与人体正气和致病因素（邪气）密切相关。正气指的是人体的生理功能活动及其抵抗疾病的能力；而所谓邪气，则是与正气相对而言的概念，它泛指一切对人体有害并能导致疾病的因素，如外感六淫、内伤七情、痰饮、瘀血和食积等。任何疾病的发生，都是在特定条件下正气与邪气相互斗争的结果。当人体的正气不足以抵抗外邪的侵袭，或者病邪的力量超出了人体正气的防御能力时，疾病便会发生。《素问·刺法论》曰："正气存内，邪不可干"。《素问·评热病论》云："邪之所凑，其气必虚。"说明疾病通常是在正气相对不足、邪气相对偏盛的情况下形成的。若正气旺盛，则邪气难以致病；反之，若正气虚弱，邪气便容易乘虚而入，引发疾病。因此，可以说正气虚弱是疾病发生的内在根本原因。在正邪双方的斗争过程中，双方的力量存在着消长的变化。一般而言，正气增长时，邪气会随之消退，疾病趋向于痊愈；而邪气增长、正气衰退时，疾病则会恶化。邪正双方力量的变化，会反映出两种不同的病机和证候，正如《素问·通评虚实论》所言："邪气盛则实，精气夺则虚。"疾病的发展过程，实质上就是邪正双方斗争的过程。因此，治疗疾病的关键在于扶助正气，祛除邪气，从而改变正邪双方的力量对比，使之朝着有利于疾病痊愈的方向转化。

补虚泻实是扶正祛邪原则的具体应用，而针灸中的补虚泻实则通过针刺手法与腧穴的配伍两个方面来实现。在针灸疗法中，一般而言，针刺补法和艾灸多属于补法范畴，具有扶正的作用。例如虚脱证，症见面色苍白，大汗淋漓，四肢厥冷，脉微，治宜回阳固脱，急取关元、神阙用艾炷灸之，并取足三里针刺补法。再如外感湿热邪气，高热神昏，烦躁口渴，脉洪大而数，治宜泻热开窍，取十二井穴用三棱针点刺出血，再取大椎、曲池针刺泻法，二者相配有泻热、启闭、开窍之功。在腧穴配伍方面，膏肓俞、气海、关元、命门等穴多具有补的作用，多在扶正时应用；用十宣、中极、水沟等穴多具有泻的作用，多在祛邪时应用。

大量临床和实验研究表明，针灸能够增强机体的免疫功能，有效防御和抵抗各种致病因素的侵袭。例如，有研究机构以大白鼠为实验对象，针刺其大椎、命门等穴位，发现肝脏网状内皮系统的吞噬活动显著增强，吞噬能力提高至56.8%。另有研究选取100名健康人作为实验对象，针刺其足三里及合谷穴，观察到白细胞对金黄色葡萄球菌的吞噬能力由48.16%提升至81.25%，而对照组则未出现显著变化，这进一步证实了针刺能够增强白细胞的吞噬作用。在中医理论中，人体的免疫功能被称为"正气"，而细菌、毒素等致病因素则被视为"邪气"。由此可见，针灸通过增强机体的免疫功能，能够有效抵抗致病因素（邪气）的侵袭，具有扶正气祛病邪、修复机体自然美的作用。

## 三、疏通经络，再造机体健康美

经络气血运行阻滞可引起疼痛，即"不通则痛"；气血运行受阻，经络失于荣养，又可造成麻木；由于人体局部经络气血壅阻，流行不畅，气血凝滞，

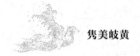

又可造成局部组织肿胀疼痛等。疏通经络而调之，即"通其经脉，调其气血"，从而排除致病因素。

如足阳明胃经经气偏盛，则牙龈肿痛，可取足阳明胃经内庭穴，泻热通络止痛；足阳明胃经经气偏衰引起的胃痛，可取足阳明胃经足三里穴温补之。又如肝风内动，痰浊瘀血阻滞经络引起肢体麻木不遂，迁延日久，患肢往往发生广泛性筋肉萎缩，或强直拘挛，根据上下肢经脉循行路线，可分别选手、足三阳经要穴肩髃、曲池、外关、合谷、环跳、阳陵泉、足三里、解溪、昆仑等，目的在于疏通经络、调和气血，以促进康复。再如面瘫，多由脉络空虚，风寒风热之邪乘虚侵袭面部筋脉，以致气血阻滞，肌肉纵缓不收而成，则取麻痹部腧穴，若口角歪斜取地仓、颊车，不能闭目取睛明、承泣，不能扬眉取阳白、鱼腰等，目的在于疏通患部经气，祛风散寒清热，调和气血，使筋肉得濡润温煦，则面瘫自可痊愈。

大量的临床资料证明，针刺有良好的止痛效果，对于常见的头痛、牙痛、三叉神经痛、坐骨神经痛、肋间神经痛、胃痛、胆绞痛、痛经、四肢关节痛等，都有明显的止痛作用。针灸对消除炎症及肿胀疼痛也有明显作用。

此外，针灸可使颜面瘫痪和肢体瘫痪后造成的运动障碍得到消除，针刺麻醉有助于多种外科手术的进行。针灸的广泛应用价值表明，针灸具有修复和再造人体美的审美功能。

## 学习小结

本章通过介绍人体经络的组成、循行分布规律之美，腧穴的命名及定位之美，针灸器具的艺术美，展示了人体结构和功能的整体和谐美。针灸的作用和优势，无不体现着天人相应的自然之美和古人洞悉人体神秘规律的人文之美。经络系统涉及的自然或人文美学，也是古人智慧之美的重要呈现。

## 思考题

1. 十二经脉在四肢的分布规律如何？

2. 有关腧穴的命名，你认为还可以依据哪些自然或人文之美来命名腧穴？

3.试述针灸恢复机体健康的作用途径。

4.除了本章介绍的，还有哪些针灸器具是你所了解的？

5.试列举针灸治疗中具有优势的一些病种。

## 关键词语

经络 meridian and collateral

经穴 meridian point

奇穴 extra point

腧穴 acupoint

针灸 acupuncture and moxibustion

# 第六章

# 智慧摄生

**导读**

　　本章主要介绍中医养生智慧之美。作为一个拥有五千多年历史的世界文明古国，相对于其他地区的养生文化而言，中医养生文化融合了儒、道、佛及诸子百家的学术精华，有着几千年的实践经验，是一种全方位、综合性的养生方案，堪称一个充满浓厚东方神秘色彩的智慧宝库。

　　《内经》从中医学的哲学原理出发，总结出中医智慧摄生十要，即法于阴阳、和于术数、饮食有节、起居有常、不妄作劳、精神内守、志闲少欲、避虚邪、治未病、善摄生。本章以此为蓝本，详细解读中医养生顺应自然之美、起居劳作适度之美、形神共养之美、药食同用之美和体质养生之美，为达到形态美、功能美、心理美、社会适应能力美的结合提供方法，使学生懂得敬佑生命，树立健康意识，在关注自身健康的同时，明确将维护全民大健康作为中医人的使命担当，培养全心全意为人民服务的意识与奉献精神。

# 第一节　顺时养生规律之美

中国古代哲学认为世界是一个和合的整体，由一元之气构成，受阴阳、五行法则支配，人与自然息息相通。《素问·天元纪大论》曰："夫五运阴阳者，天地之道也。"《灵枢·邪客》云："人与天地相应也。"中医养生学吸收这一思想，形成了人与自然相和谐的观念，也就是中医学"天人一体""天人相应"的观念。与自然和谐融洽，人方可寿终天年，这既是中医学关于人与自然关系的根本观点，也是中国传统哲学和美学的重要范畴，更是中医养生学的特色之一。

在中国传统文化中，审美和艺术总是将自身原则提升至"天人相应"的哲学高度，强调人与自然、社会的和谐统一。《素问·四气调神大论》说："夫四时阴阳者，万物之根本也。所以圣人春夏养阳，秋冬养阴，以从其根，故与万物沉浮于生长之门。逆其根，则伐其本，坏其真矣。故阴阳四时者，万物之终始也，死生之本也。逆之则灾害生，从之则苛疾不起，是谓得道。"《素问·阴阳应象大论》说："天有四时五行，以生长收藏，以生寒暑燥湿风。人有五脏化五气，以生喜怒悲忧恐。"古代劳动人民在生产、生活实践中体会到，顺应自然规律则得益，违背自然规律就会受到自然的惩罚。同样，在养生学中，主动地效法和顺应天地自然阴阳五行变化规律是保持健康长寿的基本原则。

人类生活在自然界之中，自然界的演化具有"时间性"特征。随着时间的推移，自然界中物质的存在方式都会发生变化。古籍《尚书》中记载："一曰寿，百二十岁也。"这表明，包括人的生命在内的所有存在，都具备了"时间"和"空间"的双重特征。因此，中医养生理论中包含了大量关于时间养生学的内容，"顺时而养"和"因时制宜"的理念历来被传统保健所重视。其中，"时"这一概念一般具有两层含义：一是指自然界的时令气候特点；二是指年、月、日等时间周期的变化规律。《灵枢·岁露论》说："人与天地相参也，与日月相应也。"因此，年月季节、昼夜晨昏等时间因素，不仅影响自然界的气候

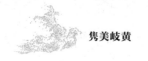

特点和物候变化，而且对人体的生理活动与病理变化产生一定影响。我们要认识到时间养生与生命节律的密切关系，注意在不同气候及时间节律条件下的治疗宜忌。

# 一、顺四时而养

顺应四时气候变化规律，是养生保健的重要环节。春、夏、秋、冬四时对人的情志变化、气血运行、脏腑经络功能、疾病发生等方面均产生影响，我们应该遵循四时变化规律，采取相应的养生方法。

## （一）四气调神

人的情志变化与四时变化密切相关。《内经》设有专篇《素问·四气调神大论》，专门讨论如何顺应四季气候与物候变化特点来调节精神情志的问题。所谓四气调神，即指随着春、夏、秋、冬四时之气的更替，调节肝、心、脾、肺、肾五脏所主之神志，以使人的精神情志能够适应四季的变化，从而达到保持精神健康的目的。

## （二）顺四时调阴阳气血

人的阴阳气血随四季气候阴阳的变化而变化。《素问·八正神明论》曰："天温日明，则人血淖液而卫气浮，故血易泻，气易行；天寒日阴，则人血凝泣而卫气沉。"《灵枢·五癃津液别》云："天暑衣厚则腠理开，故汗出……天寒则腠理闭，气涩不行，水下流于膀胱，则为溺与气。"这说明春夏阳气发泄，气血易趋向于表，故皮肤松弛，疏泄多汗等；秋冬阳气收藏，气血易趋向于里，表现为皮肤致密，少汗多溺，故提出"春夏养阳、秋冬养阴"的四时养生大法。

## （三）顺四时调脏腑经络

自然界四时阴阳变化与人体的脏腑经络组织在生理功能和病理变化上有密切关系。根据脏腑的功能特点和五行学说理论，五脏分别对应而有主时（五时），如肝属木主春，心属火主夏，脾属土主长夏，肺属金主秋，肾属水主冬。在各自主时的季节，该脏之气就相对较为旺盛。同样，五时的更迭也与经络、肌肤、骨骼等人体组织相关，如《素问·四时刺逆从论》提到"春气在经脉，夏气在孙络，长夏在肌肉，秋气在皮肤，冬气在骨髓中"，说明经气随季节的更替而发生变化。因此，我们应当遵循四时阴阳变化及五行生克制化的规律，来调养和保护脏腑经络。

### （四）顺四时防病

四季气候与物候各具特点，因此，除了常见的一般性疾病，还存在一些具有季节性的多发病和常见病，如春季多温病，夏季多腹泻，秋季多疟疾，冬季多痹病等。故《素问·金匮真言论》说："故春善病鼽衄，仲夏善病胸胁，长夏善病洞泄寒中，秋善病风疟，冬善病痹厥。"此外，部分慢性宿疾往往在季节更替或节气转换之时发作或加剧。例如，心肺疾病常在秋末冬初或气候突变时发作，癫狂病则易于春秋季节发作，青光眼则好发于冬季。掌握并了解四季与疾病的关系及疾病的流行规律，对于预防疾病的发生和发展，维护健康状态，具有重要的养生学意义。

## 二、顺月之盈亏而养

人体的生物节律不仅受太阳的影响，而且受月亮盈亏的影响。《素问·八正神明论》曰："月始生，则血气始精，卫气始行；月郭满，则血气实，肌肉坚；月郭空，则肌肉减，经络虚，卫气去，形独居。"这说明人体的气血盛衰与月亮盈亏直接相关。原因在于，人体主要由液体构成，月球的引力作用能够像引发海洋潮汐那样对人体内的体液产生影响，这种现象被称为生物潮。生物潮随着月相的盈亏而对人体产生不同的影响。因此，在虚实调补与养生方面，我们应特别注意顺应月亮的盈亏变化，并采取相应的养生措施。例如，《素问·八正神明论》中提出了"月生无泻，月满无补，月郭空无治"的原则。这一原则虽然主要是针对月之盈亏来指导针刺治疗的时机和补泻的方法，但对于养生同样具有重要的指导意义。

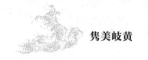

### 三、顺昼夜而养

人的阴阳之气在一天之内会随着昼夜阴阳的消长进退而发生相应的变化。《素问·生气通天论》说:"故阳气者,一日而主外,平旦人气生,日中而阳气隆,日西而阳气已虚,气门乃闭。"人的阴阳之气也有类似四时变化的规律,故《灵枢·顺气一日分为四时》说:"以一日分为四时,朝则为春,日中为夏,日入为秋,夜半为冬。"虽然昼夜寒温变化的幅度并没有像四季那样明显,但对人体仍有一定的影响。总体而言,昼夜阴阳变化主要以影响人之阳气为主,阳气白天多趋向于表,夜晚多趋向于里。

正由于阳气存在昼夜的周期变化,某些病理变化中也呈现出一定的昼夜变化规律。如《灵枢·顺气一日分为四时》所言:"夫百病者,多以旦慧,昼安,夕加,夜甚……朝则人气始生,病气衰,故旦慧;日中人气长,长则胜邪,故安;夕则人气始衰,邪气始生,故加;夜半人气入脏,邪气独居于身,故甚也。"因此,顺应昼夜阴阳变化进行相应的养生,是十分必要且行之有效的。我们常说的"日出而作,日落而息",实际上就是一种顺应昼夜阴阳变化的起居原则。再如,当夜幕降临,阳气潜藏之时,应避免进行剧烈的运动,即所谓"暮而收拒,无扰筋骨",使人体阳气得以入阴守藏。所以,我们可以根据自然界昼夜阴阳变化与人体阴阳之气相应的原则,合理安排日常生活作息,既注重提高人体适应自然环境的能力,又不违背昼夜阴阳变化的规律,从而达到良好的养生效果。

## 第二节　三因制宜和谐统一之美

我们从"天人合一""天人相应"的角度探讨摄生保健,可知其充分考虑了天、地、人之间的和谐关系。早在《内经》中论述人体生理病理时,就已将四时气候、地域环境、个体差异作为选择养生方法的重要依据,并逐渐形成了"三因制宜"的养生观念。"天人相应观"体现了人体与外界环境之间的统一美。"三因制宜"不仅涵盖了前文所述的"顺时而养"即"因时制宜"的内容，还包括了"因地制宜"及"因人制宜"的防病治病基本原则。关于"因时制宜"的详细内容，请参见前文"顺时养生规律之美"部分，以下将重点介绍"三因制宜"中的"因地制宜"与"因人制宜"。

## 一、因地制宜

根据不同的地域环境特点制定适宜的治疗原则，称为"因地制宜"。不同地域有不同的气候、水质、土壤、岩石和生物，这些因素共同塑造了不同的生活习俗和饮食习惯。正所谓"一方水土养一方人"，地理环境的长期作用会对居住者的体质产生一定影响，这种影响进而体现在生理功能和病理变化方面。

我国幅员辽阔，地理环境差异显著。古代医家早已关注到地理环境对人类健康的影响，如《素问·异法方宜论》说："东方之域……其民皆黑色疏理，其病皆为痈疡，其治宜砭石……西方者……其民华食而脂肥，故邪不能伤其形体，其病生于内，其治宜毒药……北方者……其民乐野处而乳食，脏寒生满病，其治宜灸焫……南方者……其民嗜酸而食胕，故其民皆致理而赤色，其病挛痹，其治宜微针……中央者……其民食杂而不劳，故其病多痿厥寒热，其治宜导引按跷。"这段论述详细描绘了我国东、西、南、北、中"五方"的水文地质、气候、物候、物产，以及人的生活习俗、体质特点、发病情况和治疗方法，深刻揭示了地理环境与医疗之间的密切关系，并据此指导人类的养生及对疾病的诊断和治疗。

实质上，特定的生存环境塑造了特定的生活习惯，并形成了特定的人群特征。人类最原始的养生理念源自生存过程中本能的趋利避害行为。例如，《素问·异法方宜论》中提到，北方人"乳食"的习惯，其原因在于北方自然环境中阳气相对不足而阴气有余，导致气候"风寒冰冽"，加之北方为"天地所闭藏之域"，作物产出相对较少，因此乳食成为充饥御寒的重要选择；同时，《素问》还指出"脏寒生满病"，意在强调北方居民应以避寒就温为养生之首务。就此而言，不同地域的人群应根据其生活环境适当调整饮食习惯和生活起居，做到"节饮食""适寒暑"，方能"安居处"而"长生久视"。

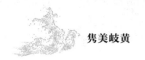

需要注意的是，现今的地理环境与古时相比可能已经发生了较大的变化，上述文字中提及的生活饮食习惯、多发病及相应的诊断治疗方法或许已经不能完全适应今天的临床实践。然而，其中蕴含的顺应地方特点进行养生的精神，却是中医养生学永恒的基本原则。

## 二、因人制宜

根据患者的年龄、性别、体质等不同特点，来制订适宜的治疗原则，称为"因人制宜"。清代徐大椿《医学源流论》谓："天下有同此一病，而治此则效，治彼则不效，且不惟无效而反有大害者，何也？则以病同人异也。"人体由于性别、年龄不同，生理功能和病理特点也不相同，所以治疗方法的选择也有差别。临床应辨证论治，因人施养，才能有益于机体的身心健康，达到益寿延年的目的。

### （一）辨年龄养生

"君子有三戒：少之时，血气未定，戒之在色；及其壮也，血气方刚，戒之在斗；及其老也，血气既衰，戒之在得。"在《论语·季氏》中，孔子对不同年龄阶段的人提出了不同的摄生要求。《灵枢·营卫生会》曰："老壮不同气。"《素问·阴阳应象大论》云："年四十，而阴气自半也，起居衰矣。年五十，体重，耳目不聪明矣。年六十，阴痿，气大衰，九窍不利，下虚上实，涕泣俱出矣。"这些论述说明年龄不同，则生理功能、病理反应各异，治宜区别对待。

人在不同年龄阶段，其脏腑气血的盛衰存在差异。小儿生机旺盛，但脏腑娇嫩，气血尚未充盈，发病时易寒易热，易虚易实，病情变化较快。因此，治疗小儿疾病时，药量宜轻，疗程多宜短，忌用峻猛之剂。青壮年时期，气血旺盛，脏腑充实，发病时由于正邪相争剧烈，多表现为实证，治疗时可侧重于攻邪泻实，药量亦可适当加重。而老年人则生机减退，气血日渐衰微，脏腑功能衰减，疾病多表现为虚证，或虚中夹实。因此，治疗时多用补虚之法，或攻补兼施，用药量应比青壮年减少，中病即止。

### （二）论男女养生

《素问·寿夭刚柔》曰："人之生也，有刚有柔，有弱有强，有短有长，有阴有阳。"《素问·阴阳应象大论》云："阴阳者，血气之男女也。"指出男女性别不同，各有其生理、病理特点，治疗摄生亦当有别。中医学认为，男性禀赋了自然界的阳气，女性禀赋了自然界的阴气。故男为阳，以气为用；女为阴，以血为本。

《素问·上古天真论》曰："女子七岁，肾气盛，齿更发长……五七，阳明脉衰，面始焦，发始堕……丈夫八岁，肾气实，发长齿更……五八，肾气衰，发堕齿槁。"以女七、男八为阶段详细论述了男女生、长、壮、老、已的规律。男子五八衰老始于肾，女子五七衰老始于阳明。除了说明人的生命节律与性别密切相关，《灵枢·五音五味》对女性的体质特点还概括为"有余于气，不足于血"，即认为女子受经产的影响而处于气有余而血不足的状态。综上所述，男子养生生理上应以精为根本，要重视肾气的保护；女子养生生理上应当以血为根本，以肝为先天，要重视阳明的调护。

男子精气易亏则导致精室疾患及男性功能障碍等，如阳痿、阳强、早泄、遗精、滑精及精液异常等，宜在调肾基础上结合具体病机而治。女子则有经、带、胎、产诸疾及乳房、胞宫之病。月经期、妊娠期用药时当慎用或禁用峻下、破血、重坠、开窍、滑利、走窜及有毒药物；治疗带下病以祛湿为主；产后诸疾则应考虑是否有恶露不尽或气血亏虚，从而采用适宜的治法。

### （三）识体质养生

体质养生法是在中医理论指导下，根据不同的体质，采用相应的养生方法和措施，纠正其体质之偏，从而达到防病延年的目的。

体质是指人体禀赋于先天，受后天多种因素影响，在其生长发育和衰老过程中，所形成的形态、心理、生理功能上相对稳定的特征，这种特征往往决定着机体对某些致病因素的易感性和病变过程的倾向性。中医的体质概念是"形"与"神"的综合反映，二者有着不可分割的内在联系。中医的体质范畴

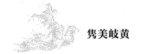

超越了人们日常所说的"气质"概念，它虽然包含了"气质"的某些方面，但两者并不等同。

人们对体质的研究由来已久。在国外，迄今为止，已有30余种体质类型学说，如古罗马医生盖伦的"气质学说"，将气质分为四种类型：胆汁质、多血质、黏液质、抑郁质，这一学说在17世纪以前的西方医学界一直被视为圭臬。又如近代著名生理学家巴甫洛夫提出，气质是高级神经活动类型特点在行为中的表现，他将人分为兴奋型、活泼型、安静型和弱型四种类型，这一理论在西方医学界也颇有影响。然而，到目前为止，国外的这些体质分类学说尚无法直接应用于指导临床治疗与养生康复实践。相比之下，中医体质学说与医疗实践、养生康复是紧密结合的。

中医学一贯重视对体质的研究，早在《内经》中，就对体质学说进行了多方面的探讨，可以说，《内经》是中医体质学说的理论源泉。《内经》曾对人的体质进行了若干分类，如《灵枢·阴阳二十五人》和《灵枢·通天》两篇就分别提出了两种体质分类方法；而在《素问·异法方宜论》中还进一步指出，不同体质的人易患不同疾病，因此治法也应随之而有所差异。

后世医家在《内经》有关体质学说的基础上，继续有所发挥和创新。如朱丹溪《格致余论》提到："凡人之形，长不及短，大不及小，肥不及瘦。人之色，白不及黑，嫩不及苍，薄不及厚。而况肥人多湿，瘦人多火。白者肺气虚，黑者肾气足。形色既殊，脏腑亦异。外证虽同，治法迥别。"又如叶天士研究了体质与发病的关系，在《温热论》中提到"吾吴湿邪害人最广，如面色白者，须要顾其阳气……面色苍者，须要顾其津液"，强调了治法须顾及体质。再如吴德汉在《医理辑要》中说："要知易风为病者，表气素虚；易寒为病者，阳气素弱；易热为病者，阴气素衰；易伤食者，脾胃必亏；易劳伤者，中气必损。"这说明了"不良体质"是发病的内因，并决定了机体对某些致病因素的易感性，为"因人摄生"提供了重要的理论根据。

体质并非固定不变，而是受到外界环境、发育条件、生活条件等多种因素的影响，这些因素都有可能导致体质发生改变。因此，针对"不良体质"，我们可以通过有计划地改变周围环境，改善劳动条件与生活条件，优化饮食营养，并加强体育锻炼等，来提高其对疾病的抵抗力，纠正体质上的偏颇，从而达到防病延年的目的。

中医养生历来重视体质因素，并在此方面积累了丰富的经验。《内经》对人体体质进行了细致的分类，主要包括以下几种。

### 1. 阴阳五行分类

《灵枢·阴阳二十五人》中将体质分为木、火、土、金、水五大类型，又将每一类型再分为五类，共为五五二十五型，统称"阴阳二十五人"。本法把对季节的适应能力作为体质的分类依据，具有实际意义。

### 2. 阴阳太少分类

《灵枢·通天》将体质分为太阴之人、少阴之人、太阳之人、少阳之人与阴阳和平之人五种类型。此分类法基于人体先天禀赋的阴阳之气多少，用以阐释人的心理特征和行为倾向，即气质方面的差异。

### 3. 禀性勇怯分类

《灵枢·论勇》将体质分为两类：一类为心、胆、肝功能旺盛，形体健壮的勇敢之人；另一类为心、肝、胆功能衰退，体质较弱的怯弱之人。

### 4. 体型肥瘦分类

《灵枢·逆顺肥瘦》将体质分为肥人、瘦人与肥瘦适中人。《灵枢·卫气失常》又将肥人进一步细分为膏型、脂型与肉型。鉴于老年人群中形体肥胖者占比较高，因此可以认为本法是关于老年人体质分型的最早方法之一。

随着中医临床医学的不断发展，为了更好地将体质理论与临床辨证用药相结合，中医人追溯并继承了前人在"体质"方面的学术思想，展开了深入的思考与研究，并总结出了新的、实用的体质分类方法。其中，较具代表性的著作有王琦教授所著的《中医体质学》及匡调元教授所著的《中医体质食养学》等。至此，中医体质学作为一门独立的学科崭露头角，引起了中医界的广泛关注，并推动了现代中医临床学的进一步发展。鉴于中医体质学内容丰富，本书随后将专设"体质养生"一节，详细阐述王琦院士提出的"中医体质九分法"，

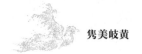

此处不再赘述。

总之，"三因制宜"作为中医养生防病的重要原则之一，是中医理论体系中极具特色的组成部分。它体现了中医在养生防病上的整体观念，以及辨证论治在实际应用中的原则性与灵活性。只有将疾病与四时气候、地域环境、患者个体差异等诸因素综合考虑，才能更有效地提高疗效。

# 第三节　起居劳作适度之美

早在《素问·上古天真论》就指出"食饮有节，起居有常，不妄作劳，故能形与神俱，而尽终其天年，度百岁乃去"，反之"起居无节，故半百而衰也"。可见，自古以来，人们就将起居劳作与健康和寿命紧密联系在一起。

在日常生活中，起居、劳动与适当的休息是维持生存和促进健康的必要条件，劳逸过度都有损形体。中医养生审美思想认为，必须根据四时气候的变化，做到"起居有常"和"劳逸有度"，才能保持充沛的精力，拥有健美的形体。

"常"，即起居有常，指起居作息和日常生活具有一定的规律性，符合自然界与人体的生理常态。古人观察到，日月江河之所以能够长久存在，是因为它们遵循着"天行有常"的规律。人要追求长寿，就必须效仿天地日月的运行法则，使自己的起居作息与自然界的规律保持协调一致，生命之气方能不竭。《素问·四气调神大论》根据四时阴阳的变化，制定了相应的起居调养方法，这一观点得到了孙思邈的推崇。《备急千金要方》曰："善摄生者，卧起有四时之早晚，兴居有至和之常制。"这句话意味着，善于养生的人会根据四季的变化来调整自己的作息和起居，使之符合人体四时阴阳消长的客观规律。这种符合规律的起居方式，就是我们所说的"常"。能够掌握并据此养生的人，无疑是聪明智慧之人。此外，《灵枢·本神》也强调了顺应四时的重要性，如"故智者之养生也，必顺四时而适寒暑，和喜怒而安居处"。

度，即劳逸适度。"劳"，含劳力、劳心（脑）与房劳；"逸"，指休息。劳与逸二者之间互为对立、互为协调，均为人体生理所需。适度劳作能够促进气血循环，改善呼吸与消化功能，使大脑兴奋，调节精神状态，激发人体的生机与活力；而适度休息则可消除疲劳，恢复体力与精神，调节身心健康。孙思邈《备急千金要方·道林养性》曰："养性之道，常欲小劳，但莫大疲及强所不能堪耳。"故养生当劳逸"中和"，有张有弛，有节有度，动静结合而形神共养。起居劳作适度具有"养五脏、调气血""通经脉、强筋骨""积精、全神"等方面的意义，能使五脏各司其职，气血充足，经脉通畅，筋骨强劲，精气盈满，神气旺盛，人体健康因此有了可靠的内在物质保障，故而对生命大有裨益。

反之，起居无常、劳逸失度则有害健康。起居无常，即没有规律地安排生活，会破坏人与自然的和谐统一，进而可能导致疾病或加速衰老。孙思邈说："善摄生者，卧起有四时之早晚，兴居有常，和于四时之序。"因此，中医养生学指导人们要遵循一定的生活规律作息，做到"动静结合，和谐相宜"，这不仅是维护健康的重要方法，也是促进身体恢复与修复的关键举措，同时体现了中医养生学的审美理念与实践。

《庄子·刻意》中提到："形劳而不休则弊，精用而不已则劳，劳则竭。"劳作过度，外可伤形，内可耗精伤气，积劳成疾也会影响寿数，故《素问·上古天真论》强调"不妄作劳"。过逸同样也非有益，如《素问·宣明五气》所提到的"久卧伤气""久坐伤肉"，即指过度安逸带来的危害。缺乏必要的劳动或运动可导致气血瘀滞，影响脏腑、肢窍，诸疾丛生。《后汉书·方术列传》也强调"人体欲得劳动，但不当使极耳"。

鉴于此，养生应当注重起居规律，劳逸结合，合理安排生活。《素问·四气调神大论》曰："春三月，此谓发陈，天地俱生，万物以荣，夜卧早起，广步于庭，披发缓行，以使志生。"这是关于春季养生的指导原则。宋代蒲虔贯在《保生要录·调肢体门》中也提到："养生者，形要小劳，无至大疲。故水流则清，滞则浊。养生之人欲血脉常行如水之流，坐不欲至倦，行不欲至劳。顿行不已，然宜稍缓，即是小劳之术也。"这些中医古籍所阐述的道理，对于当今社会的养生保健仍然具有重要的启示意义。

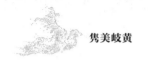

# 第四节　形神共养

　　"形"，指形体，即肌肉、血脉、筋骨、脏腑等组织器官；"神"，是指情志、意识、思维等心理活动现象，以及生命活动的全部外在表现。"形神共养"的养生原则正是基于中医对形神关系的深刻认识而提出的。人的生命中"形"和"神"是一个统一的不可分割的整体，二者相互依存、相互影响，密不可分，遂称为"形神合一"。

　　"形神合一"的中医理念深刻揭示了人体生命活动的本质。一方面，它体现在神为形之主。神，作为生命的主宰，是生命力的具体体现。当生命活动蓬勃旺盛时，称之为有神，即"得神者生"；反之，生命活动衰退、低下时，则表现为失神，即"失神者死"。另一方面，神本于形而生，依附于形而存，形是神的物质基础。《荀子·天论》有云："天职既立，天功既成，形具而神生。"这句话明确指出了形与神的关系，即形体的完备是神产生的先决条件。

　　如何做好"保形全神"的养生之道呢？一般认为，"保形"的关键在于保养精血。《景岳全书》有云："精血即形也，形即精血。"我们可以通过药物或饮食调养来实现。此外，保养身体还须遵循自然规律，做到生活规律有序、饮食节制有度、劳逸结合适当、避免外邪侵袭，并坚持适度的身体锻炼。这些措施能够有效地增强体质，促进身心健康。下文将从"锻炼"之"动"的角度说一说其对形体保养的益处。形与神是相互依存、相辅相成的。

## 一、养静藏神平和之美

　　孟浩然《万山潭作》诗曰："垂钓坐磐石，水清心亦闲。"此句描绘了一幅悠闲淡泊、宁静安详的美好画面。我国历代的养生专家都极为重视神与人体健康之间的密切关系，他们认为保持神气的清静有助于实现健康长寿。由于"神"有易动难静的特点，"神"有任万物而理万机的作用，常处于易动难静的状态，故"情静养神""养静藏神"就显得特别重要。老子认为"静为躁君"，主张"致虚极，宁静笃"，即要尽量排除杂念，以达到心境宁静状态。《内经》从医学角度提出了"恬淡虚无"的摄生防病思想。后世的众多养生家对"去欲"以养心神的观念进行了深入的探讨和发展，无论在理论上还是实践方法上都有所创新和丰富。例如，三国的嵇康、唐代的孙思邈、明代的万全等，他们都对此有着精辟的论述和独到的见解。

清代的曹庭栋在总结前人静养思想的基础上，为"静神"赋予了新的内涵。他明确指出："心不可无所用，非必如槁木，如死灰，方为养生之道。静时固戒动，动而不妄动，亦静也。"曹氏对"静神"的解释使清静养神思想得以进一步发展。"静神"实指精神专一、摒除杂念及神用不过。中医"养静藏神"的"静"，并非指绝对的静止不动，而是强调"静中寓动，神用有节"的动静结合思想。自然界的普遍规律是"用进废退"，司马迁也曾有言："精神不用则废，用之则振，振则生，生则足。"然而，他也提醒我们"多用则疲，疲则不足"。这意味着精神的聪慧与敏锐离不开积极的思维锻炼，正常的思维活动能够"思索生知"，对强健神志、滋养大脑大有裨益；但心动太过，精血俱耗，神气失养而不内守，则可引起脏腑和机体病变。因此，动静结合、适度用神是精神保健中不可或缺的内容。

静神养生的方法也是多方面的，如少私寡欲，调摄情志，顺应四时，常练静功等。就练静功而言，其健身机制深刻地体现了"由动入静""静中有动""以静制动"及"动静结合"的整体思想。通过练习静功，有助于精神内守，而精神的宁静又是进行气功锻炼的重要前提和基础。

## （一）颜回坐忘

《庄子·大宗师》里有"颜回坐忘"的故事：

颜回曰："回益矣。"
仲尼曰："何谓也？"
曰："回忘仁义矣。"
曰："可矣，犹未也。"

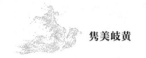

他日复见，曰："回益矣。"

曰："何谓也？"

曰："回忘礼乐矣！"

曰："可矣，犹未也。"

他日复见，曰："回益矣！"

曰："何谓也？"

曰："回坐忘矣。"

仲尼蹴然曰："何谓坐忘？"

颜回曰："隳肢体，黜聪明，离形去知，同于大通，此谓坐忘。"

仲尼曰："同则无好也，化则无常也。而果其贤乎！丘也请从而后也。"

这段文字描述了颜回通过不断修炼，逐渐忘却世俗的仁义、礼乐等束缚，最终达到"坐忘"的境界，即忘却自我，与大道合一的至高精神境界。孔子对此表示了赞赏和愿意追随学习的态度。

在《庄子》一书中，记载了许多关于导引吐纳的事例。例如，在《齐物论》中，南郭子綦"隐几而坐，仰天而嘘"，其形如槁木，心如死灰，达到了忘我的境界。同样，孔子的学生颜回在练功时也达到了"坐忘"的境界。那么，什么是"坐忘"呢？"坐忘"便是一种"损之又损"的悟道方法。具体而言，"为学日进，为道日损"，做学问是一个不断积累的过程，故言"日进"，犹如做加法；而悟道则是一个不断消减的过程，故言"日损"，犹如做减法。这要求人们减去过多的欲望、名利和是非，最终归于内心的平静与淡泊。这大概便是一种由"忘"而达"静"，再由"平静"而回归"本真"的返璞归真的愉悦。

难怪孔子曾如此夸赞颜回："贤哉，回也！一箪食，一瓢饮，在陋巷，人不堪其忧，回也不改其乐。贤哉，回也！"

### （二）曾国藩日课十二条

曾国藩被誉为"晚清中兴名臣之首"，同时也被尊为中国近代史上最后一位理学大师和一代大儒。曾国藩的成功与其严谨的修身之道有着莫大的关系。

他的日常生活，除去公务之外，都严格按照日课十二条来安排，并以此为准则，终成伟人。日课十二条如下。

1.主敬。整齐严肃，无时不惧。无事时心在腔子里，应事时专一不杂。清明在躬，如日之升。

2.静坐。每日不拘何时，静坐四刻，体验来复之仁心。正位凝命，如鼎之镇。

3.早起。黎明即起，醒后勿沾恋。

4.读书不二。一书未完，不看他书。东翻西阅，徒徇外为人。

5.读史。丙申年购《廿三史》，大人曰："尔借钱买书，吾不惜极力为尔弥缝，尔能圈点一遍，则不负我矣。"嗣后每日圈点十叶，间断不孝。

6.谨言。刻刻留心，第一工夫。

7.养气。气藏丹田，无不可对人言之事。

8.保身。十月二十二日奉大人手谕曰："节劳，节欲，节饮食。"时时当作养病。

9.日知所亡。每日读书记录心得语，有求深意是徇人。

10.月无忘所能。每月作诗文数首，以验积理之多寡，养气之盛否。不可一味耽著，最易溺心丧志。

11.作字。饭后写字半时。凡笔墨应酬，当作自己课程。凡事不待明日，愈积愈难清。

12.夜不出门。旷功疲神，切戒切戒。

### （三）曾国藩养生法

曾国藩开始注重养生之道是在他入京之后。那时，他常常感到头晕、乏力、目蒙，于是便与翰林院中的同事们一起探讨养生之法。唐镜海是他极为尊敬的一位前辈，曾亲自向他传授养生处世的秘诀，这些秘诀被曾国藩深深地记在心里。

道光二十二年十月，曾国藩在日记中写道："唐先生言，最是'静'字功夫要紧……若不静，省身也不密，见理也不明，都是浮的，总是要静。又曰凡

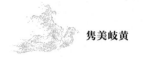

人皆有切身之病，刚恶，柔恶，各有所偏……须自己体察所溺之病，终身在此处克治。"

曾国藩是一个能举一反三的人，唐镜海这一番教诲，使他产生了许多关于养生的新心得。如他在咸丰十一年的日记中写道："忿、欲二字，圣贤亦有之，特能少忍，须臾便不伤生。"他又记道："养生家之法，莫大于惩忿、窒欲、少食、多动八个字。"

## 二、动形怡神结合之美

形体的动静状态与精气神的生理功能状态密切相关。静而缺乏运动容易导致精气郁滞、气血凝结，久即损寿。因此，《吕氏春秋·达郁》中有言："形不动则精不流，精不流则气郁。"同样，《寿世保元》也提到："养生之道，不欲食后便卧及终日稳坐，皆能凝结血气，久则损寿。"运动可促进精气流通，气血畅达，增强抗御病邪能力，提高生命力，故孙思邈指出："养性之道，常欲小劳，但莫大疲及强所不能堪耳。"适当运动不仅能锻炼肌肉、四肢等形体组织，还能增强脾胃的运化功能，促进食物的消化和吸收。华佗指出："动摇则谷气得消，血脉流通，病不得生。"脾胃健旺，气血生化之源充足，故健康长寿。动形的方法多种多样，如劳动、舞蹈、散步、导引、按跷等，动形可以调和气血、疏通经络、通利九窍、防病健身。

《类经附翼·医易》说："天下之万理，出于一动一静。"我国古代养生家一直很重视动静适宜，主张"动静结合、刚柔相济"。动为健，静为康，动以养形，静以养气，柔动生精，精中生气，气中生精，精化生神，相辅相成。实践证明，将动和静、劳和逸、紧张和松弛这些既矛盾又统一的关系处理得当，协调有方，则有利于养生。

总之，心神欲静，形体欲动，只有把形与神、动和静有机结合起来，才能符合生命运动的客观规律，有益于强身防病。

### （一）导引吐纳动静结合

道家初期的功法相对简单，除了老子倡导的守一法，还有庄子宣扬的心斋、坐忘、踵息、吹呴呼吸及熊经鸟伸等仿生导引功法。

庄子不仅尊崇老子"致虚极，守静笃"的虚静观念，还推崇像彭祖那样导引吐纳、动静结合的养生之道。他在《刻意》篇中说道："吹嘘呼吸，吐故纳新，熊经鸟申，为寿而已矣；此导引之士，养形之人，彭祖寿考者之所好也。"彭祖是一位长寿的传奇人物，姓篯名铿，据传寿高八百岁，历经喾、尧、舜、夏、商、周六朝。道教经典《彭祖经》详细记载了彭祖的养生长寿之术，其中导引吐纳之法便是其精髓之一，彭祖也因此常被视为气功的先驱。

庄子有云："形劳而不休则弊，精用而不已则竭。"养生之道，在于将形体锻炼与精神调养紧密结合，以达到"静而与阴同德，动而与阳同波"的境界。与阴同德，犹如大地般厚德载物；与阳同波，则如九天之上，自强不息。动静相宜，营卫之气周流不息，气血畅通无阻，自然无病无灾。《庄子·刻意》篇中的"吐故纳新"与"熊经鸟伸"二词，已成为气功界的常用术语，前者更被广泛引用至政治、生活等多个领域，足见其深远影响。

## （二）中医常见导引功法

### 1. 华佗五禽戏

《庄子》载："吐故纳新，熊经鸟伸，为寿而已矣。"其中"熊经鸟伸"，就是对古代养生之士模仿动物姿势习练气功的描写。

五禽戏起源可追溯至远古时期，并发源于亳州。据史料记载，当时中原大地江河泛滥，湿气弥漫，不少人患了关节不利之症。在这种情况下，古人想出了"乃制为舞""以利导之"的锻炼方法。这种意在模仿飞禽走兽动作神态的"舞"，正是远古时期中华气功导引术的一种萌芽状态。

东汉时期的名医华佗，在前人导引术的基础上，结合自己的中医理论功底，依据中医学中的阴阳五行、脏象学说、经络理论及气血运行规律，观察禽兽的活动姿态，选取虎、鹿、猿、熊、鸟等动物的形象及其动作，创编出一套养生健身功法，从而形成了较为完备的五禽戏体系，后人称其为"华佗五禽戏"。

关于华佗编创五禽戏的记载，最早可见于西晋陈寿的《三国志·华佗传》。

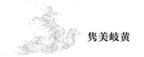

其曰："吾有一术，名五禽之戏：一曰虎，二曰鹿，三曰熊，四曰猿，五曰鸟。亦以除疾，并利蹄足，以当导引。"南北朝时期范晔在《后汉书·华佗传》中的记载也与此相同。这些史料有力地佐证了华佗编创五禽戏的事实。

现代流传下来的传统华佗五禽戏，按套路主要分为虎戏、鹿戏、熊戏、猿戏和鸟戏五部分。"禽"在古代泛指动物，"戏"原指歌舞杂技之类的活动，在此处指一种特殊的运动形式。2011年5月23日，华佗五禽戏经国务院批准，被列入第三批国家级非物质文化遗产名录。

**2. 易筋经**

易筋经起源于中国古代导引养生之术，具有强健体魄、预防疾病的功效，长期以来在道家、佛家及民间习武人士中广为流传。

"易"在此处意为变通、改换、转换；"筋"指的是筋骨、筋膜；"经"则含有指南、方法之意。"易筋经"是改变筋骨、增强体质的方法。

按照原功法的要求，须先修炼一年左右的内功，达到内壮之境后，方可开始练习易筋经，进而再修炼"洗髓经"等更高层次的功法。由于整个练功过程漫长且需要师傅的指点与传承，加之过去武术家多持保守态度，秘不外传，因此能够按照原法修炼的人并不多。近代以来流传的易筋经多只保留了导引的内容，并且与原有功法存在较大差异，由此派生出多种样式。仅少林寺"易筋经"版本就多达60余种。目前通行的功法为清代潘霨《卫生要术》所载，清末周述官编撰《增演易筋洗髓内功图说》时，又将潘氏书中所载12图改称为"韦驮劲十二势"，即韦驮献杵（第一势、第二势）、掌托天门、出爪亮翅、摘星换斗、倒拽九牛尾、九鬼拔刀、三盘落地、青龙探爪、饿虎扑食、折躬势、掉尾势。

**3. 八段锦**

八段锦是一套独立而完整的健身功法，起源于北宋，在明·清代逐渐发展。本功法一般有八节。锦者，誉其似锦之柔和优美。正如明代高濂在其所著《遵生八笺》中"八段锦导引法"所讲："子后午前做，造化合乾坤。循环次第转，八卦是良因。""锦"字，由"金""帛"组成，象征着其精美与华贵。除此之外，"锦"字还可被理解为单个导引动作的汇集，如同丝锦般连绵不绝，表明这是一套系统而完整的健身方法。

八段锦究竟为何人、何时所创，目前尚无定论。但从湖南长沙马王堆三号墓出土的《导引图》中，我们可以观察到至少有 4 幅图势与八段锦中的"调理脾胃须单举""双手攀足固肾腰""左右开弓似射雕""背后七颠百病消"等动作图势相似。

北宋时期，洪迈在其所著的《夷坚志》中首次提及"八段锦"之名，文中记载："政和七年，李似矩为起居郎……尝以夜半时起坐，嘘吸按摩，行所谓八段锦者。"这表明八段锦在北宋时期已经流传于世，并有坐势和立势之分。

在流传过程中，八段锦逐渐形成了多个流派。这些流派有的以南北地域特色为区分，分为刚、柔两种八段锦；有的以是否练气为标准，分为内、外八段锦；还有的按门派划分，如少林十二段锦、武当八段锦（武当之中又有太乙、玄武之分）；按姿势的不同，还可以分为坐式、站式八段锦，其中坐式八段锦又进一步细分为云床八段锦、洗髓八段锦等。此外，还有钟离八段锦、青城八段锦、昆仑八段锦等多种名称。

以南北地域特色划分的刚、柔八段锦为例。行功时动作柔和，多采用站式动作的，被称为南派，伪托梁世昌所传；动作多马步，以刚为主的，被称为北派，附会为岳飞所传。从文献和动作上考察，不论是南派还是北派，都同出一源。其中附会的传人无文字可考证。

目前在民众中更为广泛流传的八段锦，主要是根据姿势区分的坐式和站式两种，以下是各自的招式名称及对应的歌诀。

### 站式八段锦歌诀

两手托天理三焦，左右开弓似射雕。

调理脾胃须单举，五劳七伤向后瞧。

摇头摆尾去心火，双手攀足固肾腰。

攒拳怒目增气力，背后七颠百病消。

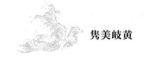

**坐式八段锦歌诀**

手抱昆仑，天柱微震。

托天按顶，牢攀脚心。

臂转车轮，左右开弓。

交替冲拳，叩击全身。

## 4. 太极拳

太极拳作为中华民族的瑰宝之一，同时也是国家级非物质文化遗产，蕴含着深厚的民族特色。太极拳是以中国传统儒、道哲学中的太极、阴阳理念为核心理念，集颐养性情、强身健体、技击防身于一体，融合了易学的阴阳五行变化，以及中医经络学、古代导引术和吐纳术精髓，形成的一种内外兼修、柔和缓慢、轻灵圆活、刚柔相济的中国传统拳术。它在中国乃至全球范围内都极为普及，深受练习者的喜爱。

太极拳属于武术中的一大拳系。太极拳这一名称的由来，是因为拳法变幻无穷，人们遂用中国古代的"阴阳""太极"这一哲学理论来解释拳理，并以此命名。

"太极"一词源自《周易·系辞传》："易有太极，是生两仪。""太"意为大，"极"则指开始或顶点。宋朝周敦颐在《太极图说》中的第一句话是"无极而太极"，这并非说太极从无极中产生，而是表达了"太极本无极"之意，即"太极"是产生万物的本源，含有至高、至极、绝对、唯一的意思，太极拳的名称正是取自这一深意。太极图体现了我国古人的一种最原始的世界观，拳术与太极说的结合，逐步形成了太极拳术。

传统太极拳门派林立，常见的流派有陈氏、杨氏、武氏、吴氏、孙氏、和氏等，各派之间既有传承关系，相互借鉴，又各具特色，呈百花齐放之态。由于太极拳是近代形成的拳种，流派众多，群众基础广泛，因此它是中国武术拳种中极具生命力的拳种。

中华人民共和国成立后，为了便于在广大群众中推广太极拳，1956年相关部门在杨氏太极拳的基础上，删去了繁难和重复的动作，选取了24式，编成了"简化太极拳"。经过多年的发展，简化太极拳已经盛行于国内外，深受人们喜爱，至今很多高校仍将此作为体育课程的主要内容之一。

为了满足群众练拳的需求，1979 年相关部门再次在杨氏太极拳的基础上，吸取了其他各式太极拳之长，编成了"48 式简化太极拳"。

太极拳传播至今，已经成为世界上参与人数最多、最受人们喜爱的武术运动和健身活动项目。据不完全统计，全世界的太极拳习练者数量超过 1.5 亿。太极拳已经成为东方文化的一种象征符号，是促进东西方文化交流的重要桥梁和纽带。太极拳的创编，是继"四大发明"之后，中华民族伟大创造力的又一次展现。继承与保护太极拳，对于弘扬中国传统文化、提升人类生活质量、传承民族传统美德、增强社会凝聚力及构建和谐社会等方面，都具有极其重要的意义。

2020 年 12 月，"太极拳"被列入联合国教科文组织人类非物质文化遗产代表作名录。

## 三、移情易性变化之美

"移情"，即转移情思，改变内心情绪的指向性；"易性"，即改变心志，进而排除内心杂念和抑郁情绪，改善不良情绪和习惯。"移情易性"是"调神摄生"的重要内容。

如前所述，中医养生高度重视"养神"，往往将调神视为第一要务。其中，"疏导养神"与"修身怡神"等方法常被用来调摄情志，怡养心神，从而保护和增强人的心理健康，实现形神的高度统一，提升健康水平。"移情易性"作为"疏导养神"与"修身怡神"的重要范畴，能够帮助人们与不良刺激因素脱离接触，从情感纠葛中解脱出来，或者将注意力转移到其他事物上。清代叶天士《临证指南医案》曰："情志之郁，由于隐情曲意不伸……郁症全在病者能移情易性。""移情易性"是中医心理保健法的重要内容之一。

当代社会中，由精神因素引发的心身疾病已成为人类普遍存在的多发病和流行病。因此，要想从根本上提升人口素质，必须高度重视精神心理卫生的研究与应用。

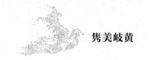

"移情法"又称"转移法",其应用历史悠久。早在《素问·移精变气论》中就有相关记载:"余闻古之治病,惟其移精变气,可祝由而已。"古代的"祝由"疗法,实质上是一种心理疗法,其本质就是转移患者的注意力,以达到调和气机、精神内守的效果。

中医情志摄生所采用的"移情易性"之法不只局限于古老的"祝由"之术,其具体方法颇为丰富,可根据不同人的心理、环境和条件等,采取不同措施,进行灵活运用。《北史·崔光传》说:"取乐琴书,颐养神性"。《理瀹骈文》记载:"七情之病者,看花解闷,听曲消愁,有胜于服药者矣。"《备急千金要方》亦提到:"弹琴瑟,调心神,和性情,节嗜欲。"由此可知,中医摄生在运用排遣情思、改移心志的方法时,往往兼具高雅且富有情趣的特点,这亦素有"雅趣养生"之称。常见的养生娱乐活动包括听音乐、弈棋、赏书画、阅读、垂钓、养花鸟、旅游、品茗,以及色彩疗法、香薰疗法等。

宋代陈直的养生学名著《寿亲养老书》中,记载了大词人秦观赏画疗疾,乐而忘忧,无药而愈的轶事,是一则中国古代心理治疗的验案。秦观曾任秘书省正字,兼国史院编修官等职,是"苏门四学士"之一。因政治上倾向于旧党,被视为元祐党人,导致累遭贬谪,精神苦闷,心境忧郁。一次,秦观因情志抑郁,周身不舒,卧床不起,患了"肠癖之疾"。友人高符仲携唐代诗人王维的《辋川图》至,对他说:"阅此可以疗疾。"秦观得画后甚喜,让两个儿子从旁引之,阅于枕上。"数日,疾良愈",为我们留下了赏名画怡情快志,舒肝理气而愈病的生动医案。

"移情易性""雅趣养生"旨在通过轻松愉快、情趣高雅的活动,在美好的生活氛围和高雅的情趣之中,使人们舒畅情志、怡养心神、启迪智慧、增强体质,寓养生于娱乐之中,达到养神健形、益寿延年的目的。

在进行娱乐活动时,我们也应明确,中医养生并非认为任何"娱乐"都具有养生的作用。例如,通宵达旦地上网、废寝忘食地玩牌、乐而忘返的夜生活等,虽然也是娱乐形式,但由于缺乏节制,反而不利于健康。中医所提倡的"移情"与"雅趣",强调的是这些娱乐活动不仅要有"趣"的元素,还必须具备"雅"的导向。若仅沉溺于"乐"中,一旦过度,不仅无法养生,反而可能伤身。因此，在从事各种娱乐活动时，我们必须把握好"养"与"害"之间的度，"雅"即是以一种高雅的情趣来引导日常的娱乐活动，使之有节制、不低俗，并有益于健康。

实践证明，当情绪不佳时，听听适宜的音乐，观赏一场幽默的相声或喜剧，苦闷之情顿时消散，精神为之振奋。可见，"移情易性"并非压抑情感，而是对情感进行合理的疏导与调节。例如，对愤怒者，要疏散其怒气；对悲痛者，要引导其脱离形成悲痛的环境与氛围；对屈辱者，要增强其自尊心；对痴情思念者，要帮助其冲淡思念的缠绵；对有迷信观念者，要用科学知识消除其愚昧的偏见等。

中医养生讲究"形神合一、动静相宜"，"运动"也可"移情"。当代健身的方式多种多样，如打球、散步、爬山等；传统的运动健身法也各具特色，如太极拳、太极剑、导引保健功等。移情养生在运动方面依然遵循着动中有静、静中有动、动静结合的原则，目的是使形神舒畅，松静自然，心神安合，达到阴阳协调平衡、精神饱满的状态。中医养生讲究"形神合一""动静相宜"，"运动"同样可以"移情"，如打球、散步、爬山等。传统的运动健身法各具特色，如太极拳、太极剑、导引保健功等。移情养生在运动方面依然遵循着动中有静、静中有动、动静结合的原则，旨在使形神舒畅、松静自然、心神安合，达到阴阳协调平衡、精神饱满的状态。

此外，能够"移情"的不只是从事一些娱乐活动，还包括环境等其他因素。例如，置身于一个优美的环境中，四周绿荫成林、鸟语花香；又如房屋布局美观、建筑精巧等，都能使人受到美的熏陶、享受美的愉悦，并有助于减轻或消除患者的痛苦与恐惧心理。

# 第五节　药食同养

药食养生是指运用药物或食物来调整机体状态，以促进健康、延缓衰老的一种养生方法。长期以来，药物与食物养生在我国人民的保健活动中发挥着不

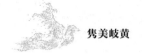

可替代的作用。

药食养生的起源可追溯到"药食同源"理念。古代劳动人民在与大自然斗争的过程中，逐渐发现一些动植物不仅可供食用，还具有治疗疾病的功效，于是将这些食物纳入中药的范畴。药物与食物皆属天然之品，二者在性能上存在相通之处，均具备形、色、气、味、质等特性。药食养生包括药物养生与食物养生，内容十分丰富。千百年来，历代医家不仅发掘了众多具有养生功效的药物，还总结出许多具有治疗作用的食物。他们创造了许多行之有效的养生方剂，并归纳出食物与中药相似的属性（如"四气""五味""升降浮沉""归经"等），从而积累了丰富的药物养生与食物养生经验。

药物养生，简称"药养"，是在中医理论指导下，运用药物来强身健体、祛病延年的方法，是中医养生保健的重要手段。饮食养生，简称"食养"，同样是在中医理论的指导下，根据食物的特性和人体需要，合理地选择、加工食物，以达到滋养精气、平调阴阳、维护健康、延年益寿的目的。中医还有利用食物特性辅助治疗疾病的方法，称为"食疗"。一般而言，"药养"与"食养"适用于所有人群，而"药疗"与"食疗"则主要针对患者，但二者之间并无绝对的界限。

关于中药的正确使用方法，可详见《中药学》相关著作。本节内容主要介绍"饮食养生"，而对于"药物养生"，本节仅提示其可在一定程度上达到益寿延年的效果，但实施时必须遵循一定的原则，药物虽有其独到之处，但并非万能。在实施"药物养生"时，必须谨守的原则包括不盲目进补、补勿过偏、辨证施补、实证宜泻、泻不伤正、用药宜缓等。滥用药物非但无益，反而有害。由于饮食为人类所必需，而饮食不当又最易损害健康，故食养成为中医养生学的重要组成部分，且中医饮食养生具有诸多优点。

## 一、天然安全之美

药王孙思邈言："安身之本，必资于食，不知食疗者，不足以全生。"古语有云："民以食为天。"在源远流长的中医饮食养生法中，蕴藏着丰富的调养经验与方法。在食品选择上，涵盖谷类、肉类、蔬菜、果品等诸多类别；在饮食调配上，则包含软食、硬食、饮料、菜肴、点心等多种形式。用作食疗的食物，总体上具有天然安全的特点。只要调配得当，运用合理，不仅能发挥养生健身的功效，还能取得一定的治疗效果。

饮食养生所选食材虽为天然之物，营养丰富且安全，但其摄入与补充亦须遵循一定的原则与规范。只有深入了解并遵循这些食疗的规则，方能确保其安全与有效性。

食疗的规则主要包括以下四点：一要"和五味"，即饮食不可偏嗜，应合理搭配，确保全面营养；二要"有节制"，即饮食既不可过饱，也不可过饥，食量适中，方能达到养生的效果；三要讲究饮食卫生，以防病从口入；四要因时、因人制宜，根据不同情况、不同体质，采取相应的膳食营养方案。

另外，在选择保健食品时，不应盲目追求新奇或时尚。尽管某种新的物质或成分可能展现出良好的保健潜力，但由于尚缺乏足够的人群长期服用的安全性和效果验证，因此，即便是极低的副作用率（如万分之几），对个体服用者来说，也可能意味着100%的风险。因此，在进行食疗保健时，务必重视上述原则与理念，特别关注安全因素，这对于指导科学饮食、发挥天然生态养生的优势而言，是至关重要的。

接下来，让我们通过两则食疗故事，来领略饮食养生的独特魅力。

### （一）宝玉喜欢的药食两用佳品——松子

读过《红楼梦》的读者都知晓，曹雪芹先生对书中每一道食物的描述都极为讲究，松子便是其中之一。书中曾有描述栗糕上点缀的坚果松子，是红楼公子贾宝玉喜爱的零食。书中第十九回写道，贾宝玉在正月里前往宁国府听戏观赏花灯，途中却悄然离去，携同茗烟前往袭人家中。袭人的母兄精心准备了一桌果品，而袭人却只"拈了几个松子穰，吹去细皮，用手帕托着，送与宝玉。"

松子为松科植物红松等的种子，又称松实、果松子、海松子、松子仁。松子主产于黑龙江、吉林，故又称为东北松子。松子富含脂肪、蛋白质及碳水化合物，是一种具有重要药用价值的中药材。长期食用能够强健身体、滋润肌肤、延年益寿，展现出极高的食疗价值。中医学理论认为，松子味甘，性微

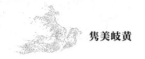

温，归肝、肺、大肠经；主要功效为润燥养血，祛风滑肠；主治肺燥干咳，大便虚秘，诸风头眩，风湿痹痛，并有润泽皮肤、滋荣毛发的功效。

在我国，除了东北松子，还有产自大兴安岭的偃松松子。相较于红松松子，偃松松子的个头较小，但香味却更为浓郁。此外，还有主要分布于云南、四川、贵州等地的落水松子。尽管它们都属于松子，但在营养价值和形状特征上确实存在一定的差异。

### （二）慈禧太后与茯苓饼

慈禧太后享年74岁，其长寿与长期食用药膳密切相关。在已公开的13个慈禧补益方中，茯苓饼的使用频率尤为突出。原来，为了养生益寿，慈禧太后听从了太医的建议，命御膳房用精细白面和茯苓粉精心制作成"茯苓饼"供其食用，并时常以此饼赏赐给大臣。由于茯苓饼既具有清新的香气，又具备祛病延年的功效，因此它成了清朝宫廷中的著名糕点。

茯苓之所以备受医家青睐，是有其科学依据的。医学研究表明，茯苓富含麦角甾醇、茯苓酸、卵磷脂等多种成分，其中的茯苓多糖不仅能够显著增强人体的免疫功能，还具有较强的抗癌效果。

## 二、简便验廉之美

中医药素以"简、便、验、廉"著称，中医食疗养生保健同样具备这一优势。

"简"体现在饮食养生上，即追求简约而不简单。通过合理利用食物，并稍加关注食物的"四气""五味"等特性，便能在日常生活中有效解决一些基础性的卫生保健问题。例如，利用大葱和生姜的辛温之性来驱散寒气，治疗风寒感冒。

"便"则体现在中医食疗将养生融入日常生活之中，利用日常所见的食材和药膳来调和阴阳。例如，红烧肉的制作过程中，往往会加入花椒、八角、肉桂等具有温里功效的食材，既补气血又可温煦中焦。

"验"体现在中医食疗的显著效果上。只要调养得当，便能助人颐养天年，这一点已被历代养生大家通过自身实践所验证。《养老奉亲书》中就有这样的论述："高年之人，真气耗竭，五脏衰弱，全赖饮食，以资气血。"清代养生家曹廷栋也认为，以粥调治颐养老人，可使其长寿。他说："老年有竟日食粥，不计顿，饥即食，亦能体强健，享大寿。"

"廉"则是指中医食疗的经济实惠。食物本就是人类生存所必需的，无须额外花费。日常吃梨，可入肺经，有助于清肺润肺；粳米能滋养脾胃、黑豆能补肾等。树立正确的食疗观念，做到合理搭配、适度食用，既能为生活增添乐趣，亦对身体有益。

# 第六节　体质养生

体质养生是指在中医理论指导下，根据不同的体质，采用相应的养生方法和措施，纠正其体质之偏，从而达到防病延年的目的。体质养生属于"三因制宜"的范畴，具体内容见前文相关章节，本处主要介绍北京中医药大学王琦院士提出的体质九分法。

## 一、体质九分辨证之美

常用的体质分类法有王琦的九分法、匡调元的六分法、何裕民的六分法。最具代表性的是王琦的九种体质分类法，这是通过对我国东、西、南、北、中5个地域9省26市进行的21948例大样本流行病学调查研究所得出的结果进行归纳和统计分析提出来的，即平和质、气虚质、阳虚质、阴虚质、痰湿质、湿热质、血瘀质、气郁质、特禀质九种基本体质类型。

根据统计，中国人九种体质人群分布构成比例如下：平和质32.75%，气虚质12.71%，湿热质9.88%，阴虚质8.89%，气郁质8.73%，血瘀质7.95%，阳虚质7.9%，痰湿质6.29%，特禀质4.91%。从性别分布来看，男性中平和质、痰湿质、湿热质的比例明显高于女性；而女性中血瘀质、阳虚质、气郁质、阴虚质的比例则明显高于男性。从年龄分布来看，年轻人中阴虚质、湿热

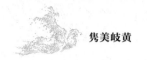

质、气郁质的比例较高；中年人则以痰湿质多见；老年人则阳虚质、血瘀质的比例相对较高。

### （一）平和质

**1. 体质特征**

平和质人群一般体态适中，面色红润，精力充沛，形体匀称健壮，面色、肤色润泽，头发稠密有光泽，目光有神，睡眠、食欲好，平时患病少，性格随和开朗。

**2. 饮食起居**

平和质人群在日常生活中应多摄入新鲜水果、蔬菜，并注意劳逸结合，保持充足睡眠，保持心态平和。

**3. 运动保健**

坚持锻炼，年轻人可适当跑步、打球，老年人可适当散步、打太极拳或练习八段锦、五禽戏等功法。

### （二）气虚质

**1. 体质特征**

气虚质人群因体内元气不足，导致气的推动、防御、固摄功能减退，从而表现出声音低微、容易感到疲乏无力、易患感冒且病后难以康复等症状。此类体质的人群通常性格偏内向，情绪相对不够稳定。

**2. 饮食起居**

气虚质人群在日常生活中需注意保暖，避免情绪波动过大。建议每日适量食用铁棍山药（约 250g），可通过蒸煮或冲服铁棍山药粉的方式食用，以达到健脾益气的效果。平时饮食宜清淡，减少辛辣、油腻食物的摄入。

**3. 运动保健**

可进行一些柔缓的运动，如散步、打太极拳等，并持之以恒。此外，练习八段锦、五禽戏也是不错的选择。其中，五禽戏中的"熊运""熊晃""鸟伸""鸟飞"功法有助于健脾助运化；八段锦中的第三式"调理脾胃臂单举"、第七式"攒拳怒目增力气"同样值得反复练习。在进行运动时，应避免过于剧烈，以防过度耗气。

### （三）阳虚质

**1. 体质特征**

阳虚质人群因体内阳气不足，导致身体失去阳气的温煦作用，常表现为手脚发凉，胃脘部、背部或腰膝部畏寒怕冷，喜静，且易出现大便稀溏、精神萎靡不振等症状。阳虚体质的人通常性格沉静、内向。

**2. 饮食起居**

阳虚质人群在日常生活中需注意保暖，保持心情愉悦，舒畅情志。在饮食上，做菜时可适量加入花椒、肉桂等调料，并多食用韭菜、生姜等具有温阳作用的食物。

**3. 运动保健**

阳虚质人群平时应避免出汗过多，运动时应避开风寒。建议选择舒缓柔和的运动方式，如慢跑、散步、打太极拳等。此外，应避免在阴冷天气或潮湿环境中锻炼身体，如冬泳等，以免受寒气和湿气侵袭，加重阳虚症状。

### （四）阴虚质

**1. 体质特征**

阴虚质人群体形多瘦长，阴虚则生内热，常感手脚心发热，面颊潮红或偏红，眼睛干涩，口干咽燥，并易出现失眠、性情急躁等症状。

**2. 饮食起居**

阴虚质人群在日常生活中应保持情绪稳定，避免生气，因为生气容易引起肝火旺盛，进而加重内热症状。平时应多食用黄花菜、银耳、荸荠、甘蔗等具有清凉养阴功效的食物。食疗方：百合 10g，莲子 10g，大米 50g。熬粥服用，每日服用 1 次。

**3. 运动保健**

可以练习八段锦、五禽戏养生功法。八段锦第五式"摇头摆尾去心火"及

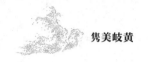

五禽戏中"猿提""猿摘"等功法有泻火除烦、调和阴阳的功效，可反复练习。

## （五）痰湿质

### 1. 体质特征

痰湿质人群体内痰湿潴留，湿气重浊黏腻，常表现为体形肥胖，易出汗。此类人群常感肢体酸困沉重，面部易出油，口中常有黏腻或甜腻感，嗓子常有痰，舌苔较厚。痰湿质人群性格多温和、恭谦，善于忍让。

### 2. 饮食起居

建议痰湿质人群平时多食紫菜、冬瓜、白萝卜、薏米、赤小豆等利湿化痰的食物。穿着上应选择透气散湿的衣服，常晒太阳或进行日光浴以促进体内湿气排出。在湿冷气候条件下，应减少户外活动，避免受寒淋雨。此外，应保持心情舒畅，避免生气、发脾气。食疗方：山药、莲子、芡实、薏米、茯苓打粉，每日 2 勺，开水冲服。

### 3. 运动保健

痰湿质人群可长期坚持锻炼，如散步、慢跑、游泳等有氧运动。此外，八段锦中的"两手托天理三焦"及五禽戏中的"熊运""熊晃"等功法，具有健脾行气、通利肠道的功效，可反复练习以增强体质。

## （六）湿热质

### 1. 体质特征

湿热质人群体内湿气黏腻重浊，且伴有热象，因此面部易生粉刺，皮肤易瘙痒。常感口苦、口臭，大便黏滞不爽，小便时有灼热感，且尿色易发黄。湿热质人群通常脾气较为急躁。

### 2. 饮食起居

湿热质人群平时应注意情绪管理，避免生气。在饮食上，可适量多吃绿豆、绿茶、芹菜、黄瓜、苦瓜、薏米、赤小豆、藕等具有清热利湿作用的食物。此外，平时可适当进行拔罐疗法，有助于祛除体内湿气。

**3. 运动保健**

湿热质人群适合进行大强度、大运动量的锻炼，如中长跑、游泳、武术、球类运动等。八段锦中的"两手托天理三焦""摇头摆尾去心火"两式可反复练习，以改善体质特征。

### （七）血瘀质

**1. 体质特征**

血瘀质人群容易出现面色晦暗、嘴唇颜色偏暗、舌下静脉瘀紫、牙龈易出血的现象。此外，血瘀质人群还易烦躁、健忘，女性可能会出现月经有血块或痛经等症状。

**2. 饮食起居**

血瘀质人群应保持情绪稳定，避免生气和抑郁，因为生气抑郁容易导致气机不畅，进而引发气停血瘀。在日常饮食中，可以多吃一些山楂、玫瑰花、洋葱、醋、沙棘、陈皮等具有活血化瘀作用的食物。此外，也可以通过刮痧或拔罐等疗法，来疏通经络、活血化瘀。食疗方：山楂 10g，红糖 10g。熬水，每日服用 1 次。

**3. 运动保健**

血瘀质人群应培养乐观情绪，保持规律的作息，宜早睡早起并加强锻炼。推荐进行舞蹈、步行等运动。此外，五禽戏中的"虎举""虎扑"功法，以及八段锦的第二式"左右开弓似射雕"功法，都具有疏肝活血的功效，可以反复练习。

### （八）气郁质

**1. 体质特征**

气郁质人群体形多偏瘦，性格多愁善感，感情脆弱，常有爱叹息的习惯，并常感到乳房及两胁部胀痛，伴有胸闷感，且易失眠。

**2. 饮食起居**

气郁质人群平时应保持心情舒畅，避免发脾气，因为生气易导致气机郁滞

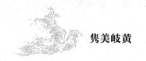

加重。在日常饮食中，可以食用黄花菜、蘑菇、萝卜、洋葱，以及菊花、玫瑰花等花茶。此外，也可以通过刮痧或拔罐等疗法，来疏通经络、疏肝理气。

### 3. 运动保健

气郁质人群应尽量增加户外活动，如跑步、登山等，以呼吸新鲜空气，舒缓心情。同时，多去旅游，亲近大自然，也有助于调节情绪。此外，建议多交性格开朗的朋友，因为性格开朗的人往往能带动情绪，使气机得以舒展。在运动选择上，可以反复练习五禽戏中的"虎举""虎扑"功法，以及八段锦的第二式"左右开弓似射雕"功法。

## （九）特禀质

### 1. 体质特征

特禀质属于体质特殊的一类人群，其中包括过敏体质者。这类人群即使未患感冒，也常出现鼻塞、打喷嚏等症状，易患哮喘，且易对药物、食物、花粉、季节等产生过敏反应。此外，特禀质人群还常表现出不同程度的紧张、敏感、多疑、焦虑、抑郁等心理特征。

### 2. 饮食起居

特禀质人群在饮食上应多吃一些山药、黄芪、红枣、蜂蜜等具有补气养血、清热解毒功效的食物，以增强整体体质，从而更好地抵抗过敏原。同时，应少食辛辣之品、腥膻发物及含有致敏物质的食物。在起居方面，应避免接触过敏原，保持室内清洁，并努力保持心态平和，避免情绪波动导致身体更加敏感。

### 3. 运动保健

对于过敏体质者而言，在春天或季节交替时，应尽量避免长时间在野外进行锻炼，以减少接触过敏原的机会。

## 二、未病先防预知之美

虽然"体质"一词在清代的医籍中才明确出现，但其核心思想在历代中医文献中均有详尽论述。《灵枢·通天》曰："古之善用针艾者，视人五态乃治之，盛者泻之，虚者补之。"这意味着，了解自身的体质，便能有针对性地调整生活方式，实现未病先防。

"未病先防"是中医预防思想的重要组成部分。中医自古以来便高度重视预防，早在《素问·四气调神大论》就提出："圣人不治已病治未病，不治已乱治未乱，此之谓也。夫病已成而后药之，乱已成而后治之，譬犹渴而穿井，斗而铸锥，不亦晚乎！"预防疾病的发生与养生紧密相关，二者在理论上相互交融，互为补充，相辅相成。

在现今生活中，导致机体功能失常、疾病发生的主要原因，往往并非人们未能及时就医，而是长期以来对身体所发出的全息反应信号的无知。了解体质的差异，就能明白不同体质的人在日常行为和面对疾病时的不同反应，从而在日常生活中采取不同的养生调摄方法，并在患病时针对体质给予更有效的治疗。如《备急千金要方·论治病略例》说："凡用药皆随土地所宜，江南岭表，其地暑湿，其人肌肤薄脆，腠理开疏，用药轻省。关中河北，土地刚燥，其人皮肤坚硬，腠理闭塞，用药重复。"因此，我们应把身体当作最亲密的伙伴来呵护，关注"它"的每一个细微变化，了解"它"的主导特征（中医体质），从而轻松避开疾病的陷阱。中医体质养生不仅体现了"因人制宜"的诊疗方法，还深刻践行了"未病先防"的预防理念。它强调个性差异，同时包容并尊重这些差异，是以人为本思想的生动体现，展现了未病先防的预知之美。

王琦院士是我国中医体质学的奠基人。2009年，他主持制定了我国首部《中医体质分类与判定》标准，为健康状态评价提供了科学依据。同年，中医体质辨识被正式纳入《国家公共卫生服务规范》，成为首个被纳入国家公共卫生服务体系的中医体检项目，并在全国范围内得到推广应用。这一举措对中医药服务于国家公共卫生具有里程碑式的意义。

2017年，北京中医药大学深圳医院通过深圳市医疗卫生"三名工程"项目首次引进王琦国医大师团队，并成立了王琦国医大师工作室及北京中医药大学中医体质与治未病研究院（深圳）。该团队以王琦院士的体质学思想为基础，结合九种体质的研究成果，制定了中医技术干预规范，并将其推广运用。他们从中医体质的角度出发，为预防相关疾病提供了科学的健康指导。此外，团队

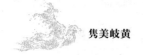

还致力探索建立集中医文化、健康干预、健康教育、中医治疗等为一体的中医养生服务体系。针对体质偏颇人群、亚健康人群、慢性疾病人群等特殊群体，他们开展了以中医药，尤其是非药物治疗为主的健康干预和中医体质辨识指导与治疗。这是中医治未病预防保健思想和中医体质养生理念在临床实践中的具体体现。

总之，综合以上关于"智慧摄生"的探讨，对于中医摄生内容虽可窥一斑，然而终究是沧海一粟。中医养生之道丰富多彩，是经过数千年的传承、发展，融汇了多个民族、不同地域养生方法形成的。从古至今，各种养生方法达数千种之多，大体上有调摄精神、气功、导引、按摩、药膳、房室养生、琴棋书画、旅游远足等诸多门类，从神与形、动与静、收与散、食与药等方面入手，上至人格修养、道德情操，下至衣食住行，深入到人们生活的方方面面。众多的养生方法丰富了亚健康的干预手段，为亚健康的干预提供了更多选择。综上所述，虽然以上关于"智慧摄生"的探讨仅能让我们窥见中医摄生内容的冰山一角，但中医养生之道确实丰富多彩。它经过数千年的传承与发展，融会了多个民族、不同地域的养生方法。从古至今，各种养生方法多达数千种，涵盖了调摄精神、气功、导引、按摩、药膳、房室养生、琴棋书画、旅游远足等诸多门类。这些方法从神与形、动与静、收与散、食与药等方面入手，既涉及人格修养、道德情操等精神层面的内容，又涵盖衣食住行等日常生活的各个方面。众多养生方法不仅丰富了亚健康的干预手段，更为亚健康的干预提供了更多的选择。

## 学习小结

本章主要围绕《内经》的中医智慧摄生十要，即法于阴阳、和于术数、饮食有节、起居有常、不妄作劳、精神内守、志闲少欲、避虚邪、治未病、善摄生，详细介绍了中医顺应自然养生之美、起居劳作适度之美、形神共养之美、药食同用之美和体质养生之美，使学生懂得敬佑生命，树立健康意识，并在关注自身健康的同时，明确将全民大健康作为中医人的使命担当。

## 思考题

1. 如何理解形神共养的内涵?

2. 中医养生智慧对你以后的学习生活有何启示?

3. 试论中医特色的医养结合发展模式及问题分析?

## 关键词语

中医养生学 science of health maintenance of TCM

形神共养 preserving both the mind and the body

整体观念 concept of holism

天人相应 correspondence between man and nature

治未病 treating disease before its onset

# 第七章

# 大医精诚

**导读**

　　本章主要介绍大医精诚之美。自古以来，"厚德载物施仁术，大医精诚济苍生"的理念，不仅彰显了大医所追求的仁心仁术，而且这一精神已深深植根于中国医学实践的千年历程之中，成为中医文化乃至整个中华文化的璀璨瑰宝。中医的美德伴随着医学实践的诞生与发展，历经世代，不断得以传承与弘扬。本章内容旨在全面解析精诚合一的医者道德观念，通过讲述历史上大医楷模的感人故事，引导学生从这些精诚典范中汲取精神养分，强健中医人的精神脊梁，同时收获心灵美、行为美、语言美、仪表美等，让医学人道主义精神在其内心生根发芽。

# 第一节　大医精诚之内涵

## 一、大医精诚原文

### （一）医术精通

张湛曰：夫经方之难精，由来尚矣。今病有内同而外异，亦有内异而外同，故五藏六府之盈虚，血脉荣卫之通塞，固非耳目之所察，必先诊候以审之。而寸口关尺有浮沉弦紧之乱，俞穴流注有高下浅深之差，肌肤筋骨有厚薄刚柔之异，唯用心精微者，始可与言于兹矣。今以至精至微之事，求之于至粗至浅之思，其不殆哉！若盈而益之，虚而损之，通而彻之，塞而壅之，寒而冷之，热而温之，是重加其疾，而望其生，吾见其死矣。故医方卜筮，艺能之难精者也。既非神授，何以得其幽微。世有愚者，读方三年，便谓天下无病可治；及治病三年，乃知天下无方可用。故学者必须博极医源，精勤不倦，不得道听途说，而言医道已了，深自误哉！

### （二）诚心救人

凡大医治病，必当安神定志，无欲无求，先发大慈恻隐之心，誓愿普救含灵之苦。若有疾厄来求救者，不得问其贵贱贫富，长幼妍媸，怨亲善友，华夷愚智，普同一等，皆如至亲之想。亦不得瞻前顾后，自虑吉凶，护惜身命。见彼苦恼，若己有之，深心凄怆。勿避险巇，昼夜寒暑，饥渴疲劳，一心赴救，无作功夫形迹之心。如此可为苍生大医，反此则是含灵巨贼。自古名贤治病，多用生命以济危急，虽曰贱畜贵人，至于爱命，人畜一也，损彼益己，物情同患，况于人乎？夫杀生求生，去生更远。吾今此方，所以不用生命为药者，良由此也。其虻虫、水蛭之属，市有先死者，则市而用之，不在此例。只如鸡卵一物，以其混沌未分，必有大段要急之处，不得已隐忍而用之。能不用者，斯

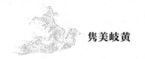

为大哲亦所不及也。其有患疮痍、下痢，臭秽不可瞻视，人所恶见者，但发惭愧、凄怜、忧恤之意，不得起一念蒂芥之心，是吾之志也。

### （三）大医之体

夫大医之体，欲得澄神内视，望之俨然；宽裕汪汪，不皎不昧；省病诊疾，至意深心；详察形候，纤毫勿失；处判针药，无得参差。虽曰病宜速救，要须临事不惑。唯当审谛覃思，不得于性命之上，率尔自逞俊快，邀射名誉，甚不仁矣。又到病家，纵绮罗满目，勿左右顾眄；丝竹凑耳，无得似有所娱；珍羞迭荐，食如无味；醽醁兼陈，看有若无。所以尔者，夫一人向隅，满堂不乐，而况病人苦楚，不离斯须，而医者安然欢娱，傲然自得，兹乃人神之所共耻，至人之所不为。斯盖医之本意也。

### （四）为医之法

夫为医之法，不得多语调笑，谈谑喧哗，道说是非，议论人物，炫耀声名，訾毁诸医，自矜己德。偶然治瘥一病，则昂头戴面，而有自许之貌，谓天下无双，此医人之膏肓也。

老君曰：人行阳德，人自报之；人行阴德，鬼神报之。人行阳恶，人自报之；人行阴恶，鬼神害之。寻此二途，阴阳报施，岂诬也哉。所以医人不得恃己所长，专心经略财物，但作救苦之心，于冥运道中，自感多福者耳。又不得以彼富贵，处以珍贵之药，令彼难求，自炫功能，谅非忠恕之道。志存救济，故亦曲碎论之，学者不可耻言之鄙俚也。

## 二、大医精诚内涵

作为我国古代医者德行修养的典范之作，它影响极为深远。文中对"大医"在学识修养、从医诊疗、待人接物等多个方面的深刻论述，成为后世医者医德修养的标杆与准则。众多医家将"大医精诚"作为自己毕生行医的崇高追求，而现今，"精诚大医"一词也常被用来赞誉那些医术精湛、医德高尚的医者。为了能够成为真正的"精诚大医"，我们应当深入探究"大医精诚"的内涵精髓，做到知其然且知其所以然。

### （一）为医之本——博极医源，精勤不倦

"大医精诚"篇的开篇引用张湛语"经方之难精，由来尚矣"，指出学医之难以精通，难以医术精湛，是由来已久的一个难题。随后描述病机病证之复杂，疾病体察之难辨，指出医学为"至精至微之事"，倘以"至粗至浅之思"诊疗，必定疏漏错误百出，于是就会"重加其疾"而症状难见缓解。接着诉医学为"艺能之难精者也"，指出学习医学必须"博极医源，精勤不倦"，此是为医之本。"大医精诚"中"精"的体现，也是成为"大医"的前提，需要"寻思妙理，留意钻研"，如此精勤方可为"大医"。成为好医生的基本条件在于勤学苦练，"基本功"为第一要义。

### （二）大医之态——安神定志，大慈恻隐

孙思邈指出："凡大医治病，必当安神定志，无欲无求，先发大慈恻隐之心，誓愿普救含灵之苦。"持有"安神定志，无欲无求"的淡定心态，以慈悲恻隐之心治病救人作为学医的动力和目的，方可称为"大医"。安神定志、无欲无求是成为好医生的品性基础。文中秉承佛家"普同一等"的慈悲理念，强调在对待患者时，必须摒弃一切外在条件的偏见，如地位之贵贱、家境之贫富、年龄之长幼、容貌之美丑、关系之亲疏、地域之华夷及智力之高下等，均不应成为影响我们对待患者态度的因素。诊疗时当怀"大慈恻隐之心"体量患者病苦，不避险巇、昼夜寒暑、饥渴疲劳、丑恶臭秽，无芥蒂之心，真实无伪，神安志定。"不得瞻前顾后，自虑吉凶，护惜身命。见彼苦恼，若己有之"，做到"一心赴救，无作功夫形迹之心"。也因"大慈恻隐之心"，孙思邈提出"至于爱命，人畜一也"，不应"损彼益己"，处方用药中尽量不用损害动物生命方能取效的药物，如此方可称为"苍生大医"。一位"精诚大医"所应具备的状态，乃是神态安然自若，精力高度集中，同时内心深处怀揣着一颗向善且慈悲为怀的心。

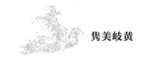

### （三）大医之体——澄神至意，不皎不昧

孙思邈提出"大医之体"，即"大医"的体态风格应"澄神内视，望之俨然；宽裕汪汪，不皎不昧"。文中从诊疗状态和行为态度进行详述，诊疗时应"审谛覃思"，专心致志，误失纤毫，不得轻率自夸，所谓"省病诊疾，至意深心；详察形候，纤毫勿失；处判针药，无得参差"。面对患者时，应体谅其苦楚，心怀病痛，做到"纵绮罗满目，勿左右顾眄；丝竹凑耳，无得似有所娱；珍羞迭荐，食如无味；醽醁兼陈，看有若无"。本节从缜密详察、判断敏锐，到静心肃心、体察苦楚，再到谦逊宽恕、保守己德，多方面提出"大医"的体态风格，是做到澄神至意、不皎不昧的具体方式，是"大医之体"的具体体现。在当今这个物质生活水平迅猛提升的时代，压力与动力并存，我们如何在这样的环境下，依然能够专注于自己的本职工作，全心全意地帮助患者解除病痛，这便需要做到"澄神内视，不皎不昧"。这种状态，正是"精诚大医"所应当秉持与展现的。

### （四）大医之法——忠恕谦谨，克己修德

孙思邈提出"为医之法"应"不得多语调笑，谈谑喧哗，道说是非，议论人物，炫耀声名，訾毁诸医，自矜己德"。这句话道出医者平时要遵守的"行为准则"，也就是要做到严谨谦虚，自修己德，诊疗时不可嬉笑戏谑，谈论是非，妄议他人，追逐名利，绯议同行，骄矜自功；并在后文提出"医人不得恃己所长，专心经略财物，但作救苦之心，于冥运道中，自感多福者耳。又不得以彼富贵，处以珍贵之药，令彼难求，自炫功能"，应时刻怀揣"救苦之心"，克己修德，忠恕谦谨。文中引"人行阳德，人自报之；人行阴德，鬼神报之"语，警示世人，后人多言此是封建迷信说法，实乃佛家"因果"理念的体现。正如其以"志存救济，故亦曲碎论之，学者不可耻言之鄙俚也"为文章结尾，虽文以"大医精诚"为论，实则论述诸多为医的基本行为准则和道德规范。只有成为合格的医者，方可言"大医"也，"为医之法"就是大医之法。

"大医精诚"是孙思邈人文与医学思想的精华体现，千古流芳。从其内涵

而论，"大"作为"医"的修饰，"大医"是德才兼备医者的代名词；"精、诚"二字在文中有多种释义，"精诚"合用可理解为通过细致努力的学习和修养，达到技艺高深、道德高尚的境界，所谓既"精"又"诚"。"大医精诚"意指通过"精诚"的学习和修养成为"大医"，也指"大医"具有的"精诚"底蕴。孙思邈论述"大医精诚"的内涵所在，也是"精诚"二字的内涵所在。文中从"大医"之本、态、体、法四方面分别详述，可概括如下：为医之法——博极医源，精勤不倦；大医之态——安神定志，大慈恻隐；大医之体——澄神至意，不皎不昧；大医之法——忠恕谦谨，克己修德。

## 第二节　医圣张仲景

张仲景（150—219），名机，字仲景，东汉南阳郡涅阳县人，东汉末年著名医学家，被后人尊称为医圣；南阳五圣之一，汉灵帝时曾举孝廉，官至长沙太守。仲景生在一个没落的官僚家庭，其父张宗汉曾在朝为官。由于家庭条件的特殊，仲景从小就接触了许多典籍。从史书上看到扁鹊望诊齐桓公的故事后，对扁鹊产生了敬佩之情，也为其后来成为一代名医奠定了基础。

张仲景一生勤求古训，博采众方，集前人之大成，揽四代之精华，写出了不朽的医学名著《伤寒杂病论》。这是我国第一部从理论到实践、确立辨证论治法则的医学专著，是我国医学史上影响最大的著作之一，为后学者研习中医必备的经典著作，广泛受到医学生和临床大夫的重视。

### 一、以人为本，仁爱之美

张仲景在其《伤寒杂病论》自序中明确提出"而进不能爱人知人，退不能爱身知己，遇灾值祸，身居厄地，蒙蒙昧昧，蠢若游魂，哀乎"，了解人，爱护人，尊重人是仲景"以人为本"思想的真正体现。"仁爱"是中华传统文化中至关重要的道德观念和人文精神。在我国的历史发展中，儒、医是相通的。许多医家之所以早期选择习医，往往是因为自己的亲人患有疾病，或是自己身

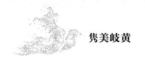

体欠佳，又或是秉持"不为良相，便为良医"的儒者情怀。这实际上也深刻反映了中国古代知识分子对家庭伦理和社会伦理观念的重视。在中医药文化中，仲景医学文化始终贯穿其中，成为中医发展的主线和灵魂。仲景所倡导的"医乃仁术"，不仅是中国社会对传统医事活动的最高评价，也是医者对自身素养的基本要求。

### （一）坐堂医生的由来

自公元 196 年汉献帝即位以来，战乱频繁。张仲景的家族原本有 200 余人，但在不到十年的时间里，就有三分之二的人因瘟疫而去世，其中又有十分之七者死于伤寒病。面对家族的惨痛遭遇，张仲景深感痛心，并下定决心要控制瘟疫的流行，根治伤寒病。从此，他刻苦研读古代医书，深入学习《内经》等古典医籍的基本理论，广泛借鉴其他医家的治疗方法，并结合个人的临床诊断经验，潜心研究治疗伤寒杂病的方法，从此医名远传。

尽管张仲景从小就厌恶官场，轻视仕途，但由于他的父亲曾在朝廷任职，所以对儿子的仕途颇为看重，希望他能谋得一官半职。仲景不愿违背父命，因此在公元 188 年汉灵帝时期，取得了孝廉的资格，并进入了官场。

公元 196 年，张仲景被朝廷任命为长沙太守，但他依然运用自己的医术为百姓解除病痛。在那个"举世昏迷"的社会环境中，张仲景毅然树立起"仁术济世"的理念，时刻不忘解救贫苦百姓的困境。按照封建社会的规定，官员为了维护自身尊严，通常不得私自进入民宅，也不能随意与民众接触。为了救治百姓的疾病，张仲景创新性地采用了"大堂诊病"的方式，选定每月的初一和十五作为固定的诊病日。届时，衙门会大开，张仲景则坐在公堂之上为民众诊断并治疗疾病。他的这一举动在当地产生了深远的影响，老百姓无不拍手称赞。

为了纪念张仲景大堂诊病的善举，后来的中药店大多以"堂"字命名，如北京的"同仁堂"、湖南的"九芝堂"等。同时，人们也尊称那些在药店里为民众看病的医者为"坐堂医生"。

### （二）冬至吃饺子

"十一月，冬至到，家家户户吃水饺。冬至不端饺子碗，冻掉耳朵没人管。"这一民谣反映了冬至吃饺子的习俗，这一习俗源自对张仲景冬至舍药的纪念。

张仲景曾在长沙任职，告老还乡之际，恰逢那年冬天寒风凛冽，大雪纷飞。在白河岸边，他目睹了许多为生计奔波的穷人，他们面黄肌瘦，衣衫褴褛，因严寒侵袭，耳朵都被冻伤了，这令他深感痛心。回到家乡后，尽管张仲景已名扬四海，前来求医者络绎不绝，他依然有求必应，整日忙碌。然而，他心中始终牵挂着那些冻伤耳朵的穷人。冬至之日，他吩咐弟子们代为行医，自己则前往南阳东关的一片空地上搭起棚子，架起大锅，专门熬制药物给穷人治疗冻伤，这药物便是"祛寒娇耳汤"。他将羊肉、辣椒及一些具有祛寒温补功效的药材放入锅中煎煮，待药物熬好后，捞出羊肉和药材切碎，再用面皮包裹成耳朵状的食物，因其主要是为了防止耳朵冻伤，故命名为"娇耳"。"娇耳"煮熟后，与热汤一同被分发给前来领取药物的百姓，每人可得一大碗汤和两只"娇耳"。人们食用后，只觉浑身暖和，两耳发热，从此再无人因严寒而冻伤耳朵。

后来，每到冬至这一天，人们便会想起当年张仲景为大家熬药治病的情景。传说中，吃了冬至的"娇耳"可以防止耳朵受冻，于是人们便仿照"娇耳"的样子制作了一种食品。为了与"祛寒娇耳汤"中的"娇耳"相区别，有的人将这种食品称为"饺子"，也有人称之为"扁食"或"烫面饺"。如今，"祛寒娇耳汤"虽然已鲜有人品尝，但经过岁月的洗礼，人们在冬至这天吃饺子的习俗却流传了下来。

### （三）救危扶厄，不问贫富

张仲景经过数年的刻苦钻研，医术有了显著提升，很快便在全郡声名鹊起，前来求医问药的人络绎不绝。他从不摆架子，最反感"竞逐荣势，企踵权豪"的行为，无论患者贫富贵贱，无论白天黑夜，只要有人前来求治，他都会

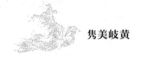
立即前往，并且认真细致地诊断病情。即便是在外出采药时遇到病患，他也会主动上前为其治疗。

有一年夏天，张仲景前往桐柏山区采药，途经山脚下一个村庄时，听到阵阵哭声。一打听，原来这个村庄正遭受瘟疫的肆虐，已经有不少人因此丧生。其中有一户人家，老两口膝下仅有一个儿子，却偏偏染上了时疫，病得人事不省。老两口束手无策，哭得泪如雨下。邻居们闻讯前来探望，看到孩子病成这般模样，也不住地唉声叹气。有的人说："这么好的一个后生，怕是没救了。"另一个人则说："要是南阳的张仲景能来这里，孩子或许就有救了。"张仲景听后，毫不犹豫地走进屋内，对老两口说："老人家，别哭了，我来给您的儿子治病，好吗？"老两口见走进来一位眉清目秀、仪表堂堂的青年人，连忙起身让座。张仲景为患者诊了脉，又摸了摸肚子，沉思片刻后，对老人说："老人家，您儿子得的是伤寒症，由于耽误了治疗，表病已入里，热邪积滞在肠胃，导致大便秘结。吃点凉药，通通便，把病邪泻出去就好了。"老两口听后，连声说："先生说得对，说得对！"于是，张仲景便给患者开了药方。

经过两天的精心治疗，患者的病情很快得到了好转。村民们听说来了位好医生，纷纷前来求医。张仲景便在村子里住了下来，很快就把村子里的患者都治好了。等他离开后，村民们才知道他便是张仲景，个个赞不绝口，都夸张仲景真是位医术高超的好医生！

## 二、精细辨治，追求真理之美

张仲景所著的《伤寒论》提出了"辨证论治"的原则。"证"指的是患者病情的客观表现，通过辨"证"，医者才能明确病因，进而确定治疗方法及所用方剂。张仲景的"辨证论治"方法成为中医学诊疗疾病的根本准则，其中蕴含的具体问题具体分析、具体解决的思想，开创了个体化医疗的先河。被誉为"医圣"的张仲景所创立的六经辨证理论体系，能够广泛应用于临床各科疾病的辨证，为后世中医学的形成和发展提供了宝贵的思路和方法。

张仲景破除迷信，秉持追求真理的科学精神，以朴素的唯物主义思想指导医学实践，在医学上取得了丰硕的成果。他对真理的不懈追求，对中医学产生了积极而深远的影响。张仲景的学说摒弃了神学、巫医等唯心主义的影响，坚持以"天人合一"为核心思想的朴素唯物主义观点，这是他取得医学成就的重要理论基础。仲景的这种精细辨治、追求真理的态度，使他成为"大医精诚"的楷模。

## （一）辨证论治的由来

张仲景创造性地将外感病的所有症状，归纳为六个证候群及八个辨证纲领。他运用六经（太阳、少阳、阳明、太阴、少阴、厥阴）理论来分析归纳疾病在发展过程中的演变规律和转归情况，同时运用八纲（阴阳、表里、寒热、虚实）来辨别疾病的属性、病位、邪正盛衰及病态表现。由于张仲景确立了分析病情、认识证候及指导临床治疗的法度，因此，辨证论治不仅为诊疗一切外感病提供了纲领性的法则，也为中医临床各科探索出了诊疗的普遍规律，成为后世医家临床实践的基本准则和指南。

相传有一次，两位患者同时来找张仲景看病，都诉说自己头痛、发烧、咳嗽、鼻塞。经过询问得知，原来两人都淋了一场大雨。张仲景为他们切了脉，确诊为感冒，并给他们各自开了剂量相同的麻黄汤，以发汗解热。次日，一位患者的家属早早地来找张仲景，说患者服药后出了一身大汗，但头痛却比昨日更加剧烈。张仲景听后十分纳闷，以为自己诊断有误，连忙赶往另一位患者家中探望。而这位患者却表示，服药后出了一身汗，病情已大为好转。张仲景愈发觉得奇怪，为何同样的病症，服用相同的药物，疗效却截然不同呢？他仔细回想昨天的诊治过程，猛然间想起，在为第一位患者切脉时，患者手腕上有汗，脉象也较为虚弱；而第二位患者手腕上却无汗。他在诊断时忽略了这些细微的差别。患者原本就已出汗，若再服用发汗的药物，岂不是会更加虚弱？这样非但治不好病，反而可能加重病情。于是，他立即调整了治疗方法，为患者重新开具了药方，随后患者的病情很快便有了好转。

这件事给张仲景留下了深刻的教训。同样是感冒，由于症状不同，治疗方法也不应相同。他认为，各种治疗方法需要医者根据实际情况灵活运用，不能一成不变。因此，张仲景系统地总结了"辨证施治"的原则，在撰写《伤寒

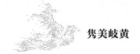

论》时，以六经统病证为体例，内容周详且实用。例如，发热、恶寒、头项强痛、脉浮等症状，属于表证，为太阳病。但同是太阳病，又分为有汗和无汗、脉缓与脉急的不同情况。其中有汗、脉浮缓者，属于太阳病中风的桂枝汤证；无汗、脉浮紧者，属于太阳病伤寒的麻黄汤证；而无汗、脉紧且伴有烦躁者，又属于大青龙汤证。

### （二）《伤寒论》中的精巧严密

张仲景所著的《伤寒论》是集秦汉以来医药理论之大成，并广泛应用于医疗实践的专著，是我国医学史上影响深远的古典医著之一。《伤寒论》的贡献，首先在于其发展并确立了中医辨证论治的基本法则。张仲景将疾病发生、发展过程中所出现的各种症状，依据病邪入侵经络、脏腑的深浅程度，患者体质的强弱，正气的盛衰，以及病势的进退缓急和是否存在宿疾（其他旧病）等情况，进行综合分析，以探寻发病的规律，并据此确定不同情况下的治疗原则。

《伤寒论》除了介绍各经病证的典型特点，还叙述了一些非典型的病情。这样精细的辨证及选方用药法则，使得医家能够执简驭繁，在面对各类复杂的证候时都能游刃有余，稳操胜券。除了强调辨证论治的原则性，张仲景还提出了辨证的灵活性，以应对一些较为特殊的情况。辨证必须以望、闻、问、切四诊合参为前提，若出现脉、证不符的情况，就应根据病情实际，认真分析，排除假象或次要矛盾，以抓住病情的本质。在此过程中，可能需要舍脉从证，或舍证从脉，灵活变通。

对于治则和方药，《伤寒论》的贡献十分突出。书中提出的治则以整体观念为指导，旨在调整阴阳、扶正祛邪，并涵盖了汗、吐、下、和、温、清、消、补诸法。在此基础上，该书创立了一系列卓有成效的方剂。据统计，《伤寒论》载方113首，《金匮要略》载方262首，除去重复者，两书实际收录方剂共269首。这些方剂均经过严密而精妙的配伍，例如桂枝与芍药配伍，若用量相等（各三两），则构成桂枝汤；若桂枝增加三两，则可治奔豚气上冲；若加倍使用芍药，则成为治疗腹中急痛的小建中汤。此外，若将桂枝汤中加入附子、葛根、人参、大黄、茯苓等药物，则可衍化出多个方剂。其变化之巧妙，疗效之显著，令人叹为观止。尤其是该书对方剂学的发展，如药物配伍及加减变化的原则等，产生了深远影响，并一直为后世医家所遵循。

张仲景在方剂配伍、药物制作、煎服方法、服药数量及服药时间和服药后注意事项等方面，都一丝不苟地嘱咐病家，以期获得最佳疗效。以《伤寒论》中的首个方剂"桂枝汤"为例，在煎服法方面，张仲景详尽地列出了八条注意事项，如服药后片刻需再饮热粥一升以助药力，服药后应覆盖衣被以微微发汗，服药期间需忌口并明确列出应忌之品。此类医嘱在书中不胜枚举，从这些细致的医嘱中，我们可见张仲景为普救苍生而苦求良法的精神。他不仅深入茅棚寒舍为患者诊病，还亲自为部分患者煎药喂汤，从而更好地探索和掌握用药规律。他以自己的实践树立了高尚的医德典范。

### （三）虚心求教，刻苦钻研

张仲景在十几岁时便拜南阳名医张伯祖为师，勤奋钻研医术，立志成为一名济世救人的良医。只要听说哪里有好医生，或者有治病的好方子，他总是不辞劳苦地前去虚心求教。

为了学习阳励公的医术，张仲景曾更名易服，到阳医生的药铺里当一名制药佣工。他每天起早贪黑，辛勤劳作，半年之后阳医生才得知他就是闻名已久的张仲景。阳医生深受感动，于是将自己的伤寒秘方全部传授给了张仲景。当听说襄阳同济堂的名医"王神仙"有治疗瘩背疮的经验时，张仲景立即带着行李跋涉几百里，拜"王神仙"为师，对其用药和医道经验认真学习，铭记于心。在举孝廉之后，张仲景曾游历京师。当时的京师设置有太学，聚集了一批有学问的"五经博士"。他在太学中拜谒各家经师，虚心求教。从南阳到京师洛阳，再赴长沙任所，他游宛洛，览黄河，历荆襄，过长江，经洞庭，涉三湘。这些经历不仅丰富了他的阅历，还让他对各地的疫病流行及医药状况进行了大量的调查，为其撰写《伤寒杂病论》奠定了坚实的理论和实践基础。张仲景首创的救治自缢的人工呼吸法等，便是他从民间百姓中得来的智慧。

张仲景凭借着这种继往开来、不断创新的进取精神，一方面刻苦钻研医术，行医于民间；另一方面博采众长，著书立说。即使历经艰辛写成了这部旷

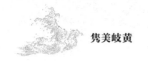

世巨著，他仍庄严地宣称自己的学说尚未能尽愈诸病，明确表示反对"各承家技，始终顺旧"的做法，启迪后世学者勇于探索和不断进取。这体现了他虚怀若谷的不凡气度和一代宗师的高尚情操。张仲景一生不仅从事医疗实践、著书立说，还传授弟子，从不保守。

### （四）辟巫术，斥庸医

在封建社会，人们对自然及疾病的认知有限，因此出现了大量的巫神、巫医和方士。他们或为皇帝炼丹，或装神弄鬼，以此愚弄百姓。张仲景秉持着对医药方术和对广大人民群众高度负责的态度，与当时盛行的巫术进行了坚决的斗争。他坚持追求真理，积极宣传无神论观点，并努力揭穿迷信害人的活动。

有一次，张仲景遇到一位妇女，她时而哭泣，时而发笑，还总是疑神疑鬼。家属听信了巫婆的欺骗，认为这位妇女是"鬼怪缠身"，并打算请巫婆为她"驱邪"。张仲景仔细观察了妇女的气色和病态，详细询问了有关情况后，对家属说："她根本不是什么鬼怪缠身，而是由于受到了较大的精神刺激，导致'热血入室'。她的病是可以治好的，而那些巫婆才是真正的鬼怪。千万不要让她们继续纠缠患者，否则患者可能会有生命危险。"后来，张仲景研究了治疗方法，并在征得患者家属同意后，为妇女施行了针灸治疗。过了几天，那位妇女的病情逐渐好转，疑神疑鬼的症状也完全消失了。从那以后，一些穷人生了病，便不再轻信巫医的谎言，而是纷纷找张仲景治病。张仲景因此解救了许多贫苦人家。

张仲景还严厉痛斥那些草率行事、贻误人命的庸医。他指出，这些不负责任的医生看病时只满足于花言巧语的口头应付，望诊患者只是装装样子，片刻之后就随便开个处方；诊脉时既不全面也不细致，连寸、关、尺三部的脉象都未摸清，甚至脉的搏动次数还未数清就停止按脉；对于患者最近的病情尚且不能准确判断，对于全身的症状更是毫无印象。这样的医生又怎能为民众诊病除疾呢？其忧民之心，苍天可鉴。

张仲景的许多著名方剂在当今卫生保健中仍然发挥着重要作用。例如，在新冠病毒感染诊疗方案中，一线用方"清肺排毒汤"的组方就根源于《伤寒杂病论》中的麻杏石甘汤、五苓散、射干麻黄汤、小柴胡汤四个经方。此外，还有治疗乙型脑炎的白虎汤、治疗急慢性阑尾炎的大黄牡丹皮汤、治疗胆道蛔虫的乌梅丸、治疗痢疾的白头翁汤、治疗急性黄疸型肝炎的茵陈蒿汤、治疗心律不齐的炙甘草汤、治疗冠心病心绞痛的瓜蒌薤白白酒汤等，都是临床常用的良方。

在剂型方面，《伤寒杂病论》也勇于创新。该书所记载的剂型种类之多，已大大超过了汉代以前的各种方书，包括汤剂、丸剂、散剂、膏剂、酒剂、洗剂、浴剂、熏剂、滴耳剂、灌鼻剂、吹鼻剂、灌肠剂、阴道栓剂、肛门栓剂等。此外，该书对各种剂型的制法记载甚详，对汤剂的煎法、服法也交代得颇为细致。因此，后世称张仲景的《伤寒杂病论》为"方书之祖"，称该书所列方剂为"经方"。

《伤寒杂病论》对针刺、温熨、药摩、吹耳等治疗方法也有许多阐述。另外，该书还收集了许多急救方法，如对自缢、食物中毒等的救治就颇有特色。其中，对自缢的解救方法与现代的人工呼吸法近似。这些都是中医学中的宝贵资料。

# 第三节　药王孙思邈

孙思邈（581—682），隋唐时期京兆华原（今陕西省铜川市耀州区）人，寿至102岁。他自幼天资聪颖，被誉为"圣童"，20岁时已"博通群书，深谙《周易》《老子》之说，明了阴阳数术之理，精通导引医疗之术"。由于幼年体弱多病，他18岁便立志学医，20岁起便开始为乡邻诊治疾病。孙思邈对古典医学有着深入的研究，同时重视民间验方，为中医的发展作出了巨大贡献。孙思邈医德高尚，对待患者一视同仁，无论贵贱都"皆如至尊"，被誉为我国医学伦理学的奠基人。他一生勤于著述，留下了80余种著作，其中以《备急千金要方》《千金翼方》影响最为深远。这两部巨著共60卷，收录药方6500余个，集唐以前医药学之大成，被誉为我国最早的临床医学百科全书。

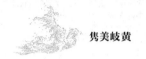

# 一、医术至精之美

## （一）屠苏药酒

唐朝初年，中国南方时有瘟疫肆虐。孙思邈在常州一带不辞辛劳，日夜奔波，全力抢救瘟疫患者。经过半个月的不懈努力，瘟疫终于得到了有效控制。然而，好景不长，瘟疫很快又卷土重来，从孩童到成人无一幸免。为了寻求长期预防和治疗此病的方法，孙思邈潜心钻研，终于拟出了一个以大黄、肉桂等为主要成分的药酒配方，并将其命名为"屠苏药酒"。人们饮用这种药酒后，瘟疫果然再也没有复发。为了普及防疫知识，防止该配方被神秘化或误传，孙思邈特意找来一大张黄绢，将屠苏酒的处方及其炮制方法清晰地书写其上，然后张贴在屠苏庵的山门柱子上，供人们广泛传抄和学习。孙思邈这种重视知识普及、不保守的可贵精神，赢得了人们的广泛赞誉。此后，岁末饮用屠苏酒逐渐成为一种习俗，在江南各地广为流传。这一习俗后来还传入了日本，成为中日文化交流的一段佳话。

伤寒病在古代曾一度广泛流行，造成严重危害。在隋唐之际，众多医家对伤寒病进行了深入研究，其中孙思邈是极具代表性的医家之一。孙思邈对伤寒病的贡献主要体现在以下两个方面。

### 1.继承和发扬仲景之旨

继王叔和之后，孙思邈是最早研究张仲景学说的医家。在研究过程中，孙思邈将伤寒病的内容具体化，他在《备急千金要方》的卷九和卷十中专门探讨了伤寒，涵盖了天行温疫、伤寒、瘴气、阴阳毒、热毒、毒肿、斑、劳复、百合、狐惑、温病、温毒等多种疾病。这些疾病多属于急性、热性传染病范畴，孙思邈在书中收集了大量治疗方法和药方，其中就有令人不染温病及伤寒的屠苏酒，为后世十分器重，颇有声誉。在伤寒病的研究中，孙思邈把瘟疫与一般热病加以区别，其接受《小品方》中"时行瘟疫是毒病之气"所致的观点，并将时行瘟疫按季节的不同分为五种温病：春则为青筋牵，夏则为赤脉拂，长夏则为黄肉随，秋则为白气狸，冬则为黑骨温。其治疗则基本上选用石膏、大青叶、栀子、芒硝等清热泻火药，或再加黄芩、升麻、羚羊角等。孙思邈把瘟疫与伤寒分开，另辟诊治途径，对后世产生了深远影响。宋代庞安时所著的《伤寒总病论》一书，虽然主要是论述伤寒病的专著，但在其最后一卷中也接受了孙思邈关于五种温病的观点，庞氏对温病的专论对清代温病学家亦产生了一定影响。

**2. 确立"方证同条"的研究方法**

孙思邈晚年得见《伤寒论》传本，对其给予了高度评价，其曰："伤寒热病，自古有之，名医睿哲，多所防御，至于仲景，特有神功。"他认为历代名家研究伤寒者，唯仲景贡献与成就最大。孙思邈整理《伤寒论》，提出了"方证同条"的原则和方法；其以法类证，方与法并重，重新编次，使读者易得其要旨。所谓"方证同条"，就是将《伤寒论》所有的条文分别按方证加以归类。例如对太阳病，就有桂枝汤法、麻黄汤法、青龙汤法、柴胡汤法、承气汤法等。将有关条文归于一类，可便于比较，有利于对该方的理解和应用。"方证同条"的方法对后世有一定影响，至清代有柯琴著《伤寒来苏集》、徐大椿著《伤寒类方》，均采用了这一方法。

在伤寒方中，孙思邈又十分重视太阳病中麻黄汤、桂枝汤、青龙汤三类方，认为此三类方是《伤寒论》的治疗主方。正如其在《千金翼方》卷九中说："夫寻方之大意，不过三种，一则桂枝，二则麻黄，三则青龙。此之三方，凡疗伤寒，不出之也。其柴胡等诸方，皆是吐、下、发汗后不解之事，非是正对之法。"盖太阳为一身之表，麻黄、桂枝、青龙三方均为治疗太阳表证的代表方剂，也是伤寒病初起的治疗主方。孙思邈的这一学术思想，强调了早期治疗的重要性，亦对后世有很大影响。

**（二）悬丝诊脉**

唐贞观年间，太宗李世民的长孙皇后怀孕已十月有余，却迟迟未能分娩，以致卧床不起。尽管众多太医竭力医治，但她的病情始终未见好转。大臣徐懋功向太宗推荐了孙思邈。唐太宗随即派遣使臣，令其昼夜兼程，火速前往华原县，将孙思邈迎入皇宫。

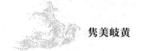
古代受"男女授受不亲"的礼教约束，医者为宫内女性看病时，往往难以直接接近患者，只能依据他人的口述来诊断并开具处方。孙思邈到达后，先是召来皇后身边的宫娥彩女，详细询问病情，接着又索要了太医们的病历和处方，认真审阅。在充分了解了这些情况后，他进行了细致的分析研究。随后，孙思邈取出一根红线，让采女将线的一端系在皇后的右手腕上，另一端则从竹帘外拉出。孙思邈握着红线的这一端，在皇后房间外开始了"悬丝诊脉"。

没过多久，孙思邈便完成了对皇后的脉诊。他吩咐彩女将皇后的左手扶近竹帘，看准穴位后迅速扎了一针。皇后感到一阵疼痛，身体不由自主地颤抖了一下。紧接着，婴儿的啼哭声便响亮地传了出来。唐太宗闻讯大喜，希望孙思邈能留在朝中，掌管太医院。但孙思邈心怀天下，不愿在朝中为官，立志要游历四方，为广大民众施医赠药，并撰写《千金方》以造福世人。因此，他向太宗表达了自己的志愿，婉言谢绝了太宗赐予的官职。太宗见孙思邈志向坚定，不便强求挽留，于是赐予他"冲天冠"一顶、"杏黄袍"一件、金牌一面、良马一匹，以及千两黄金和百尺绸缎。同时，他还大摆宴席，一方面是为欢送孙思邈，另一方面也是为庆贺皇后病愈并顺利诞下皇子。

孙思邈著《备急千金要方》，详细分类并列出了脏腑寒热虚实病症数十条，是脏腑辨证之雏形。以肝为例，其阐述了肝的生理功能及其常见疾病，并辨证归纳，分别列出主要病证表现及各种常见治疗方药共 64 首，可谓自成体系。对于肝病的治疗，孙思邈提出"补肝之虚、泻肝之实"，这与目前临床上肝病辨证中强调的"肝无虚证""肝无补法"的观点有所不同，很值得我们进一步研究。对于其他脏腑的辨证也基本类似，虽然并非尽善尽美，但理法方药具备，各成系统，并有了各脏腑的初步证型分类，为后世脏腑辨证学说的建立奠定了坚实基础，并作出了巨大贡献。

## （三）九蒸九晒

传说孙思邈在 101 岁高龄时，依然喜好四处游历。一日黄昏，他行至一个河畔小村，遇见一位老者，左手捏着一只蜻蜓，右手捂着屁股，正放声大哭。孙思邈见这位老者年岁似乎比自己还大，便上前关切地询问："老人家，您为何如此伤心哭泣呢？"老者回答道："是我爷爷打了我。"孙思邈闻言大为惊讶，追问道："那您今年高寿啊？"老者说："我刚过完 365 岁的生日，因为贪玩，忘了喝熟地茶，所以就挨了打。"言毕，又伤心地哭了起来。孙思邈好奇地问："您的爷爷在哪里呢？"老者用手指了指："门口躺在蓑衣上，正在数星星的那个人就是我爷爷。"孙思邈于是走了过去，只见躺在蓑衣上的人正全神贯注地数着星星，看上去比刚才那位老者年轻许多。旁边还坐着一个小姑娘，正用蒲扇为他驱赶蚊虫。孙思邈问小姑娘："你是在为谁驱赶蚊虫呢？"小姑娘说："这是我的玄孙，他脾气太坏了，动不动就打孩子。唉！教育孩子哪能这样呢？都是被我那公公给宠坏了。"孙思邈更加好奇地问："那你公公在哪里呢？"小姑娘说："他去河边捉鱼去了。"接着，孙思邈又问："能否告诉我，熟地茶是什么？"小姑娘解释道："就是熟地黄加米熬成的粥。我们春天用它来和胃降火，夏天用来降温除烦，秋天用来滋阴润燥，冬天用来补血驱寒。每天上午必须吃一碗，今天这孩子淘气忘了喝，就挨了一顿揍，也是应该的！"

孙思邈听后感慨万千，本以为自己已经够高寿了，没想到世间还有如此长寿之人。于是，他向小姑娘要了一些熟地黄，并根据地黄的药性和自己平生的医学知识，研制出了九蒸九晒熟地黄的炮制工艺。据说，因为常吃熟地黄，孙思邈又延长了 40 多年的寿命，直至 140 多岁才无病而终。据《旧唐书》记载，他死后"经月余，颜貌不改，举尸就木，犹若空衣，时人异之"。这可能与他长期练气功并服用熟地黄等药物，导致机体代谢发生了某些特殊变化有关。后来，李时珍将"九蒸九晒法"列入《本草纲目》。

食疗的内容包括无病时的饮食所宜与已病时的饮食治疗。孙思邈在前人经验的基础上，从理论到实践，系统地总结了一系列相关内容，为完善这一学科领域作出了重要贡献。孙思邈认为，食疗的具体应用不宜过于繁杂，"杂则或有所犯，有所犯则或有所伤，或当时虽无灾苦，积久则为人作患"。他又主张少食多餐，饮食不宜过于肥甘而宜保持清淡，并强调了饮食调养的重要性。

养性是指人在日常生活起居中，养成有益于人体健康的习性。首先，人若欲延年益寿，精神上的适当调养十分重要。孙思邈主张"善摄生者，常少思少念，少欲少事，少语少笑，少愁少乐，少喜少怒，少好少恶，行此十二少者，

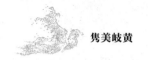
养性之都契也"。养性在生活上要顺应自然，适应生活规律。特别应当指出的是，孙思邈十分重视老年人的养性，在《千金翼方》卷十二中专设两章进行阐述，分别为《养老大例》与《养老食疗》，可谓是中医老年病学较早的专论。孙思邈强调养老应注意几个要点：一是"耳不妄听，口无妄言，身无妄动，心无妄念"；二是"常避大风、大雨、大寒、大暑、大露霜霰雪、旋风恶气"；三是"极须知调身按摩，摇动肢节，导引行气"；四是饮食应以清淡温食最为适宜，常不饥不饱，不寒不热，善摄养于寝食之间。总之，孙氏养老学的观点强调防病患于未然则能达到延年益寿的目的。因此，他提倡要懂得"安者非安，能安在于虑亡；乐者非乐，能乐在于虑殃"的辩证关系，方能益寿延年。此外，他还指出老年人性情可能发生变化，子女们应常回家探望，多加照顾，使其保持精神愉悦，安度晚年，这同样是十分中肯的见解。

### （四）药材种植

对于中草药的研究，是孙思邈一生坚持的重要实践活动之一。他很早就开始在家乡的山上采药。为了采药，他攀悬崖、穿峡谷，跑遍了家乡的山岭沟壑。他还开辟了园地以种植药材，从下种、施肥、采摘到炮制、贮藏等各个环节，不仅精心操作，而且有详细的记录。他把本草分为玉、石、草、木、人、兽、果、菜、米、谷等部，共记载了800余种药名，并按药物功用分为治风、益气、消食等65类。孙思邈在《千金翼方》中指出："总摄众病，所以触类长之……临事处方可得依之取决也。"这些分类和著录方法具有很高的实用价值。直到现在，孙思邈的这些记载仍然具有重要的参考价值和指导意义。

孙思邈所著《备急千金要方》与《千金翼方》记载了数千个方剂，堪称方剂学之大成。在所记载的方剂中，确实有不少行之有效之方，如犀角地黄汤、续命汤、温胆汤、苇茎汤、紫雪丹等。这些方剂至今仍被临床医生广泛采用，并证实具有良好的疗效。

孙思邈对前人所创立的方剂进行了深入研究，尤其是对张仲景所创立的诸方，他能够灵活地进行加减化裁，变通应用。以小建中汤为例，仲景创立小建中汤，适用于伤寒病得之二三日，心中悸而烦，这是由于邪气尚未传里，而里气先虚，气血双亏，复被邪扰所致，所以应当急建其中。孙思邈在《备急千金要方》中以此方为基础，自创了内补当归建中汤、大补中当归汤等方剂，为丰富和发展方剂学的内容作出了巨大贡献。

## 二、医德至诚之美

孙思邈重视医德，不论患者是"贵贱贫富，长幼妍媸，怨亲善友，华夷愚智"，皆一视同仁。他强调"人命至重，有贵千金"，认为医者应以解除患者痛苦为唯一职责，做到无欲无求，对所有患者都"皆如至尊""华夷愚智，普同一等"。孙思邈身体力行，一心赴救，不慕名利，用毕生精力践行了自己的医德思想，在中国医德思想史上占有重要地位。在其所著的《备急千金要方》和《千金翼方》中，他将"大医精诚"的医德规范置于极其重要的位置，专门立题进行重点讨论。这一思想不仅体现了孙思邈个人的医德追求，也为后世医者树立了医德典范。

除此之外，《备急千金要方》在食疗、养生、养老方面也作出了巨大贡献。孙思邈能够寿逾百岁，正是他积极倡导这些方面的理论并身体力行的结果。隋、唐两代朝廷都很器重他，知名人士也多以礼相待。他去世后，人们在其故居旁的鉴山畔，虔诚奉祀。乔世宁在序中写道："鉴山香火，于关中为盛，虽华岳吴镇弗逮焉。"孙思邈是以德养性、以德养身、德艺双馨的代表人物之一。

相传有一次，孙思邈路遇一队送葬之人。队伍过后，地上的几滴异样鲜血引起了他的注意。他连忙追上，询问缘由，得知棺内装着一位因难产而刚刚去世的少妇。孙思邈再次俯身嗅闻血迹后，断定此人或许还有救，于是说服丧家亲人同意开棺。他找准穴位，施针救治，片刻之后，少妇全身抽动，逐渐苏醒，并顺利产下一名男婴。

孙思邈具备高尚的医德，始终把治病救人放在首位。他深切关怀民众的疾病痛苦，时刻为患者着想，对待前来求医的人，无论地位高低、贫富贵贱、亲疏远近，都一律平等对待。他外出诊病时，不分昼夜，不畏寒暑，不顾及个人饥渴与疲劳，全心全意投入救治工作。在临床诊疗中，他全神贯注，认真负责，从不敷衍了事，不计较个人得失，不嫌弃病患的脏臭污秽，专心致志地进

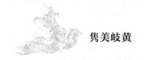

行救护。他倡导医者在治病时不应借机索取财物，而应做到无欲无求。孙思邈这种高尚的医德，实乃后世医者的楷模，千百年来，一直受到中国人民和广大医学工作者的赞誉，被尊称为"药王"。

孙思邈主张避免使用动物入药，他说："自古名贤治病，多用生命以济危急，虽曰贱畜贵人，至于爱命，人畜一也。损彼益己，物情同患，况于人乎！夫杀生求生，去生更远。吾今此方，所以不用生命为药者，良由此也。"

虎守杏林的典故已有1300多年的历史。相传孙思邈晚年曾云游至邱县，见此地景色秀丽，民风淳朴，便流连忘返，寓居于郊外的寺庙中，悬壶行医，不求名利，对所有前来求医者都一视同仁，施医无类。他效仿董奉的行医之道，为人治病不收取钱财，也不接受感谢，只希望患者在病愈后能在寺旁种植三株杏树。多年之后，杏树成林，面积达百亩之广，每当杏子成熟时，便用杏子来换取粮食，以赈济贫困百姓。在此期间，还曾有一只老虎前来伏地跪拜求医，孙思邈首创了"虎撑"这一工具，成功治愈了老虎的金簪卡喉之症。老虎似有灵性，此后不再危害人畜，反而感恩戴德，为其守护杏林，并充当药王的坐骑。当药王孙思邈去世后，老虎在寺庙周围哀啸三日，后不知所终。

孙思邈不仅在内科方面有着精湛的医术，而且擅长妇科、儿科、外科及五官科。他首次提出治疗妇女儿童疾病应单独设科的主张，并在其著作中率先对妇、儿医学进行了系统论述，认为这体现了"崇本之义"。他非常重视妇幼保健，著有《妇人方》三卷、《少小婴孺方》二卷，并将这两部分内容置于《备急千金要方》之首。在他的影响下，后世的医学工作者普遍开始重视并研究妇、儿疾病的治疗技术。

## 第四节　医痴叶天士

叶天士（1666—1745），名桂，字香岩，别号南阳先生，晚年又号上津老人。他祖籍安徽省徽州府歙县（清代属江南省，今属安徽省黄山市），行医于江苏吴县（今苏州市），因此有人误认为他是江苏吴县人。叶天士是清代温病四大家之一。

经考究，在古代，男子加冠后会依据名的涵义另取一字作为表字，"桂生于岩，其味香浓"，故叶桂取字香岩。而别号则多为个人自赏或他人赠予，"天士"意为通晓天道之人，作为别号既符合叶天士的自我期许，也体现了百姓对他的敬仰之情。

叶天士的祖父叶紫帆精通医理，对张仲景的《伤寒杂病论》有着深入的研究，尤其擅长儿科诊疗，行医40余载。他医德高尚，尽管自身家境并不宽裕，但对于贫苦的患者却从不吝啬，总是慷慨开方赠药。叶天士的父亲叶阳生博览群书，治疗病症的范围也十分广泛。据《叶香岩传》记载："君少从师受经书，暮归，阳生翁授以岐黄学。"叶天士自12岁起便跟随父亲学习医术，在父亲的悉心指导下，他研读了《素问》《难经》及汉、唐、宋代各家名著。这些医书的学习为叶天士日后的临床医术奠定了坚实的基础，同时，祖父和父亲的医术与医德也在潜移默化中对他产生了深远的影响。

叶天士医术精湛，广受世人赞誉，但他一生忙于临床实践，因此他的著作多由后人及弟子编撰整理而成。其中，《温热论》《临证指南医案》《幼科要略》《叶氏存真类编》《未刻本叶氏医案》等著作，较为真实地反映了叶天士的诊疗思路和用药经验，对现代中医学术研究具有重要的参考价值。

叶天士与同时代的吴鞠通、薛生白、王孟英并称为"温病四大家"。他德艺双馨，被民间尊称为"天医星""国医手""叶神医"。

## 一、乐善好施之美

叶天士治疗贫困的善举颇为传奇。一日，有村民前来询问："我一无内疾，二无外伤，只是生活太过贫困，先生能否为我治贫？"叶天士略作思索后笑道："贫穷亦可视为一种病啊！既无佳肴滋补身体，又平添忧愁伤身，实乃损耗元气之举。"言罢，赠予那人一枚橄榄，并嘱咐他将橄榄吃下，果核种下。一年过去，橄榄树枝繁叶茂，虽尚未结果，但那村民又来找叶天士。叶天士让他少安毋躁，待到节气变换，财路自会显现。果不其然，没过多久，便陆续有人前来购买橄榄叶，使那村民获得了一笔不小的收入。他用这笔钱做起了小本

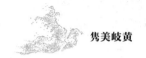

买卖，最终真的摆脱了贫困。原来，叶天士早已预见，根据五运六气学说预测，此时节将流行一种传染病，治疗此病需用到橄榄叶这一药物，且新鲜的橄榄叶疗效远胜于药铺中的干品。然而，当地橄榄树并不多见，因此在开方时，叶天士便让大家前往他家购买。如此一来，那人的橄榄叶自然成了他致富的"良药"。叶天士这种乐善好施的精神，更为世人所钦佩。

《温热论》记录了叶天士关于温热病的论述，着重剖析了"温邪上受，首先犯肺，逆传心包"的传变规律，阐述了温热病的病理机制及"在卫汗之可也，到气才可清气，入营犹可透热转气，入血直须凉血散血"的治疗大法。书中创立了卫、气、营、血的辨证施治体系，并详述了温热病中察舌、验齿及观察斑疹、白痦等诊断方法。此书对后世影响深远，其中的诸多学术观点至今仍被临床医者所重视。

叶天士首次系统地阐述了温病的发生与发展规律。他明确指出，"温邪"是温病发病的主要病因，这一观点突破了传统"伏寒化温"的理论框架，彻底摆脱了热病皆属于伤寒的固有观念，从而在本质上区分了温病与伤寒。叶氏采纳了吴又可关于邪从口鼻而入的观点，进一步概括出新感温病的受邪途径为"温邪上受，首先犯肺"；其传变规律为，若邪不外解，则可由肺卫顺传至阳明，或逆传至心包，这与伤寒之邪按六经顺序传变截然不同。特别是"逆传心包"的理论，是对温病传变规律认识的一大创新，也是对《伤寒论》中六经传变理论的重要补充与突破。这一理论的意义不仅在于推动了温病学说的理论发展，更重要的是为温病危重急症的治疗开辟了新思路，挽救了无数垂危患者的生命。

叶天士尤为注重阐发经络病理理论，丰富治络之法。络脉作为气血津液运行的通道，同时也是留邪场所和传病之途径。关于络脉的论述，其源头可追溯至《内经》，后经由仲景发展，而将"通络法"灵活应用于临床实践并集大成者，当属叶天士，这一点在其著作中得到了充分体现。《临证指南医案》中多次提及"初病在经，久病入络，经主气，络主血也""病久、痛久则入血络"等理论，并总结出络病的特点：以疼痛为主要表现，多为针刺样痛或胀痛，病史较长，舌暗红、青紫并伴有瘀斑瘀点，脉象涩等。络病分虚实，因邪气痹阻，络脉不通，如风、湿、暑、瘀血、痰饮等所致，当属实；因络脉空虚，脉道失营而为病，当属虚。

叶天士宗《内经》"通其脉络，疏其气血，令其条达"之旨，在"络以通为用"的原则指导下，归纳出多种通络方法及常用药物。如辛香甘温通络法，常用药物有人参、肉桂、干姜等；散寒化饮通络法，常用生姜、桂枝、麻黄等；温阳宣行通络法，则选用附子、白术、茯苓等；芳香开窍通络法，常用犀角（现多用水牛角替代）、麝香、沉香等；此外，临床中尚有降气通络法、清肝通络法、涤痰通络法、搜邪通络法等多种治法。

叶天士首次系统阐明络病理论，开创了络病治法之先河。时至今日，通络法仍被广泛应用于中风、面瘫、痹证、痴呆等多种疾病的治疗中。对于久病久痛之患者，当其他治法效果不佳时，尝试通络法往往能取得显著疗效。

## 二、勤奋谦逊之美

叶天士自幼承袭家学，12岁时便随其父学医。祖父叶紫帆医德高尚，处方以轻、清、灵、巧见长，乃源于新安医学的时方轻灵派。父亲叶阳生医术更为精湛，且博览群书，喜好饮酒赋诗与收藏古文物，然不幸于年近50时离世，彼时叶天士年仅14岁。父亲逝世后，叶天士生活陷入困境，遂拜入父亲门生朱某门下，研习医术，以此为业。自幼年起，叶天士便熟读《内经》《难经》等古典医籍，广泛涉猎各类书籍，天资聪颖，一点即透。加之勤奋好学，虚心求教，其见解往往超越授业之朱师。他更以谦逊为怀，善于汲取他人之长，深信"三人行，必有我师"的古训。每闻有善治某病者，必亲往拜访，求教医学之道，待学成后方才离去。十年间，他先后师从17位名医，包括当时的名家王子接、马元仪、周扬俊、张璐、陶华等，均曾对其医术有所指点。故而，叶天士学识渊博，师承广泛，可谓"师门深广"。

叶天士曾偷师于一位姓刘的针法名家。彼时，他虽已声名远播，但仍好学不倦，渴望深入探究针刺之精妙。听闻山东有位名医刘氏，针术高超，却苦于无人引荐。后来，因缘际会，他治愈了这位名医的外甥赵某的疾病，借此契机，通过赵某的关系，他改名换姓后拜入刘氏门下，潜心学习针术。然而，刘

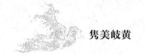
氏起初并未传授给他真正的医术，但叶天士始终坚信精诚所至，金石为开。一日，一位昏迷的孕妇被送至刘氏家里。刘氏诊断后，认为救治无望，遂放弃治疗。而叶天士经过仔细观察，发现孕妇实为难产，于是果断取针，针刺孕妇脐下穴位。结果，孕妇与胎儿均得以保全性命。刘氏对此深感震惊，详细询问后，方知这位弟子竟是隐姓埋名的名医叶天士。他被叶天士的好学精神和谦逊态度所打动，于是决定将针术倾囊相授。

叶天士生前告诫子孙："医可为而不可为。必天资敏悟，读万卷书，而后可借术以济世。不然，鲜有不杀人者，是以药饵为刀刃也。"可见，越是成就卓越、见识广博之人，越能发现自己的不足，也越是谦虚谨慎。

叶天士每日忙于诊治，无暇亲自著书立说。现传的《温热论》《临证指南医案》《叶氏医案存真》《未刻本叶氏医案》等书，均由其门人根据他的口授或临床实践中的笔记编辑整理而成，比较真实地反映了叶氏的学术思想和诊疗经验。《临证指南医案》是在其去世后，由门人根据其方药治验分门别类编纂而成的，并于 1764 年刊行。书中内容涵盖外感病、内科杂病、妇科及儿科病，流传甚广，具有极高的学术价值。叶天士生平虽无亲笔著述，但其临证医案，辞简理明，"无一字虚伪，乃能征信于后人"。

叶天士求知若渴，广纳百家之长，且能融会贯通，因此在医术上取得了突飞猛进的进步，不到 30 岁就已声名远扬。他尤擅长治疗时疫和痧痘等病，据考证，他还是中国最早记录猩红热病例的医家。清代江南地区时常发生大疫，苏州亦未能幸免，叶天士救治了大量患者。在治疗这些疫病的过程中，他总结经验，开创了治疗温病的新方法。

在古代，中医论治外感热病大都采用张仲景《伤寒论》的方法。金元四大家对仲景之法提出了一些异议，开始尝试使用寒凉性质的药物来治疗外感温热疾病。元末明初的王履开始明确区分伤寒与温病。到了明末，吴有性著《温疫论》，将温疫从伤寒中进一步区分开来，但吴有性并未完全区分"温疫"和"温病"。而清代叶天士所著《温热论》，则为温病学说的发展奠定了理论和临床基础，从根本上划清了温病与伤寒的界限。他既继承了明清以前温病医家的伏邪致病理论，又吸纳了"新感温病"的观点，创立了温病的卫气营血辨证论治体系。在诊断方面，他发展了察舌、验齿、辨斑疹、辨白痦等方法，并拟定了治疗大法，善用犀角（现多用水牛角替代）、金汁、竹叶等较为轻灵的药物，成为温病学的主要奠基人。在内伤杂病方面，叶天士创胃阴学说、久病入络说、奇经辨治说、阳化内风说，并长于理虚，对中医其他学科的发展也作出了重要贡献。清代名医章虚谷对《温热论》给予了高度评价，认为它不仅是后世学者的指南，而且弥补了仲景之书的不足，功劳甚大。

叶天士极受时人及后人的推崇，其学说也广为流传。尚书沈德潜曾为他立传，说："以是名著朝野，即下至贩夫竖子，远至邻省外服，无不知有叶天士先生，由其实至而名归也。"可见当时其知名度之高。史书亦称其"贯彻古今医术""当时名满天下"。民间则普遍传说叶天士为"天医星下凡"。《清史稿》云："大江南北，言医者，辄以桂为宗，百余年来，私淑者众。"叶天士的儿子叶奕章、叶龙章都是著名的医家，而私淑叶氏的人更是数不胜数，其中最闻名的有吴瑭（吴鞠通）、章楠、王士雄等，他们也都成了一代名医。

## 三、勇于创新之美

叶天士在诊治疾病时，不拘泥于前人之定方，而是根据病情灵活变通。他勇于革除前人错误的方法，有时甚至采用奇方异法治病。有一次，一位家长抱着一个出疹子的孩子前来就诊，孩子被被子裹得严严实实，憋得满脸通红。叶天士开了药方后，对家长说："孩子出疹子会发热，不要把孩子裹得太紧。"家长回应道："长辈都说孩子出疹子不能见光，不能吹风。"叶天士解释道："只要不让风直接吹到孩子身上，不让强烈的阳光直射孩子眼睛就可以了。有适当的光线不要紧，保持屋内空气流通更是必要的。"家长按照叶天士的嘱咐去做，果然孩子的病很快就好了。

唐宋以前，医家多从外风立论辨治中风。如《诸病源候论·中风候》所言："由血气偏虚，则腠理开，受于风湿。"金元以后，医家对中风的病机有了新的认识，产生了许多不同的学术观点。例如，刘河间主张情志化火，肝风内

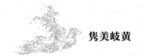

动；李东垣则认为内虚气衰是中风的主要原因；朱丹溪认为湿痰化热，热极生风。叶天士则在前人关于中风论述的基础上，提出了独到的见解。他认为中风应当归之本气自虚，并否定了外风致中风的论断。他倡导"阳化内风"理论，认为中风多为"身中阳气之变动"，与肝脏关系尤为密切。如肝肾阴亏、阳亢不潜，营阴不足、血虚生风，中土虚衰、肝胃不和，五志化火、烦劳扰动等，均可影响机体阳气，导致阳气变动，从而引发中风。叶天士在内风病机认识和辨治方面发展了前人的学说，"阳化内风"的认识更接近中风发病的本质，也是现代中风辨证分型与治疗的雏形。

明清时期，众多医家开始另辟蹊径，对温病进行深入研究。叶天士明辨伤寒与温病之不同，创卫气营血辨证体系，突破《内经》《伤寒论》中"伏寒化温"的传统认识，接受吴又可邪从口鼻而入的观点，提出"温邪上受，首先犯肺，逆传心包"的温病传变途径。这一理论被后世温病学家誉为温病之总纲，将温病学说提升到了理论高度。叶天士指出："伤寒之邪留恋在表，然后化热入里，温邪则热变最速。"他又说："辨营卫气血，虽与伤寒同，若论治法，则与伤寒大异也。"这些理论揭示了外感温病的致病特点，并明确指出外感温病在病机与治法上与伤寒存在差异。叶天士引申了《内经》中卫气营血的概念，并根据温邪致病的特点，首创了以卫气营血为纲来认识温病过程中的病理变化。他据此概括了证候类型及证候之间的相互传变关系，作为辨证施治的依据。《温热论》曰："大凡看法，卫之后方言气，营之后方言血。在卫汗之可也，到气才可清气，入营犹可透热转气。"此段精辟论述成为温病辨证论治的纲领，确立了卫气营血辨证体系在温病辨治体系中的主导地位。叶天士明辨温病与伤寒之不同，所提出的卫气营血辨证体系极大地丰富了外感热病的辨证论治内容。

同时，叶天士还致力完善温病理论，为三焦辨证体系奠定了基础。"三焦"这一名称首见于《内经》，其本意是用来说明所属脏腑的生理位置及功能。叶天士在继承前辈理论的基础上，进一步阐明了三焦所属脏腑在温病过程中的病理变化，并以此为依据概括了不同的证候类型，作为辨证施治的依据。他创造性地将三焦辨证与卫气营血辨证有机结合起来，运用于温热病的辨治之中，使得温病辨治体系的框架大体形成。叶天士的理论对后世产生了深远的影响，推动了温病学术的发展，并启发了清代医家吴鞠通。吴鞠通所著的《温病条辨》便是在继承叶天士理论基础上进行的创新性发展。

综上所述，纵观叶天士的一生，无论是他的医学理论、临床经验，还是他的治学态度，都值得我们深入学习。他始终保持着敏而好学、虚怀若谷的精神，更是我们学习的楷模。他为我们留下了宝贵的医学知识和精神财富。

# 第五节　燕赵名医岳美中

岳美中（1900—1982），原名岳钟秀，号锄云，籍贯为河北滦县。他是当代著名的中医学家、教育家，被誉为我国中医研究生教育的奠基者。岳美中曾在《中医杂志》《中华内科杂志》等权威医学刊物上发表论文逾百篇。其著作经门人陈可冀等人整理后，有《岳美中论医集》《岳美中医案集》《岳美中医话集》《岳美中老中医治疗老年病的经验》等问世。

《岳美中论医集》深入探讨了中医辨证论治体系及常见病辨证施治与用药规律。《岳美中医案集》则记录了岳美中运用辨证论治原则，在内科领域治疗急性病、慢性病及疑难病症并取得显著疗效的真实案例。《岳美中医话集》则收录了岳美中从医近60年间的心得体会共计71篇，涵盖治疗方法、医籍评价、理论探讨、方剂药物、临证体会、个人治案等多方面内容；书中充分展现了岳美中先生严谨的治学态度，他讲求实际，论医不空泛，论治不粗疏，深信医疗实践是检验真理的唯一标准；同时，他主张将辨证论治与针对特定疾病、特定方剂、特定药物的治疗相结合，并强调人与自然是一个和谐统一的整体。《岳美中老中医治疗老年病的经验》是中医老年病学领域影响较深远的著作。《岳美中全集》则在前述著作的基础上，增加了大量未发表的医学文章、医事建言及诗词，读之使人耳目一新。

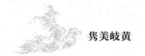

## 一、自学成才之美

岳美中是自学成才的一代名医。他出生于贫困家庭，自幼便酷爱读书。少年时期，他曾接受过 8 年的私塾教育，16 岁时考入了滦县师范讲习所。17 岁起，他开始担任小学教员，同时跟随乡间的举人李筱珊先生学习古诗词。

1925 年夏，岳美中听闻梁启超、王国维等著名学者在清华国学研究院担任教授，便与裴学海等志同道合的朋友一同重温经学，并兼研文字学（古称"小学"）、史学。他满怀热情地准备投考，却在暑期应试中落榜。这次挫折并未使他气馁，反而更加激发了他的斗志。他每日坚持教书、写稿与苦读并进，但因过度劳累，不久便累至咯血。某医院诊云："肺病已深，非短期可治。"面对考学无望、教职被辞的困境，岳美中深感前路茫茫，甚至失去了生活的乐趣。然而，他又不甘心就这样死去。难道医学对肺病真的束手无策吗？在病榻之上，他萌生了学习中医的念头。于是，他购买了《医学衷中参西录》《汤头歌诀》《药性赋》《伤寒论》等中医经典著作，边阅读边尝试服药。经过一年多以休息为主、辅以药物治疗的生活，他的肺病竟逐渐好转。这一经历让他深刻体会到中医确实能够治病救人，于是他下定决心学医，既自救又救人。

学医之路，该往何处？身处穷乡僻壤，无良师可拜；家庭负担沉重，又无力远行求学。岳美中只得委托友人，在乡间寻得一所私塾，学生寥寥。他便在此一边教书育人，一边自学医术，同时继续创作诗文。这既源于他多年养成的习惯与爱好，也希望能为家庭经济带来些许帮助。教书所得用以维持家用，而写作所得的稿费则用来购买医书。在这三年的时光里，他拖着病弱的身躯，日夜不辍，研读了宋元以来众多医学大家的经典著作。由于缺乏师友间的交流切磋，他便反复研读，细心揣摩；为了深切理解药性，他还攒钱购买药材，亲自品尝体验。

有一次，因服用石膏过量，导致腹泻不止，全身无力，卧床数日不起。他的好友知晓他在研读医书，有时家中有人生病也会找他看诊。他谨慎地诊断病情，合理用药，往往能取得一些效果。1928 年春，好友学东的一位亲戚患有血崩，前来求治。起初他不敢应承，但在学东的恳切请求下，最终接诊。几剂药下去，病情竟逐渐平复。春节期间，那家人特地乘车前来致谢，此事在当地引起了不小的轰动。与此同时，邻村一位名叫徐福轩的小木匠突然发疯，烦躁狂躁，时而爬上高处，时而用手撕扯炕席，新铺的炕席被他一抓就破。发病已月余，家人束手无策，医生也束手无策，村民便推荐岳美中前去医治。他仔细诊察其脉象与症状，判断为阳狂并伴有瘀血，于是给予调胃承气汤。仅一剂药下去，患者竟排出赤色的粪便，随后痊愈。阳狂虽非难治之症，但在当时，村民却对此传为奇谈，找岳美中看病的人也随之越来越多。

1928 年秋天，吴绍先等几位朋友集资帮助岳美中开设了一间小药铺，力劝他正式行医，后来这间药铺被命名为"锄云医社"。于是，白天他除了看病卖药，还在这里讲授四书五经；晚上则攻读医书，思考日间的病案。行医初期，他主要依赖书本上的知识来诊断疾病和开具药方，因此疗效并不显著。但经过几年的实践，他对农村的经济状况、疾病种类及药品需求有了深入的了解，并积累了丰富的临床经验。同时，从读书的惑豁、临证的效失、病家的愁乐之中，他更加深刻地体会到中医学术对社会的重要作用，从而更加坚定了致力于中医学研究、献身学术的决心。

1935 年，岳美中在山东省菏泽县医院担任中医部主任，在此期间，他一边看病，一边教授中医学生。1938 年春，岳美中在博山应诊时遭遇日寇攻城，被困在城内五天五夜。身无分文的他逃难至济南后，重操旧业，再次担任小学教员。由于不愿接受日本的奴化教育集训，经亲友介绍，他前往唐山开始行医，这一行医生涯一直持续到 1948 年。在这十年间，岳美中始终坚守着两条朴素的宗旨：做一个无愧于祖宗的中国人，当一个对得起患者的医生。他以经方为主，兼研各家，在长期临床实践中不断提高疗效；搜读各家中药学说，摘选验证，写成了 20 余册《实验药物学》笔记；研读《针灸甲乙经》，访求师友，对针灸学进行了深入的研究和应用。

1954 年，岳美中调至中医研究院工作，他将读书与临床实践相结合，对中医学进行了较为系统的整理和研究，逐渐成长为一代名医。在临床方面，他

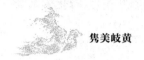

除了在国内执行医疗任务，还曾 9 次前往国外参与治疗工作，进行学术交流。1976 年，岳美中主办的"全国中医研究班"招收了第一期学员，自此他的学术经验开始得到正式的整理并出版。

## 二、传承中医教育之美

岳美中一生致力于中医医疗与教学工作，始终关注着国家中医药事业的发展，高度重视中医学教育，并矢志于中医人才的培养。在长达几十年的医学生涯中，他从未停止过传道授业，培养了一批又一批中医人才。20 世纪 30 年代，岳美中在担任山东省菏泽县医院中医科主任期间，就坚持边治病边带教。20 世纪 40 年代，在唐山执教时，他的学生中涌现出了王国三、高贯风、王继述等著名中医。中华人民共和国成立初期，他更加致力于中医队伍的建设，针对当时中医队伍整体素质偏低的情况，在唐山主办了中医学习班，用以培训开业医生。1952 年，他倡议并亲自担任班主任，成功举办了唐山市中医进修班，几年间，该班毕业学生达 200 余人，其中许多人后来成为河北省中医队伍的骨干力量。进入中医研究院工作后，他先后参与培养了包括陈可冀在内的一批优秀人才。

此外，他多次就中医事业的发展以及中医人才培养等重大议题提出建设性意见。

1951 年，他详细阐述了开展中医教育的重要性，并提出了结合开办正式中医院校以培养后备力量与举办业余性质的中医进修学校，以满足中医人员提升业务技术水平的需求，实现中医事业的全面发展与共同提高的设想。

1954 年，中医事业正处于百废待兴的阶段，在唐山市相关领导的支持下，他花费一个多月的时间，精心撰写了数万言的"整理中国医学的初步方案"。该方案系统地阐述了中医的历史地位、中医队伍的建设与管理、中医院校的设置以及中医科学研究等问题，并提出了具体的设想和建议。随后，他与李振三先生共同完成了方案的完善，并提交至上级领导。

1963 年，他再次提出加快中医高级人才培养的建议。

1974 年，面对"文革"给中医事业带来的严重破坏，以及中医人才，特别是高级中医人才严重匮乏的现状，他毅然提出举办全国高级中医研究班的倡议，以紧急培养中医高级人才。经过相关部门的批准和支持，尽管已年逾古稀，他仍不辞辛劳地积极参与筹备工作，殚精竭虑，终于使第一期全国中医研究班（后更名为研究生部）于 1976 年正式开学。开学后，他不顾日益加重的病情，坚持亲自授课并指导教学，直至 1978 年 7 月在一次讲课后病倒。在卧床不起的四年里，他仍然心系中医事业的发展与中医人才的培养，每当精神稍好，便坚持在病床上为学员授课，并指导他们总结学术经验。

由于"全国中医研究班"为国家培养了一大批中医高级人才，岳美中深受全国中医、中西医结合工作者的尊敬与爱戴，在学术界享有极高的声誉。他的门人弟子，如岳沛芬、陈可冀、时振声、王国三、王占玺、李春生、江幼李等，均已成为当代知名的中医、中西医结合专家。

## 三、医术专精之美

### 1. 学宗三家

岳美中学宗三家：张仲景、李东垣、叶天士。他指出，此"三子者，上下两千年，筚路蓝缕，披荆斩棘，于医术有所发明，对人民有所贡献。历代医药著作，固亦不乏人，或长于一技，或擅于一专，不能与三子同日而语"。

张仲景所著《伤寒论》，不仅总结了前人的医学理论与经验，还为后人制定了诊疗疾病的规范与法度，将宝贵的医学知识公之于众，因此被后人尊称为"医圣"。李东垣生活在金元时期，当时因饥饱劳逸失当而患病的人众多，于是他撰写了《脾胃论》，并在临床实践中取得了显著疗效，其学术思想与张仲景虽有所不同，但目的却是一致的。叶天士在清代中叶致力于温病的研究，开创了中医学治疗传染病的新篇章，他既具备深厚的理论素养，又拥有丰富的实践经验，为中医外感病的辨治开辟了一条重要的途径。

### 2. 治重临床

三家之中，张仲景的《伤寒论》和《金匮要略》更受岳老所推崇。岳美中

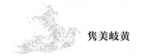

指出,《伤寒论》的主要特点在于从时间与空间的角度立论,将疾病划分为三阴三阳,治疗上尤其重视"扶正祛邪"的原则;《金匮要略》的最大特色则是按病证用药,实行专病专方专药,具有更强的普遍性。张仲景的著作"察证候不言病理,出方剂不言药性,从客观以立论,投药石以祛疾",千百年来,一直对临床治疗发挥着巨大的指导作用。因此,岳美中发出"法崇仲圣思常沛,医学长沙自有真"的感叹。他还认为,中医学的精华全体现在临床疗效中。岳美中在辨证论治方面下了很大功夫,对《伤寒论》和《金匮要略》的条文做到了熟读成诵,对药物剂量的巧妙运用也有独到的体会。在临床上运用时,他强调治疗重大疾病应采用张仲景的经方;治疗脾胃病和虚弱证,则李东垣的效方较为适宜;对于温热病的治疗,叶派方剂细密可取。他临证中尤其善于以经方起沉疴,成为我国著名的经方派大师。

**3. 主张专方专药与辨证论治相结合**

岳美中认为,《伤寒论》首揭"辨病脉证并治",《金匮要略》亦是如此。书中指出某病某证某方"主之",此即为"专方专药";某病某证"可与"或"宜"某方,是在辨证之下随宜治之之意。后世《备急千金要方》《外台秘要》皆依此法。因此,"可知汉唐医家之辨证论治是外感杂病分论各治,在专方专药的基础上照顾阴阳寒热表里虚实"。

岳美中指出,辨证论治是"因势利导"之法,药随证转,过与不及皆非其治。明白了这个道理,医术自然会有所精进。辨证论治是在专方专药的基础上发展起来的,它具有鲜明的时代特征。在古代医书中,常以病症分类,并罗列诸多论述,其不足之处在所难免,原因在于古人对病灶、病菌的认识有限,只能凭经验臆测病理,并随意命名病症。时至今日,西医凭借物理化学等先进的诊察手段,所下的诊断名称更为确切且可重复。岳美中认为,在诊断时应借鉴西医的病名,而在治疗时则应遵循中医的辨证施治原则,这样可以使病症归属明确,证候有所归属,从而在治疗时能够有的放矢。

岳美中在提到辨证论治时,结合自己的临床体会进行了总结和发挥。他将内科杂病分为两大类:一类是气化病,即一般所说的功能性疾病;另一类是实质病，即一般所说的器质性疾病。就治法言，气化病多取泛应通治法，而实质病则取特殊治法。在特殊治法中，再照顾机体的内外情况，辅以其他治法。换言之，即采用专病专方专药与辨证论治相结合的治法。这种将专病专方专药与辨证论治相结合的诊疗思路和方法，对于当前中医的临床实践仍然具有一定的指导意义。

**4. 主张治急性病要有胆有识，治慢性病要有方有守**

岳美中指出，古人在治急性病的紧要关头常"急下之""急温之"。"急"字之意，应包含着有胆；同时在"下之""温之"之中，应包含着有识。白虎汤、大承气汤、大陷胸汤、附子汤、四逆汤、干姜附子汤、桂枝附子汤等，均为猛剂峻剂，使用时必须准确辨证，严格掌握用药分寸。医者在投药时，责任重大，既不可畏缩不前，也不可鲁莽从事。有识无胆会错失治疗时机，而有胆无识则可能误人性命。

岳美中进一步指出，在治疗慢性杂病时，用药需注重病变质与量的变化规律，做到有方有守。有方守方是指在准确辨证的基础上，应坚守有效方剂，不宜轻易更改。清代医家吴鞠通所言"治内伤如相，坐镇从容，神机默运，而人登寿域"，正是对此的生动描绘。若病程较长，量变积累到一定程度，不守方则难获全效。有时久病沉疴，虽经数剂药物治疗后病情明显好转，看似临床痊愈，实则只是病情向好的方向发展，是量变向质变转化的开始。此时若停药，稍有诱因即可复发。即使在用药过程中，病情也常有反复，这是因为量变尚未达到质变的程度。因此，在治疗这类疾病时，切忌朝寒暮热、忽攻又补的做法。岳美中在治疗急性高热时，曾使用石膏一剂达240g；而在治疗慢性脾胃病时，砂仁、陈皮等药的用量则常控制在1.5g左右，且一张中药处方常连续使用数月而变动不大，这充分体现了其治疗慢性病时有方有守的原则。

## 学习小结

本章主要介绍"大医精诚"的内涵及大医代表的生平事迹与学术思想。诸位医学大家的伟大之处，不仅在于他们拥有精湛的医术，更在于他们具备博爱

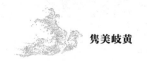

的胸怀。本章全面阐述了"精诚合一"的医者道德观，通过介绍大医展现他们心灵美、行为美、语言美、仪表美等多方面的优秀品质。这些大医处处以人为本的崇高信念，永远启迪着后人，激励着医学界的人士不懈奋斗，让医学人道主义精神在每个人心中生根发芽。

## 思考题

1. 如何理解大医精诚的内涵？

2. 如何理解张仲景的六经辨证对中医学的巨大贡献？

3. 大医之美对你以后的临床生涯有何启示？

# 参考文献

1. 张其成.中医哲学基础［M］.北京：中国中医药出版社，2016.

2. 臧守虎，贾成祥.中医文化［M］.北京：中国中医药出版社，2017.

3. 郑洪新，杨柱.中医基础理论［M］.5版.北京：中国中医药出版社，2021.

4. 李灿东，方朝义.中医诊断学［M］.5版.北京：中国中医药出版社，2021.

5. 钟赣生，杨柏灿.中药学［M］.5版.北京：中国中医药出版社，2021.

6. 李冀，左铮云.方剂学［M］.5版.北京：中国中医药出版社，2021.

7. 梁繁荣，王华.针灸学［M］.5版.北京：中国中医药出版社，2021.

8. 任艳玲.神农本草经理论与实践［M］.北京：中国中医药出版社，2015.

9. 翟双庆，黎敬波.内经选读［M］.5版.北京：中国中医药出版社，2021.

10. 万雯雯.中医与中国美学的生命精神［D］.南京：南京师范大学，2018.

11. 张其成.中医哲学基础［M］.北京：中国中医药出版社，2016.

12. 韩翠娥.中医之美——辨证论治之美［J］.《癌症康复》，2018，（3）：33-38.

13. 熊继柏.中医治病必须辨证论治［J］.中医药通报，2009，8（1）：1-3.

14. 武燕.中医美学对生命的人文观照［J］.宜春学院学报，2014，36（9）：22-24.

15. 中医中药中国行组委会.走进中医［M］.北京：中国中医院出版社，2019.

16. 刘俊，邓叔华.针灸精髓之经络辨证［M］.北京：化学工业出版社，2022.

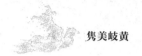

17. 樊伟.胃经特定穴命名含义与临床功用相关性研究［D］.沈阳：辽宁中医药大学，2022.

18. 王永炎，张伯礼，王琦.中医学原理通论［M］.北京：人民卫生出版社，2022.

19. 张载义.针灸穴名寻根［M］.北京：中国中医药出版社，2019.

20. 陈滢如，程凯，杨金生.经穴内涵［M］.北京：中国中医药出版社，2020.

21. 尤虎.九种体质养生膏方［M］.2 版.北京：中国中医药出版社，2018.

22. 胡广芹.轻松学会体质养生［M］.2 版.北京：中国中医药出版社，2019.

23. 郭海英.中医养生学［M］.北京：中国中医药出版社，2009.

24. 蒋力生，马烈光.中医养生学［M］.10 版.北京：中国中医药出版社，2016.

25. 陈荣华，赵永辉，易其余.中医美学［M］.北京：中国中医药出版社，1991.

26. 王琦.九种体质使用手册［M］.长春：北方妇女儿童出版社，2010.

27. 李晓宇，黄振宇，吕家俊，等."互联网＋"背景下"大医精诚"理念引领医学生人文教育［J］.中国新通信，2020，22（23）：241-242.

28. 刘有明，水思源，陈玉铭.孙思邈学术思想探［J］.中医研究，2012，25（2）：69-69.

29. 苟天林.学中医 悟大道［M］.北京：中国中医药出版社，2019.

30. 吴忠文.医生张仲景与经典思考［M］.北京：中国中医药出版社，2019.

31. 张世臣.医生张仲景药法研究［M］.北京：中国中医药出版社，2021.

32. 于雪娇.中医那些人那些事［M］.北京：中国中医药出版社，2020.

33. 谷晓红，徐安龙.出征·2019 － 2020北京中医药大学丹心报国集锦［M］.北京：中国中医药出版社，2020.

34. 中国中医研究院.岳美中医案集［M］.北京：人民卫生出版社，2005.

35. 李照国，张庆荣.中医英语［M］.上海：上海科技出版社，2013.